灵兰书院·中医经典三家注系列

金匮要略三家注

赵以德　徐忠可　尤在泾（注）

主　编　王玉兴

副主编　张建梅　杨锦惠

编　委　（按姓氏笔画排列）

王玉兴　王洪武　艾菊青

甘营奇　田　露　任少辉

李一群　杨琳琳　杨锦惠

张建梅　陈　华　孟　翔

中国中医药出版社

·北京·

U0346569

图书在版编目（CIP）数据

金匮要略三家注/ 王玉兴主编.—北京: 中国中医药出版社，2013.10（2017.10重印）
（灵兰书院·中医经典三家注系列）
ISBN 978-7-5132-1606-7

Ⅰ. ①金… Ⅱ. ①王… Ⅲ. ①《金匮要略方论》—注释 Ⅳ. ①R222.32

中国版本图书馆 CIP 数据核字（2013）第196489号

中 国 中 医 药 出 版 社 出 版
北京市朝阳区北三环东路28号易亨大厦16层
邮政编码 100013
传真 010 64405750
廊坊市三友印务装订有限公司印刷
各地新华书店经销
*
开本 880×1230 1/32 印张11.75 字数326千字
2013 年10 月第1版 2017 年10月第 3次印刷
书 号 ISBN 978-7-5132-1606-7
*
定价 29.00元
网址 www.cptcm.com

内容提要

本书汇集了《金匮方论衍义》、《金匮要略论注》和《金匮要略心典》三家《金匮要略》注本。

《金匮方论衍义》3卷，元·赵以德撰，系注释《金匮要略》的第一家。清·周扬俊评介赵氏注本"理明学博，意周虑审"。后世研究《金匮要略》的注家，对赵氏见解颇多留意。《金匮方论衍义》撰成之后未曾梓行，仅有少量抄本。赵氏此书不但注重对《金匮》脉象的阐释和发挥，而且还从疾病辨证角度，强调病因与体质因素对病证的影响，对方论的阐发也很精辟独到，对后世《金匮要略》的注释产生了重要影响。

《金匮要略论注》24卷，清·徐彬（忠可）著。该书旁征博引，或依据典籍，或取材前贤，以深厚的文笔基础和对《金匮要略》全书融会贯通的功底，结合自己的心得体会及临床经验阐释经义，在众多注释本中，多有精辟、独到之处。

《金匮要略心典》是清代医家尤怡（在泾）所著，尤氏自幼习医，大凡治病，悉本仲景，屡获佳效，遂对仲景医书仔细研究，著成此书。该书文笔简练，注释明晰，条理贯通，据理确凿，力求得其典要，抉其精义，在注本中有相当影响，是学习《金匮要略》的一部非常有价值的参考书。

本书是在《金匮要略》众多注本中选取了最具特色的三家，将其合并成书，以求与广大中医药临床人员、中医药院校学生以及自学中医者共享《金匮要略》注本精华，为深入学习经典提供帮助。

编写说明

在本次整理中,《金匮方论衍义》以中国中医科学院图书馆藏《金匮方论衍义》三卷(清·同治十二年癸酉旧抄本)为底本,以康熙二十六年丁思孔初刻本(简称康本)和康熙三十六年初刊、道光十二年重刊《金匮玉函经二注》(简称《二注》)为主校本,以明·赵开美《仲景全书·金匮要略方论》(简称《金匮》)为参校本,并以《素问》、《灵枢》、《注解伤寒论》、《伤寒明理论》等为旁校本;《金匮要略论注》是以清·康熙十年的刊刻本为底本,以清·光绪五年扫叶山房藏版为主校本,以民国三年校径山房石印本为旁校本;《金匮要略心典》是以雍正十年初刻本为底本,以同治八年双白燕堂陆氏刻本、上海文瑞楼石印本为参校本。

本书对原书中的《杂疗方第二十三》、《禽兽鱼虫禁忌并治第二十四》、《果实菜谷禁忌并治第二十五》三篇未予收入。因将竖排改为现代横排版式,故"右"、"左"改为"上"、"下",并加现代标点。繁体字改为规范简化字,异体字、古今字改为规范字,通假字一律予以改动,在首见处出注说明;避讳字原则上不改动,如特别需要恢复本字者,出注说明。

整理以对校为主,如系底本讹误,出校说明;可校可不校者不出校;若读不通的字、词、句采用对校不能解决的,则采用本校、他校及理校,但凡改动某字,必出校语加以说明。

本次整理,侧重于字词的校注,对书中医理一般不作注释。凡书名、人名、地名,一般不作注释。对注中原作者的夹注以"楷体"标出。所出校注按序号列于该页正文之下,以便于对照阅读。

目　　录

1

3

4

5

6

脏腑经络先后病脉证第一

论十三条　方一首　脉证二条

（一）问曰：上工治未病，何也？师曰：夫治未病者，见肝之病，知肝传脾，当先实脾。四季脾王不受邪，即勿补之。中工不晓相传，见肝之病，不解实脾，惟治肝也。夫肝之病，补用酸，助用焦苦，益用甘味之药调之。酸入肝，焦苦入心，甘入脾。脾能伤肾，肾气微弱，则水不行；水不行，则心火气盛；心火气盛，则伤肺；肺被伤，则金气不行；金气不行，则肝气盛，则肝自愈。此治肝补脾之要妙也。肝虚则用此法，实则不在用之。《经》曰：虚虚实实，补不足，损有余，是其义也。余脏准此。

【赵以德】《经》谓五脏相传者，必是脏气因邪并之。邪正相合，发动则有余，故得传于不胜也。今乃云肝虚之证，知其传脾。然肝虚必弱，弱则必为所胜者克，奚能传于不胜也？《脏气法时论》曰：肝欲补，急食辛以补之。欲泻，以酸泻之。今云肝虚之病，补用酸，又奚为与《内经》相反也？试尝思之，《金匮》首篇之所叙者，由人禀五行、气味以成形，形成则声色渐著。于是，四者日行变化于身形之中，未尝斯须离也。故列于篇首，以为治病之规范。此条特明于味者耳。夫阴阳者，在天为风、寒、湿、热、燥、火之气，在地成水、火、金、土、木之形，在物化辛、酸、咸、苦、甘之味。是故人之五脏从五行生数，配其奇偶，互成体用。天一生水，在体为精，在气为寒；地二生火，在体为神，在气为热。精与神配，寒与热配，二者形之始著，自合一奇偶也。天三生木，在体为魂，在气为风；地四生金，在体为魄，在气为燥。魂与魄合，风与燥配，居形生成之中，亦合奇偶。然生物者气也，成之者味也。

1

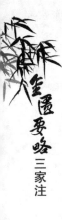

以奇生则成而偶，以偶生则成而奇。寒之气坚，故其味可用咸以软；热之气软，故其味可用苦以坚；风之气散，故其味可用酸以收；燥之气收，故其味可用辛以散。土兼四时，行无定位，无专性，阴阳卫气之所生，故其味甘以缓。《洪范》亦曰：稼穑作甘。味之成者，为体；气之成者，为用，有诸体而形诸用。故肝木者，必收之而后可散，非收则体不立，非散则用不行，遂致体用之偏之气皆足以传于不胜也。偏于体不足者，必补酸以收之；偏于用不足者，必补辛以散之。故补体者，必泻其用；补用者，即泻其体。因知《内经》云辛补，为其用也；仲景云酸补，为其体也。然仲景之言，亦出《内经》。《内经》谓：风生木，木生酸，酸生肝。岂非酸乃肝之本味？以本味补本体，不待言而可知。故正言时论补泻其用之行变化者，亦不可以为仲景相反也。又云弱水壮火，使金气不行，则肝气自愈者；水乃木之母，火乃木之子，此即母能令子虚，子能令母实之义，由子克退鬼贼故也。然不止一法，又有所谓虚则补其母，实则泻其子。二者之法，常对待而立，为五行逆顺而设。逆行则相胜，顺行则相生。治相胜者，则当弱水旺火；治相生者，则当益水泻火。水能生木，于木虚者便当补水，水盛则木得受其所生矣；于木实者便当泻火，火退则金气来制而木平矣。仲景谓肝虚用此，实则不用者，意则在是。观夫《内经》治胜复之气于既复之后，两气皆虚，必补养安全而平定之，使余之气自归其所属，少之气自安其所居；初胜之际，其气为实，则泻其有余。由是以言，仲景此条之意，又未必不似于斯也。

【徐忠可】医中有大关目，不可专指一病者，仲景于首卷，特揭数十端，以定治疗之法。此则论五行相克之理，必以次传，而病亦当预备以防其传也。问古云：上工治未病，岂真毫无所病，而先治之乎？谓五行相克之理，每传于所胜。假如见肝之病，肝木胜脾土，故知必传脾，而先务实脾。脾未病而先实之，所谓治未病也。然四季土旺，旺不受邪，即勿补之，恐实实也。其中工不晓此理，不预为脾计，则专治肝，以脾为未病而不治，逮既病而治之，则已晚矣。其实脾之法如何？谓肝之病，倘在宜补，则本脏虚，喜本脏之味，酸先入肝，故为补；心火为肝之子，苦先入心，子能令母实，故焦苦为助；脾则肝所胜者也，用甘味益之，似无谓。不知脾土能制肾水，肾水弱，心无所制，心火能制肺金，而肺为火所伤。至于肺伤而肝木荣，何也？金者木之仇也，金伤而木盛矣，故曰：肝自愈。此理甚微，故曰：此治肝补脾之要妙也。然弱肾，纵心，伤肺，原非美事，但因肝虚，故取矫枉而得其平，不得已中之妙法也。倘肝有实邪，方将泻肝不暇，可补助之，又委曲以益之乎？故曰：实则不在用之。此法即《经》所谓虚虚实实，补不足，损有余之义。诸脏皆然，不独肝也。故曰：他脏准此。论曰：肝木虚，正宜资于肾水。今曰：肝之病，补用酸，助用苦，益用甘。甘者，扶土制水，使火盛而伤仇木之肺金也。将必肺之病，补用辛，助用盐，益用酸。扶木制土，使水盛而伤仇金之心火。心之病，补用苦，助用甘，益用辛。扶金制木，使土盛而伤仇火之肾水。肾之病，补用盐，助用酸，益用苦。扶火制金，使木盛而伤仇水之脾土。脾之病，补用甘，助用辛，益用盐。扶水制火，使金盛而伤仇土之肝木。是一概扶我所胜，而制我所不胜，反伤其生我者，而助我所生者。岂虚则补其母之义乎。不知此处立论，只重救受传之脏，故曰治未病。谓病之所以迁延不愈者，不忧本脏之虚，而忧相传不已，则病乃深，如木必克土之类。故以必先实脾为治肝之要妙，即为治诸脏之总法也。是故补母不若直补本脏之切；而又助其子，子能令母实，则本脏更旺；乃又扶肝木所克之脾土，委曲以制其仇木之肺金。谓既虚不堪再损，故以安其仇为急。若但执补母之说，滋水以生木，则子能令母实，肾水得助，而肺金实，其为损肝当何如？若虚则补其母，别有说也。假如肝病虚，而四季土旺，实脾之说，既不可用。即非四季土旺，而其人脾土素强，可再益脾，以使乘肝乎，即须滋肾水以润肝木矣。故曰：虚则补其母。诸脏亦如是耳。

【尤在泾】 按：《素问》云：邪气之客于身也，以胜相加。肝应木而胜脾土，以是知肝病当传脾也。实脾者，助令气王，使不受邪，所谓治未病也。设不知而徒治其肝，则肝病未已，脾病复起，

3

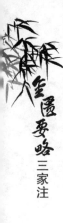

岂上工之事哉？肝之病补用酸者，肝不足，则益之以其本味也。与《内经》以辛补之之说不同。然肝以阴脏而含生气，以辛补者所以助其用，补用酸者所以益其体，言虽异而理各当也。助用苦焦者，《千金》所谓心王则气感于肝也。益用甘味之药调之者，越人所谓损其肝者缓其中也。"酸入肝"以下十五句，疑非仲景原文，类后人谬添注脚，编书者误收之也。盖仲景治肝补脾之要，在脾实而不受肝邪，非补脾以伤肾，纵火以刑金之谓。果尔，则是所全者少，而所伤者反多也。且脾得补而肺将自旺，肾受伤必虚及其子，何制金强木之有哉！细按语意，"见肝之病"以下九句，是答上工治未病之辞；"补用酸"三句，乃别出肝虚正治之法。观下文云：肝虚则用此法，实则不在用之。可以见矣。盖脏病惟虚者受之，而实者不受；脏邪惟实则能传，而虚则不传。故治肝实者，先实脾土，以杜滋蔓之祸；治肝虚者，直补本宫，以防外侮之端。此仲景虚实并举之要旨也。后人不察肝病缓中之理，谬执甘先入脾之语，遂略酸与焦苦，而独于甘味曲穷其说，以为是即治肝补脾之要妙。昔贤云：诐辞知其所蔽，此之谓耶。

（二）夫人秉五常，因风气而生长，风气虽能生万物，亦能害万物。如水能浮舟，亦能覆舟。若五脏元真通畅，人即安和；客气邪风，中人多死。千般疢难，不越三条：一者，经络受邪，入脏腑，为内所因也；二者，四肢九窍，血脉相传，壅塞不通，为外皮肤所中也；三者，房室、金刃、虫兽所伤，以此详之，病由都尽。若人能养慎，不令邪风干忤经络，适中经络，未流传脏腑，即医治之。四肢才觉重滞，即导引、吐纳、针灸、膏摩，勿令九窍闭塞。更能无犯王法、禽兽灾伤，房室勿令竭乏，服食节其冷、热、苦、酸、辛、甘，不遗形体有衰，病则无由入其腠理。腠者，是三焦通会元真之处，为血气所注；理者，是皮肤脏腑之文理也。

【赵以德】此条举生身之气而言。所谓五常者，五行经常之气

4

也，上应列宿。在地成象，名曰刚柔，金、木、水、火、土也；在天无质，名曰阴阳，风、寒、湿、热、燥、火也。人在气交中，秉地之刚柔以成五脏百骸之形；秉天之阴阳以成六经之气。形气合一，神机发用，驾行谷气，出入内外，同乎天度，升降浮沉，应夫四时，主宰于身形之中者，谓之元真。其外感者，皆客气也。主客之气，各有正、不正，主气正则不受邪，不正则邪乘之；客气正则助其生长，不正则害之。主气不正者，由七情动中，服食不节，房欲过度，金刃虫兽，伤其气血，尽足以虚；客气之不正者，由气运兴衰，八风不常，尽足以虚之。客气伤人，或谓风、寒、湿、热、燥、火俱有德、化、政、令行于时，和则化，乖则变，变则眚，岂独风能生、能害于物哉？今仲景止言风而不及五气，何也？曰：阴阳在天地间，有是气，则有是理；人秉是气，即以为命；受是理，即以为性。若仁者，乃风木之理，风木乃仁之气。先儒且言：仁者，天地生物之心，兼统五常之性。其风木者，亦天地生物号令之首，必兼统五常之气，五气莫不待其鼓动以行变化。故《内经》曰：之化之变，风之来也。大抵医之独言风，犹儒之专言仁也。《内经》又曰：八风发邪，以为经风，触五脏。《灵枢》曰：虚邪不能独伤人，必因身形之虚，而后客之。又云：风寒伤人，自孙络传入经脉、肌肉、筋骨，内伤五脏。仲景所谓人能养慎，不令邪中，为内外所因者，盖取诸此，以分表里者也，非后世分三因之内外也。语同而理异。三因之内因，由七情房室，虚其元真，以致经络脏腑之气，自相克伐者也。

【徐忠可】此段言病之变态虽多，而因则为三，以示浅者不得深治，深者不得浅治也。谓人秉阴阳五行之全，而殊于异类，其生而长，则实由风与气。盖非八风，则无以动荡而协和；非六气，无以变易而长养。故《内经》曰：风生木，木生肝。又曰：神在天为风。曰：天之在我者德也，地之在我者气也，德流气薄而生者也。又曰：阳化气，阴成形。然有正气，即有恶气，有和风，即有狂风。其生物、害物，并出一机，故有浮舟覆舟之喻。于是就有形言之，则有五脏；从无形言之，则为元真。风与气皆流行之物，人之

5

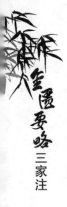

脏腑应之，故通畅则安和。四时正气为主气，不正恶气为客气；养物之风为正风，害物之风为邪风。其生物有力，则害物亦有力，所以中人多死。然风有轻重，病有浅深，人身只一内外，故约言之，千般疢难，不越三条：一者，邪从经络脏腑发自内而深，为内所因；二者，病从四肢、九窍、皮肤，沿流血脉而浅，为外所因；三者，病从王法、房室、金刃、虫兽而生，虽渐及经络而非经络之谓，虽害于皮肤而非皮肤之谓，为不内外因，所谓病之由也。与陈无择所言三因微有不同。人于此慎养，不令风寒异气干忤经络，则无病。适中经络，未入脏腑，可汗吐或和解而愈，或入内稍浅，下之可愈。所谓医治之也，此应前内因一段；若六淫之邪，仅感皮肤，流传九窍血脉，所入浅，但吐纳、导引，如修真之类，针灸、膏摩，如外科之法，则重滞通快，而闭塞无由，此应前外因一段；更不犯王法灾伤，则无非意之侮，又虽有房室而不令竭乏，则内实不虚，此应前房室一段。若"服食"数句，合言服食起居，无所不慎也。腠理云者，谓凡病纠缠于身，不止经络血脉，势必充满腠理，故必慎之，使无由入。腠者，三焦与骨节相贯之处，此血气所往来，故曰元真通会；理者，合皮肤脏腑内外，皆有其理，细而不紊，故曰文理。论曰：内外因之说，仲景欲人知病之所感浅深，分别施治。故后论中风，有邪在皮肤、邪在经络、邪在脏腑之分；后论经阻至云"历年血寒，积结胞门，寒伤经络，凝坚在上，则为肺痈"之说，则此处内因之意，不从内伤外感为辨，而从病之浅深为辨可知。若四肢九窍，血脉相传，壅塞不通，明指手痹脚气、厉风疥癞、一切痛痒小病为言。观下云才觉手足重滞语气，取其浅而易治可知。若房室，其伤在内而反列于内因外因之外。盖仲景之论，以风气中人为主，故以从经络入脏腑者，为内为深；自皮肤流血脉者，为外为浅；而房室所伤，与经络皮肤无相干涉者，为不内外因。谓病因于虚，非客气邪风中人之比也，则治宜专补其阴，而不得犯经络血脉可知，后人别用行经补血之药，治房室虚损，其误亦可知也。又论曰：思邈常谓地水火风，和合成人。凡人火气不调，举身蒸热；风气不调，全身僵直，诸毛孔闭塞；水气不调，身体浮肿，气满喘粗；土气不调，四肢不举，言无音声。火去则身冷，风止则气绝，水竭则无血，土散则身裂云。然则风之在人相为形体，故曰人秉五常，因风气而生长。可知六气之害人，去风尤为亲切。但五气有损无益，风则生长因之，故既曰邪风中人多死，又曰风能生万物。土水火皆有气，故火气以风言之，即《内经》所谓人之气以天地之疾风名之也。

【尤在泾】人禀阴阳五行之常，而其生其长，则实由风与气。盖非八风，则无以动荡而协和；非六气，则无以变易而长养。然有正气，即有客气；有和风，即有邪风。其生物害物，并出一机，如浮舟覆舟，统为一水。故得其和则为正气，失其和即为客气，得其正则为和风，失其正即为邪风，其生物有力，则其害物亦有力，所以中人多死。然风有轻重，病有浅深，约而言之，不越三条：一者邪从经络入脏腑而深，为内所因；二者邪在四肢九窍、皮肤，沿流血脉而浅，为外所因；三者病从王法、房室、金刃、虫兽而生，为不内外因，所谓病之由也。人于此慎养，不令邪风异气干忤经络，则无病；适中经络，未入脏腑，可汗吐或和解而愈，所谓医治之也，此应前内因一段。若风气外侵四肢，将及九窍，即吐纳、导引以行其气，针灸、膏摩以逐其邪，则重滞通快，而闭塞无由，此应前外因一段。更能不犯王法、禽兽，则形体不伤。又虽有房室而不令竭乏，则精神不敝，此应前房室一段。腠理云者，谓凡病纠缠于身，不止经络血脉，势必充溢腠理，故必慎之使无由入。腠者，三焦与骨节相贯之处，此神气所往来，故曰元真通会；理者，合皮肤脏腑，内外皆有其理，细而不紊，故曰文理。仲景此论，以风气中人为主，故以经络入脏腑者，为深为内；自皮肤流血脉者，为浅为外；若房室、金刃、虫兽所伤，则非客气邪风中人之比，与经络脏腑无相干涉者，为不内外因也。节徐氏按：陈无择《三因方》以六淫邪气所触为外因，五脏情志所感为内因，饮食、房室、跌扑、金刃所伤，为不内外因。盖仲景之论，以客气邪风为主，故不从内伤外感为内外，而以经络脏腑为内外，如徐氏所云是也。无择合天人表里立论，故以病从外来者为外因，从内生者为内因，其不从邪气

7

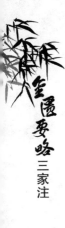

情志所生者，为不内外因，亦最明晰，虽与仲景并传可也。

（三）问曰：病人有气色见于面部，愿闻其说。师曰：鼻头色青，腹中痛，苦冷者死—云：腹中冷，苦痛者死；鼻头色微黑者，有水气；色黄者，胸上有寒；色白者，亡血也。设微赤非时者死。其目正圆者，痉，不治。又色青为痛，色黑为劳，色赤为风，色黄者便难，色鲜明者有留饮。

【赵以德】青者，肝之色。肝苦急，急则痛，苦冷者，是厥阴挟其肾水为寒，寒极则阳亡，阳亡则死；微黑者，肾之色也。肾属水，水停则色微黑而不焰，若焰者，是水胜火而血死；黄者，脾之色。脾主土，输谷气于上焦，以化荣卫。今胸中有寒，谷气不化，郁为胃热，显出其黄色，黄为中焦蓄热。今不谓中焦热而为胸中有寒者，乃指其致病之本而言也；白者，肺之色。肺主上焦，以行荣卫，荣之色充则面华，不充则面白，知其亡血也。赤为火色，若非火令之时加于白色之上，是火重来克金也，故死。目通于肝，眼皮属之脾，其肺金不能制木，风木得以自盛，反胜脾肺，是故风急则眼皮敛涩，目为之正圆；甚则筋强肉重而成痉。痉由木贼土败，故亦不治。虽然，色不可一例取，则又云青为痛者，与上文义同；黑为劳者，房劳也，入房太甚，竭精无度，情火炽而肾水乏，则又与水气之黑异矣。此属之火也，火之色虽赤，然是火发于肾水之中，故不赤而反黑，其黑必枯燥，不似水气之黑，黑而光泽者也；赤为风者，由热生风，子令母实故也；黄为便难者，以中焦热燥其液，肠胃不润，是以便难。然是黄色必枯而不泽，所以又谓若鲜明者为留饮，留饮以津液不行，滞其谷气，化热致黄也。虽然，同此论已[1]，及考夫《内经》，其五色又有从观于面，察于目，谓面黄目黄，面黄目赤，面黄目白，面黄目黑，皆不死。面青目赤，面赤目白，面青目黑，面黑目白，面赤目青，则皆死。又谓：青如翠羽、

---

① 已：《二注》作"也"。

赤如鸡冠、黄如蟹腹、白如豕膏、黑如乌羽者，是生色也；青如草
兹、赤如衃血、黄如枳实、黑如炲煤、白如枯骨，是死色也。又有
从五脏分部颜颊鼻颐者，如《刺热篇》论[②]赤色是也。由是推之，
五脏善恶之色，更必有随其气显露气色，各于其所司目唇鼻窍之内
外者。盖仲景欲明望色知病之道，故举此略耳。

【徐忠可】此段乃医家之望法也。但望法贵在神气动静之间，
而此只就气色之见于面部者为问。故即《内经》明堂察法，增损答
之。谓明堂者，鼻也，《内经》言明堂，骨高以起，平以直，五脏
次于中央，六腑挟其两侧，首面上于阙庭，王宫在于下极。此言五
色之见，各有其色部也。然尤重于准头，故曰：鼻头色青，腹中
痛。谓鼻准属脾，青为肝色，乃肝木挟肾寒以乘土，而上征于鼻，
下征于腹。又苦冷，则为暴病而亡阳，主卒死，故曰：苦冷者死。
若鼻头色微黑，则黑虽肾色，微非沉夭，且无腹痛，但主水气而非
暴病矣。若色黄，乃土郁而本色见，非上有寒饮以遏之不能使郁，
故曰：胸上有寒。若色白，则《经》曰：血脱者，色白，夭然不
泽，故曰亡血。然《灵枢·五色篇》谓白为寒，应知不见亡血症，
即以寒断矣。设微赤，土得火色似相宜，不知鼻亦为肺之外候，微
赤而非时，则非生土之火而为克金之火，又主脏燥而死矣。然目又
为五脏精华之所聚，神气之所生，正圆则目睛不转，而至于痉，是
阴绝。产妇多痉，亦亡阴也，合之正圆，阴绝无疑，故曰不治。已
下又"色青"数句，承"其目"句，似专言目。然《内经·五色
篇》先曰：青黑为痛，黄赤为热，白为寒。后又言：黄赤为风，青
黑为痛，白为寒，黄而膏润为脓，赤甚者为血，痛甚为挛，寒甚为
皮不仁。下即云五色各见其部，似属概言。又《五色篇》云：常候
阙中，薄泽为风，冲浊为痹，在地为厥，此其常也。各以其色言其
病云云。则阙中者，眉间也；在地者，巨分也。可知五色合明堂上
下而概言之矣。谓色青为痛，诸痛皆属肝也。黑为劳，劳则阳气内
伐，热舍于肾，肾乘心，心先病，肾为应故黑。风为阳邪，故曰赤

脏腑经络先后病脉证第一

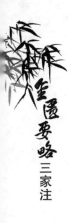

为风。前《内经》又曰赤为热，风，故热也。黄则脾郁，故便难。然前既云：色黄者，胸上有寒。此又云便难。要知寒遏于上，则脾郁于下也。又下经云：水病人，目下卧蚕，面目鲜泽。故曰：色鲜明者，有留饮。若《千金》论目赤色者，病在心；白色者，病在肺；青色者，病在肝；黄色者，病在脾；黑色者，病在肾。黄色不可名者，病在胸中，是候目另有法，此只合明堂言之为是。

【尤在泾】此气色之辨，所谓望而知之者也。鼻头，脾之部；青，肝之色；腹中痛者，土受木贼也；冷则阳亡而寒水助邪，故死。肾者主水，黑，水之色，脾负而肾气胜之，故有水气。色黄者，面黄也，其病在脾，脾病则生饮，故胸上有寒。寒，寒饮也。色白亦面白也，亡血者不华于色，故白；血亡则阳不可更越，设微赤而非火令之时，其为虚阳上泛无疑，故死。目正圆者阴之绝也，痉为风强病，阴绝阳强，故不治。痛则血凝泣而不流，故色青。劳则伤肾，故色黑。《经》云：肾虚者面如漆柴也。风为阳邪，故色赤。脾病则不运，故便难。色鲜明者有留饮。《经》云：水病人目下有卧蚕，面目鲜泽也。

（四）师曰：病人语声寂寂然，喜惊呼者，骨节间病；语声喑喑然不彻者，心膈间病；语声啾啾然细而长者，头中病—作痛。

【赵以德】此条举听五行之病声而言。所谓寂然者，欲语而默默处也。夫阴静而阳躁，此病在厥阴，故好寂然也。厥阴在志为惊，在声为呼，在体为筋，筋束关节，所以厥阴之病善惊，在声为呼，则知其病在骨节也；喑喑然不彻者，声出不扬也。盖肺主气，膈乃肺之部，宗气行呼吸，人出升降于是焉，语声之不彻，则知其气不得升，是心膈之有病也；啾啾者，声小啾唧也；细而长者，其气起自下焦，从阴则细，道远则长。盖是巨阳主气，少阴与之为表里，巨阳有邪，则少阴上从而逆于巅，肾在声为呻，阳主躁，故呻吟之声从阳变而为啾唧细长也。巨阳脉在头，是头中病。亦仲景特发听声察病之一法耳。若更推而广之，则五音之宫、商、角、徵、

10

羽，五声之歌、哭、笑、呻、吟之变，皆可求五脏表里虚实之病、五气之邪，尤医者之当要也。

【徐忠可】此段乃医家闻法也。《内经》谓肝木在音为角，在声为呼，在变动为握；心火在音为徵，在声为笑，在变动为忧；脾土在音为宫，在声为歌，在变动为哕；肺金在音为商，在声为哭，在变动为咳；肾水在音为羽，在声为呻，在变动为栗。然声之所至，上中下三焦必有殊而未详。故仲景又以声音之疾徐大小，分察其病之在下、在中、在上。而曰语声寂寂然喜惊呼者，骨节间病，谓静嘿属阴，而厥阴肝木在志为惊，在声为呼。今寂寂而喜惊呼，知属厥阴。唯厥阴则知病必起下焦，而深入骨属筋节间矣。曰语声喑喑然不彻者，心膈间病，谓声虽有五脏之分，皆振响于肺金，故亮而不哑。今喑喑然不彻，是胸中大气不转，壅塞金气，故不能如空谷之音，所以知病在胸中膈间。《经》谓：中盛脏满，气胜伤恐者，声如从室中言，是中气之湿也。其即此欤！曰语声啾啾然细而长者，头中病，谓肾脉本剂颈而还，乃少阴肾与太阳膀胱为表里，太阳脉上至顶，今肾气随太阳经脉达于巅顶，则肾之在声为呻者，反上彻而啾唧细长，其气直攻于上，则为头中病也。浅而言之，头中有病，则唯恐音气之上攻，故抑小其语声，而引长发细耳。

【尤在泾】语声寂寂然喜惊呼者，病在肾肝，为筋髓寒而痛时作也；喑喑然不彻者，病在心肺，则气道塞而音不彰也；啾啾然细而长者，痛在头中，则声不敢扬，而胸膈气道自如，故虽细而仍长也。此音声之辨，闻而知之者也。然殊未备，学者一隅三反可矣。

（五）师曰：息摇肩者，心中坚；息引胸中上气者，咳；息张口短气者，肺痿唾沫。

【赵以德】息者，呼气出粗，类微喘而有声也。呼出心与肺，今火乘肺，故呼气奔促而为息也。摇肩者，肩随息气摇动，以火主动故也。其心之经脉过于肩。因心中有坚实之邪，不得和于经脉，故经脉抽掣摇动；息引胸中上气咳者，胸中，脉所主也，宗气之所

11

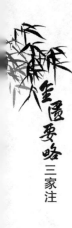

在，火炎于肺，则肺收降之令不行，反就燥而为固涩坚劲，气道不利，所以上气出于胸中者则咳也；息张口短气，肺痿唾沫，此又火炎于肺之甚者，收降清肃之气亡，惟从火出，故张口不合也，宗气亦衰而息短矣。津液不布，从火而为沫唾矣。此仲景因呼息以为察病之法，与后条吸对言以举端耳。然息病属于内外者，岂止此而已？动摇与息相应者，又宁独在肩而已？岂无阴虚以火动者焉？如《内经》谓：乳子中风热，喘鸣息肩者，脉实大也，缓则生，急则死，是又在脉别者也。

【徐忠可】此言闻法之最细者。先于呼吸出入之气，而辨其病之在上、在下，为实、为虚。故就一呼一吸为一息之常理，而先分别其出气之多者三，以征其病之在上焦也。谓息出于鼻，一呼必一吸。然呼出，心肺主之；吸入，肾肝主之；呼吸之中，脾胃主之。所主既分，则出入之际，亦宜分而详之。于是就其呼之多者，征其息，而不与吸并言。曰息摇肩者，心中坚，谓息而出多者，火上窜也；至摇肩则甚矣。使非心中邪实，而气稍得下行，何至于此，故曰心中坚；曰息引胸中上气者，咳。谓上气为逆，至息引其胸中之气上逆，则肺金收降之令不行，乃上逆而咳。曰张口短气者，肺痿唾沫。谓短气，虚也；张口，是有涎沫阻遏，不容气返之势，则必肺气不通，而为肺痿唾沫。三者全于呼，而证其病之在心肺也。然不竟言呼而曰息者，盖出气虽大，中无小还，不能大呼，故揭出"摇肩、息引、张口"六字，而病之在呼者，宛然，然不得但言呼也。

【尤在泾】心中坚者，气实而出入阻，故息则摇肩；咳者，气逆而肺失降，则息引胸中上气；肺痿吐沫者，气伤而布息难，则张口短气，此因病而害于气者也。

（六）师曰：吸而微数，其病在中焦，实也，当下之即愈，虚者不治。在上焦者，其吸促；在下焦者，其吸远，此皆难治。呼吸动摇振振者，不治。

12

【赵以德】谷之精气，乃分为三遂：清者化荣，浊者化卫，其一为宗气，留胸中以行呼吸焉。呼吸固资于宗气，然必自阴阳合辟而为之机，于是呼出者心肺主之，吸入者肾肝主之。心肺阳也，肾肝阴也。若中焦有邪实，则阻其升降，宗气因之不盛于上，吸气因之不达于下，中道即还；宗气不盛则吸微，中道即还则往来速，速则数，故吸而微数。泻中焦实，则升降行而吸即平矣。不因中焦实，即是肾肝之阴虚，根本不固，其气轻浮上走，脱阴之阳，宗气亦衰。若此者，死日有期，尚可治乎？然则上焦固是主乎呼，下焦固是主乎吸，若阴阳之配合，则又未始有相离者，故上焦亦得而候其吸焉。而心肺之道近，其真阴之虚者，则从阳火而升，不入乎下，故吸促；肝肾之道远，其元阳之衰者，则因于阴邪所伏，卒难升上，故其吸远。此属真阴元阳之病，皆难以治。若夫人身之筋骨、血肉、脉络，皆藉阴气之所成。生气无所克，然后得以镇静而为化生之宇。今阴气愈矣，生气索矣，器宇亦空矣，惟呼吸之气往来于其中，故振振动摇不自禁也。若此者，即《内经》所谓"出入废则神机化灭"是也，故针药无及矣。

【徐忠可】此从吸气多者，以征其病之虚实，而分治之难易也。谓一呼一吸为平，吸多是明有使之不平，致微且数，而吸气之往返于中焦者速，故曰其病在中焦，实也，故下之则壅通而愈。若非实而虚，则肝肾之本不固，其气轻浮，脱之上，不可治矣。然病之在上在下不同，在上焦，则因心肺之阳虚，不能生阴，乃下济之阳，变为厥阳，而不入于下，以心肺之道近，故吸促。在下焦，则因肝肾之阴虚，乃上焦之阴变为燥火，而卒难升上，肝肾之道远，故吸迟。吸为收摄元气之主，促与迟，皆因元气亏，故难治。若呼吸往来振振动摇，直是营卫往返之气已索短期迫矣，故不治。

【尤在泾】息兼呼吸而言，吸则专言入气也。中焦实，则气之入者不得下行，故吸微数，数犹促也，下之则实去气通而愈。若不系实而系虚，则为无根失守之气，顷将自散，故曰不治。或云中焦实而元气虚者，既不任受攻下而又不能自和，故不治，亦通。其实在上焦者，气不得入而辄还，则吸促。促，犹短也。实在下焦者，

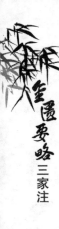

气欲归而不骤及，则吸远。远，犹长也。上下二病，并关脏气，非若中焦之实，可从下而去者，故曰难治。呼吸动摇振振者，气盛而形衰，不能居矣，故亦不治。

（七）师曰：寸口脉动者，因其王时而动。假令肝王色青，四时各随其色。肝色青而反色白，非其时色脉，皆当病。

【赵以德】《内经》有谓五脏之脉：春弦，夏钩，秋毛，冬石。强则为太过，弱则为不足。四时皆以胃气为本，有胃曰平，胃少曰病，无胃曰死；有胃而反见所胜之脏脉，甚者今病，微者至其所胜之时病。又谓五脏之色在王时见者：春苍，夏赤，长夏黄，秋白，冬黑。所主外荣之常者：白当肺、当皮，赤当心、当脉，黄当脾、当肉，青当肝、当筋，黑当肾、当骨。五色微诊，可以目察，能合脉色，可以万全。其《内经》之言如此，斯论殆将本于是之节文也。

【徐忠可】此言医道贵因时为色为脉，其理相应。寸口是概言两手寸关尺也，谓鼓而有力为动，因时之王而王，宜也，色亦应之，即明堂察色之法也。此不独肝，姑假肝言之。则青为肝之王气，值时王，而反色白，则因肝受肺克，不能随时之王也，于是色反时，病也；脉反时，亦病也；色反脉，脉反色，亦病也。故曰非其时色脉，皆当病。

【尤在泾】王时，时至而气王，脉乘之而动，而色亦应之。如肝王于春，脉弦而色青，此其常也。推之四时，无不皆然。若色当青而反白，为非其时而有其色，不特肝病，肺亦当病矣，犯其王气故也。故曰色脉皆当病。

（八）问曰：有未至而至，有至而不至，有至而不去，有至而太过，何谓也？师曰：冬至之后，甲子夜半少阳起，少阳之时阳始生，天得温和。以未得甲子，天因温和，此为未至而至也；以得甲子，而天未温和，此为^①至而不至也；以得甲子，而天大寒不解，此为至而不去也；以得甲子，而天温如盛夏五六月时，此为^①至而太过也。

【赵以德】夫斗建子月中辰，即冬至节也。节阳至，一之气即至，故律管飞灰，候于是日。今仲景乃云冬至后甲子夜半候以至未至者，何欤？殆以天干地支所合节至之日，便名甲子，非直待其真甲子日至以候气也。不然，假如乙丑丙寅日冬至，两月后方是甲子，其时始候之乎？考之《内经》候气至不至，有谓四时者，有谓五运者，有谓六气者，发明详矣。在四时则曰：天以六六为节，地以九九制会，六甲终岁，三百六十日，法也。五日为一候，三候为一气，六气为一时，四时为一岁，而各从其主治焉。求其气之至也，皆从春始，未至而至，此为太过，则薄所不胜，乘所胜也，命曰气淫；至而不至，此为不及，则所胜妄行，而所生受病，所不胜薄之也，命曰气迫。然在脉，应春弦、夏钩、秋毛、冬石，太过者病在外，不及者病在内。在五运相袭，而皆治之，终期之日。阳年先天而至，当岁之运，则气太过；阴年后天而至，当岁之运，则气不及；与其年和，则非太过不及而平；与司天、地气不和，则胜而报复，复则郁发，待时而作，作则风、湿、燥、热、火、寒之气非常而暴。在六气则曰：六气之胜，清气大来，燥之胜也，风木受邪，肝病生焉；热气大来，火之胜也，燥金受邪，肺病生焉之类。在脉应则曰：厥阴之至，弦；少阴之至，钩；少阳之至，大而浮；太阴之至，沉；阳明之至，短而涩；太阳之至，大而长。至而和则平，至而甚则病，至而反者病，至而不至者病，未至而至者病，阴阳易者危。然候六气之应，常以正月朔旦平明视之，观其位而知其所在；而其至则从运之先天、后天也。由是观之，仲景言四时之定法者，若遇气运加临主位，则必将奉天政之寒温，虽与四时气有反者，难为逆时也，候同也。且《经》曰：主胜逆，客胜从。又曰：

---

① 此为：《二注》作"此谓"。

脏腑经络先后病脉证第一

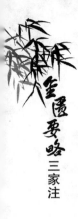

必先岁气，毋伐天和。此又不在独守四时之气，而参之以运气者矣。

【徐忠可】此论天气之来，有过不及，不言及医，然而随时制宜之意在其中。四时之序，成功者退，将来者进，故概曰至。然参差不齐，故有先至、不至、不去、太过之问。因言岁功之成，以冬至后甲子起少阳，六十日阳明，六十日太阳，六十日太阴，六十日少阴，六十日厥阴。王各六十日，六六三十六，而岁功成。即少阳王时言之，则以未当温和而温和者，为先至；已当温和而不温和者，为不至；或大寒不解，为不去；温热太甚，为太过。其于他时甲子日，亦概以此法推之。若人在气交之中，有因时而顺应者；有反时而衰王者；有即因非时异气而致病者，故须熟审时令之气机。有如少阳起，以为治病之本，故《六节藏象论》曰：求其至也，皆归于春。

【尤在泾】上之至谓时至，下之至谓气至，盖时有常数而不移，气无定刻而或迁也。冬至之后甲子，谓冬至后六十日也。盖古造历者，以十一月甲子朔夜半冬至为历元。依此推之，则冬至后六十日，当复得甲子，而气盈朔虚，每岁递迁，于是至日不必皆值甲子。当以冬至后六十日花甲一周，正当雨水之候为正。雨水者，冰雪解散而为雨水，天气温和之始也。云少阳起者，阳方起而出地，阳始生者。阳始盛而生物，非冬至一阳初生之谓也，窃尝论之矣。夏至一阴生，而后有小暑、大暑；冬至一阳生，而后有小寒、大寒。非阴生而反热，阳生而反寒也。天地之道，否不极则不泰；阴阳之气，剥不极则不复。夏至六阴尽于地上，而后一阴生于地下，是阴生之时，正阳极之时也；冬至六阳尽于地上，而后一阳生于地下，是阳生之时，正阴极之时也。阳极而大热，阴极而大寒，自然之道也。则所谓阳始生天得温和者，其不得与冬至阳生同论也审矣。至未得甲子而天已温，或已得甲子而天反未温，及已得甲子而天大寒不解，或如盛夏五六月时，则气之有盈有缩，为候之或后或先，而人在气交之中者，往往因之而病。惟至人为能与时消息而无忤耳。

（九）师曰：病人脉浮者在前，其病在表；浮者在后，其病在里。腰痛背强不能行，必短气而极也。

【赵以德】脉浮为虚。关前属阳，主表；关后属阴，主里。所谓表者，以足太阳言也；里者，以足少阴言也。一腑一脏，是故表里所合。其太阳经自足循背至头①。腰者，肾府也。是故表病则背强不能行，里病则腰痛短气而极少。虽然，寸、尺脉浮，非一经一病之可尽，今独出此病，何也？大抵用表里而言病，必举太阳、肾为例，盖太阳是诸阳之属，凡受邪必自此始；肾是治内之主事。书独言此例以推之。

【徐忠可】脉浮原主表，仲景特于浮中分出表里，欲人知浮脉之变也。谓浮脉为阳，故三部脉皆浮，为太阳证。然寸关尺有定位，关前为阳，关后为阴，脉浮者在前，阳脉阳位，病在表无疑。浮在关后，阳脉阴位，阴属里，病即在里矣。李濒湖曰：寸浮头痛眩生风，或有风痰聚在胸，关上土衰兼木旺，尺中溲便不流通。亦仿此意。然使阴位得阴脉，则为寒下等病，今得阳脉，是病虽在里而挟阳为病也，故病不见于少腹，而为腰痛背强不能行。且下焦气伤，不能上接于胸中而气短，短而极，此阴中有阳邪，在里之经，而不在里之脏也。此里之阳病也。故后论阳病十八，而腰背痛在其中。此独赞三语，示里病之下，正为里有不同耳。故举以为脉浮在后之例云。论曰：以前后分浮脉之阴阳，而定表里，此仲景创论也。然其言多蕴蓄，正当引申触类，不可泥。尽有无病者，而关前浮，关后低弱，岂亦属表乎？无病者而关后浮，关前低，岂亦属表之里乎？故仲景特揭"病人"二字，则知必有表证可疑者，乃如此断耳。至有病起之前脉浮，表也，殆脉平而表减，减后脉复浮，岂表又复发乎？亦当以里推之，此言外意也。

【尤在泾】前，谓关前；后，谓关后。关前为阳，关后为阴。关前脉浮者，以阳居阳，故病在表；关后脉浮者，以阳居阴，故病

---

① 头：《二注》作"项"。

脏腑经络先后病脉证第一

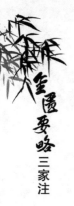

在里。然虽在里而系阳脉，则为表之里，而非里之里，故其病不在肠肾，而在腰背膝胫，而及其至，则必短气而极。所以然者，形伤不去，穷必及气，表病不除，久必归里也。

（十）问曰：《经》云：厥阳独行，何谓也？师曰：此为有阳无阴，故称厥阳。

【赵以德】厥者，犹极也；独行，无阴与配也。王冰注《内经》一水不胜五火，谓五脏厥阳也。《经》又谓：六阳并至，谓之至阳。又云：至阳盛，地气不足。由是观之，火即阳也；至阳即厥阳也；独行，犹并至也。皆是阴不足而阳盛之极者也。

【徐忠可】厥阳者，孤阳也，故《经》曰独行，仲景以无阴注之。按：《千金》论冬月伤寒，慎不可薰，薰之逆客，其息则喘，无持客热，令口烂疮，阴脉且解，血散不通，正阳遂厥，阴不往从，客热狂入，内为结胸，脾气遂弱，清溲利通云。此可悟有阳无阴之故，并可悟厥阳之见证矣。故《伤寒论》屡言误火之害。

【尤在泾】厥阳独行者，孤阳之气，厥而上行，阳失阴则越，犹夫无妻则荡也。《千金方》云：阴脉且解，血散不通，正阳遂厥，阴不往从。此即厥阳独行之旨欤！

（十一）问曰：寸脉沉大而滑，沉则为实，滑则为气；实气相搏，厥气入脏即死，入腑即愈，此为卒厥，何谓也？师曰：唇口青，身冷，为入脏，即死；如身和，汗自出，为入腑，即愈。

【赵以德】沉，阴象也；滑，阳象也。阴主血，阳主气。邪在于血，则血实；邪在于气，则气实。故血实者脉沉，气实者脉滑，邪盛者脉大。五脏治内，属阴，主藏精宅神，今血气并其邪而入，堵塞于脏，身之精气不行，神机化灭，升降出入之道皆绝。荣绝则唇口青，《灵枢》曰：足厥阴气绝则唇青。夫六腑治外，属阳，主

18

传运水谷之气，充乎内外者也。今血气并邪入于腑，腑之阳动不比脏之阴静。静者，得其邪则因而堵塞不行；动者，邪虽入，终不能久闭其气道。何则？为在内之神机应乎外，主养荣卫之气，动则散行于表而身和，和则腠理开，邪散而汗自出，荣卫之气行，故愈矣。此仲景举阴阳脏腑之大端如此。至若厥病多由，难以概论。《内经》曰：血气并走于上，则为大厥。暴死者，其上非膻中、三焦之腑者乎？而乃以气反则愈，不反则死。又如邪客五络，状若尸厥者，以通脉络为治，非头面诸脉证？为难概论也。

【徐忠可】寸脉者，心肺之位，神气所居，不浮而沉，邪实也；大而且滑，病气也。病邪之气，与血气相搏，动伤神明，为病卒暴，故曰卒厥无疑也。然曰入脏死、入腑愈，脉既沉矣，又分脏腑，故疑所指，不知此属中风之类也。风喜归肝而克脾，则邪并于脾而唇口青，阳气不通而身冷。曰入脏者，内传也。若身和汗出，是邪不走内而走外，外则散，曰入腑者，外出也。

【尤在泾】实谓血实，气谓气实，实气相搏者，血与气并而俱实也。五脏者，藏而不泻；血气入之，卒不得还，神去机息，则唇青身冷而死；六腑者，传而不藏，血气入之，乍满乍泻，气还血行，则身和汗出而愈。《经》云：血之与气，并走于上，则为大厥，厥则暴死。气复反则生，不返则死是也。

（十二）问曰：脉脱入脏即死，入腑即愈，何谓也？师曰：非为一病，百病皆然。譬如浸淫疮，从口起流向四肢者，可治；从四肢流来入口者，不可治；病在外者，可治；入里者，即死。

【赵以德】脱者，去也。经脉乃脏腑之隧道，为邪气所逼，故经气脱去其脉而入于内。五脏，阴也；六腑，阳也。阴主死而阳主生，所以入脏即死，入腑即愈而可治。非惟脏腑之阴阳然也，凡内外阴阳之邪毒出入表里者皆然也。

【徐忠可】前云沉实相搏，此邪重，故脏不能当。乃有邪微，但正气亏亦脱，脉乃正气，故云脱。入于脏即死，入于腑则愈，岂

19

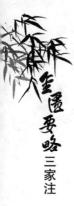

腑耐虚而脏不耐虚乎？不知凡病以出阳为浅，传阴为深，故曰非为一病，百病皆然。浸淫疮之喻，从口从四肢，显而易明。口属阴，四肢属阳，阴阳之分，即有可治不可治之别。推之他病，脏腑之理一也。然"脏腑"二字，混而难测；"里外"二字，浅而易晓。故复结言病在外者可治，在里者即死，欲人于"里外"二字，辨脏腑之所入也。

【尤在泾】脉脱者，邪气乍加，正气被遏，经隧不通，脉绝似脱，非真脱也，盖即暴厥之属。《经》曰：趺阳脉不出，脾不上下，身冷肤硬。又曰：少阴脉不至，肾气微，少精血，为尸厥，即脉脱之谓也。厥病入脏者，深而难出，气竭不复，则死；入腑者，浅而易通，气行脉出即愈。浸淫疮，疮之浸淫不已。《外台》所谓转广有汁，流绕周身者也。从口流向四肢者，病自内而之外，故可治；从四肢流来入口者，病自外而之里，故不可治。李玮西云："病在外"二句，概指诸病而言，即上文"百病皆然"之意。"入里者死"如痹气入腹，脚气冲心之类。

（十三）问曰：阳病十八，何谓也？师曰：头痛，项、腰、脊、臂、脚掣痛。阴病十八，何谓也？师曰：咳，上气，喘，哕，咽，肠鸣胀满，心痛拘急。五脏病各有十八，合为九十病；人又有六微，微有十八病，合为一百八病，五劳、七伤、六极、妇人三十六病，不在其中。清邪居上，浊邪居下，大邪中表，小邪中里，槃饪之邪，从口入者，宿食也。五邪中人，各有法度，风中于前，寒中于暮，湿伤于下，雾伤于上，风令脉浮，寒令脉急，雾伤皮腠，湿流关节，食伤脾胃，极寒伤经，极热伤络。

【徐忠可】此段前言病有阴阳脏腑之异；后言感有五邪中人之殊，欲人参互而求责也。谓病在阳，当从阳治，如头项居上，阳也；腰脊虽在中，督脉所主，亦阳也；四肢属阳，则臂与脚亦阳也；阳有太、少、阳明三经，合六处，岂非三六十八乎？病在阴，

20

当从阴治，如咳也，上气而喘也，哕也，咽痛也，肠鸣胀满也，心痛拘急也，皆三焦以内之病，是里也，阴也。阴有太、少、厥阴三经，合六处，岂非三六十八乎？然而阴病既有十八，则阴属脏，五脏各有十八，岂非合为九十病乎？阳病既有十八，则阳属腑，六腑各有十八，但病为稍微，岂非合为一百八病乎？已上乃专为外至之邪，中于阴阳脏腑者，约略为言，去古甚远，不能逐病而悉数之矣。姑附《灵枢》所列，用缓急大小滑涩六脉，以求五脏之病者，候参。[肺] 脉急甚为癫疾，微急为肺寒热，怠惰，咳唾血，引腰背胸，若鼻息肉不通。缓甚为多汗，微缓痿瘘偏风，头以下汗出不可止。总是甚则病进，微则兼虚。大甚为颈肿，微大为肺痹引胸背，恶日光。小甚为泄，微小为消瘅。滑甚为息奔上气，微滑为上下出血。涩甚为呕血，微涩为鼠瘘，在颈与腋之间，为下不胜其上，其应喜酸。[心] 脉急甚为瘈疭，微急为心痛引背，食不下。缓甚为狂笑，微缓为伏梁，在心下，上下行，有时唾血。大甚为喉介，微大为心痹引背善泪出。小甚为善哕，微小为消瘅。滑甚为善渴，微滑为心疝引脐，小腹鸣，涩甚为瘖，微涩为血溢，为维厥、耳鸣、癫疾。[肝] 脉急甚为妄言，微急为肥气在胁下如覆杯。缓甚为呕，微缓为水瘕痹。大甚为内痈，微大为肝痹，阴缩、咳引小腹，查古本，肝脉大甚者，尚有"善衄"字。小甚为多饮，微小为消瘅。滑甚为癫疝，微滑为遗溺。涩甚为溢饮，微涩为瘈疭筋痹。[脾] 脉急甚为瘈疭，微急为膈中为饮，食入而还出，复沃沫。缓甚为痿厥，微缓风痿，四肢不用，心慧然若无疾。大甚为击仆，微大为疝气，腹里大，脓血在肠胃之外。小甚为寒热，微小为消瘅。滑甚为癫癃，微滑为虫毒，蛕蝎腹热，涩甚为肠溃，微涩为内溃，多下脓血。[肾] 脉急甚为骨痿、癫疾，微急为沉厥奔豚、足不收、不得前后。缓甚为折脊，微缓为洞，洞者食不化，下咽还出。大甚为阴痿，微大为石水，起脐下，以至小腹肿，垂垂然，上至胃脘，死不治。小甚为洞泄，微小为消瘅。滑甚为癃癫，微滑为骨痿，坐不能起，目无所见，见黑花。涩甚为大痈，微涩为不月，为沉痔。附《千金》所述，用刺合脉之法以治六腑者，候参。大肠病，为肠中

21

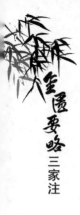

切痛而鸣濯濯，冬日重感于寒，为病泄，当脐而痛，不能久立，取肓之原，巨虚、上廉、三里。小肠病，为小腹痛，腰脊控睾而痛，时窘之后，为耳前热，肩上及手小指、次指之间热，取巨虚、下廉，按其所过经脉以调之。胃病者，为腹䐜胀，胃脘当心而痛，支两胁，膈咽不通，饮食不下，取三里。胆病者，善太息，口苦呕宿汁，心澹澹如人将捕之，咽中介介然数唾，刺三里以下，胃气逆，刺足少阳血络，以闭胆。却三焦病，为腹气满，小腹尤坚，不得小便窘急溢则水留即为胀，刺委阳。膀胱病，为小腹偏肿而痛，以手按之即欲小便而不得，为肩上热及足小指外廉，胫踝后皆热，若脉陷取委中。其五劳、七伤、六极，与妇人三十六病，皆非外邪深伤经络脏腑之病，故不在数。今附《千金》所述五劳、七伤、六极，以备考。五劳者，久视伤血，久卧伤气，久坐伤肉，久立伤骨，久行伤筋。七伤者，大饱伤脾，大怒气逆伤肝、强力举重、坐湿地伤肾，形寒饮冷伤肺，忧愁思虑伤心，风雨寒暑伤形，大怒恐惧不节伤志。六极者，气极、血极、筋极、骨极、肌极、精极也。又附妇人十二瘕、九痛、七害、五伤、三痼，为三十六病者，以备考。十二瘕者，谓所下之物，一如青泥，二如青血，三如紫汁，四如赤皮，五如脓痂，六如豆汁，七如葵羹，八如凝血，九如青血似水，十如米汁，十一如月浣，十二如经度不应期也。九痛者，一阴中痛伤，二阴中淋痛，三小便即痛，四寒冷痛，五月水来腹痛，六气满注痛，七汗出阴如虫啮痛，八胁下痛，九腰痛。七害者，一害食，二害气，三害冷，四害劳，五害房，六害妊，七害睡。五伤者，一孔痛，二中寒热痛，三小肠急牢痛，四脏不仁，五子门不正。三因者，一月水闭塞不通，二绝产乳，三羸瘦不生肌肉。然邪之所以只伤阳，所以只伤阴，所以在表，所以在里，所以在上，所以在下，所以在脾胃，则邪有清浊不等，大小不同，或止饮食之异耳。在里病之小而在里也，亦表邪也，即所谓小邪中里也。如今人些小伤风腹病之类皆是。其所伤之时节浅深，亦各于邪所中时分之。故曰五邪中人，各有法度。五邪者，即下风、寒、湿、雾、食也。风为阳邪，故中于前。前者，朝也，卫也。寒为阴邪，故中于暮。暮者，晚也，荣也；湿为浊邪，故伤于下；雾为清邪，故伤于上；风性轻扬，故令脉浮；寒性敛束，故令脉急；雾性清阳，故走皮腠；湿性阴浊，故流关节；饮食，脾胃主之，故伤止脾胃，不及经络腠理；极寒伤经，冬月阳不在外，故无以外固，而邪伤及经，所以有正伤寒之说也；极热伤络，夏月阳气在外，暑热并之，汗出络虚，所以有痱疿、中暑等病，而无六经之伤寒也。

【尤在泾】头、项、腰、脊、臂、脚六者，病兼上下，而通谓之阳者，以其在躯壳之外也。咳、上气、喘、哕、咽、肠鸣、胀满、心痛、拘急九者，病兼脏腑，而通谓之阴者，以其在躯壳之里也。在外者有营病、卫病、营卫交病之殊，是一病而有三也，三而六之，合则为十八，故曰阳病十八也；在里者有或虚或实之异，是一病而有二也，九而二之，合则为十八，故曰阴病十八也。五脏病各有十八，六微病又各有十八，则皆六淫邪气所生者也。盖邪气之中人者，有风、寒、暑、湿、燥、火之六种，而脏腑之受邪者，又各有气分、血分、气血并受之三端，六而三之，则为十八病，以十八之数推之，则五脏合得九十病，六微合得一百八病，至于五劳、七伤、六极，则起居、饮食、情志之所生也。妇人三十六病，则经月、产乳、带下之疾也。均非六气外淫所致，故曰不在其中。清邪，风露之邪，故居于上；浊邪，水土之邪，故居于下；大邪漫风，虽大而力散，故中于表；小邪，户牖隙风，虽小而气锐，故中于里；谷饪，饮食之属，入于口而伤于胃者也。是故邪气有清浊大小之殊，人身亦有上下、表里之别，莫不各随其类以相从，所谓各有法度也。故风为阳而中于前，寒为阴而中于暮，湿气浊而伤于下，雾气清而伤于上，经脉阴而伤于寒，络脉阳而伤于热，合而言之，无非阳邪亲上，阴邪亲下，热气归阳，寒气归阴之理。

（十四）问曰：病有急当救里、救表者，何谓也？师曰：病，医下之，续得下利清谷不止，身体疼痛者，急当救里；后身体疼痛，清便自调者，急当救表也。

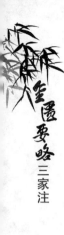

【徐忠可】此言医当知缓急先后之序也。谓表里分治，常理也。乃有表而复有里，倘因误下而来，不得如余邪未清，双解表里，虽身疼痛，不可治表，谓稍缓而表邪将尽入内，故曰急当救里。逮清便调，而身仍痛，又不得以余邪略之，谓内既曾利，稍缓而里将复受表邪，下利不止也，故又曰急当救表。

【尤在泾】治实证者，以逐邪为急；治虚证者，以养正为急。盖正气不固，则无以御邪而却疾，故虽身体疼痛，而急当救里；表邪不去，势必入里而增患，故既清便自调，则仍当救表也。

（十五）夫病痼疾，加以卒病，当先治其卒病，后乃治其痼疾也。

【徐忠可】前乃骤病之先后，此则久病之先后也。卒者，偶也，故先之；痼者，坚固而难拔，故后之。前条谓一时并见，故只言表里，不言先后。

【尤在泾】卒病易除，故当先治，痼疾难拔，故宜缓图，且勿使新邪得助旧疾也。读二条。可以知治病缓急先后之序。

（十六）师曰：五脏病各有得者愈；五脏病各有所恶，各随其所不喜者为病。病者素不应食，而反暴思之，必发热也。

【徐忠可】此言五味能愈疾，亦能增疾，因五脏之喜好不同也，故曰五脏各有所得者愈。谓肺欲收，急食酸以收之；肺苦气上逆，急食苦以泄之；心欲软，急食咸以软之；心苦缓，急食酸以收之；肝欲散，急食辛以散之；肝苦急，急食甘以缓之；脾欲缓，急食甘以缓之；脾苦湿，急食苦以燥之；肾欲坚，急食苦以坚之；肾苦燥，急食辛以润之。则各得所济而愈也。然味有为各脏所恶者，如辛本肺之味，气病伤肺，则辛走气，辛即为肺所恶矣，故曰气病毋多食辛。苦本心之味，血病伤心，则苦走血，苦即为心所恶矣，故曰血病毋多食苦。酸本肝之味，筋病伤肝，则酸走筋，酸即为肝所恶矣，故曰筋病毋多食酸。甘本脾之味，肉病伤脾，则甘走肉，甘即为脾所恶矣，故曰肉病毋多食甘。咸本肾之味，骨病伤肾，则咸走骨，咸即为肾所恶矣，故曰骨病毋多食咸。此因病而各有所恶，非其本然也。《灵枢》有五恶：肝恶风，心恶热，肺恶寒，肾恶燥，脾恶湿。此乃性所近，恶其甚也，非既病之所恶。然有非因病而恶，原为本脏所不喜者，多食则病生，假如金畏火，苦为心火之味，则肺金所不喜矣，故曰多食苦，则皮肤槁而毛拔。火畏水，咸为肾水之味，则心火所不喜矣，故曰多食咸，则脉凝泣而变色。木畏金，辛为肺金之味，则肝木所不喜矣，故曰多食辛，则筋挛急而爪枯。土畏木，酸为肝木之味，则脾土所不喜矣，故曰多食酸，则肉胝䐢而唇揭。水畏土，甘为脾土之味，则肾水所不喜矣，故曰多食甘，则骨疼痛而齿落，乃各随不喜之味所伤而为病也。然五脏喜恶虽有定体，又有因病变易之理。假如骨病，既不应食咸，而忽暴思咸之类，使非病气郁热，何以变其性情，故曰必发热，谓邪胜正则脏气因邪而热，热则所好反也。《灵枢》所以有五裁，谓不可纵也。论曰：所欲所苦，五脏各得其相济之味而愈，固为补偏救弊正理。然变易为言，则论所得，又有在常理之外者，不可不知。假如恐为肾志，恐过伤肾；思为脾土，思反胜恐；寒为肾体，寒极伤血；燥能涸水，燥可胜寒；咸为肾味，过咸伤血；甘为土味，甘反胜咸；怒为肝志，怒过伤肝；悲为肺金，悲反胜怒；风为肝主，风极伤筋；燥为金气，燥可胜风；酸为肝味，过酸伤筋；辛为金味，辛反胜酸；思为脾志，思过伤脾；怒为肝木，怒反胜思；湿为脾化，湿极伤肉；风为木气，风可胜湿；甘为土味，过甘伤肉；酸为木味，酸反胜甘；喜为心志，喜过伤心；恐为肾水，恐反胜喜；热为心体，热极伤气；寒为肾主，寒可胜热；苦为心味，过苦伤气；咸为肾水，咸反胜苦；忧为肺志，忧过伤肺；喜为心火，喜反胜忧；热非肺性，热伤皮毛；寒能救金，寒可胜热；辛为金味，辛伤皮毛；苦为心味，苦反胜辛。皆相反而相救，此亦五脏各有所得而病愈也，因其病变则治之，亦以变为得耳。五脏各有七情六气滋味之所伤、所胜也。

25

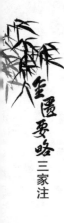

【尤在泾】所得、所恶、所不喜，该居处服食而言。如《脏气法时论》云："肝色青，宜食甘；心色赤，宜食酸；肺色白，宜食苦；肾色黑，宜食辛；脾色黄，宜食咸。"又：心病禁温食、热衣；脾病禁温食、饱食、湿地、濡衣；肺病禁寒饮食、寒衣；肾病禁淬热食、温炙衣。《宣明五气篇》所云心恶热，肺恶寒，肝恶风，脾恶湿，肾恶燥。《灵枢·五味篇》所云肝病禁辛，心病禁咸，脾病禁酸，肺病禁苦，肾病禁甘之属皆是也。五脏病各有所得而愈者，谓得其所宜之气之味之处，足以安脏气而却病气也。各随其所不喜为病者，谓得其所禁所恶之气之味之处，足以忤脏气而助病邪也。病者素不应食，而反暴思之者，谓平素所不喜之物，而反暴思之，由病邪之气，变其脏气使然，食之则适以助病气而增发热也。

（十七）**夫诸病在脏欲攻之，当随其所得而攻之。如渴者，与猪苓汤，余皆仿此。**

【赵以德】此概言诸病在脏之属里者，治法有下之、泄之、夺之、消之、温之、寒之、和以平之，各量轻重，从宜施治，务去其邪，以要其正，故引渴病以比类之。而是证之用猪苓汤，见后消渴证中。

【徐忠可】见病治病，此理之常。此条何以上独拈出在脏二字，下专指一渴证，又主一猪苓汤以为准则。要知渴果止上焦燥热，则花粉为的药矣；如渴在胃，则葛根为的药矣；如渴在阳分，则白虎汤宜矣；如渴属太阳余邪，则五苓散宜矣；唯渴在脏不专在腑，而宜猪苓汤者，则必以猪苓汤为攻其所得。在脏犹言在阴，别于腑渴而言之也。故仲景《伤寒论》中一云少阴病，下利六七日，咳而呕渴，心烦不得眠者，猪苓汤主之；一云阳明病，脉浮发热，渴欲饮水，小便不利者，猪苓汤主之。水属阴，故工此方。盖前证少阴病，病在下也，后证小便不利，病亦在下也，病在下而热邪又搏结水饮于中，故必以此利水润燥为的药，所谓随其所得，不等之泛然治渴也。此治其原本法，故曰余皆仿此。

【尤在泾】无形之邪，入结于脏，必有所据，水、血、痰、食，皆邪薮也。如渴者，水与热得，而热结在水，故与猪苓汤利其水，而热亦除；若有食者，食与热得，而热结在食，则宜承气汤下其食，而热亦去。若无所得，则无形之邪，岂攻法所能去哉。

痉湿暍病脉证治第二

论十三条　方一首　脉证二条

（一）太阳病，发热无汗，反恶寒者，名曰刚痉。一作痓，余同。

（二）太阳病，发热汗出，而不恶寒，名曰柔痉。

【赵以德】是证亦出《伤寒论》中。注谓：太阳病，发热汗出为表虚，则当恶寒；其不恶寒者，为阳明病。今发热汗出而不恶寒者，非阳明证，则是太阳中风，重感于湿，为柔痉也。表虚感湿，故曰柔痉，即上条所引《内经》为表热[①]兼湿内攻，大筋软短，小筋弛长之痉也。所谓柔痉者，非不强也，但刚痉强而有力，柔痉强而无力为异尔。

【徐忠可】此二条，即《伤寒论》辨寒伤荣、风伤卫法也。取以为痉病刚柔之别，省文也。盖痓即痉，强直之谓也。痉病必有背项强直等的证，故既曰痉，即省文不言。但治痉病刚柔之辨，最为吃紧，故特首拈无汗、反恶寒为刚，有汗、不恶寒为柔，以示辨证之要领耳。谓发热无汗恶寒，本伤寒家证，若痉而项强背直者见之，乃卫阳与肾中真阳，气本相通，今太阳经寒湿相搏，而气侵少阴，真阳不达，故反恶寒也。寒性劲切，故曰刚。发热有汗不恶寒，本伤风而并阳明证，若痉而项强背直者见之，是太阳阳明，伤

---

① 热：《二注》作“里”。

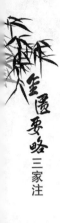

湿而兼风，非寒邪内侵之比也。风性温和，故曰柔，非止项强而身体则软为柔痉也。观后栝蒌桂枝汤，乃治柔痉主方也，注曰身体强，几几然可知。

【尤在泾】成氏曰：《千金》云：太阳中风，重感寒湿则变痉。太阳病，发热无汗为表实，则不当恶寒，今反恶寒者，则太阳中风。重感于寒，为痉病也，以其表实有寒，故曰刚痉；太阳病，发热汗出为表虚，则当恶寒，今不恶寒者，风邪变热，外伤筋脉为痉病也，以其表虚无寒，故曰柔痉。然痉者强也，其病在筋，故必兼有颈项强急，头热足寒，目赤头摇，口噤背反等证。仲景不言者，以"痉"字该之也。《活人书》亦云：痉证发热恶寒，与伤寒相似，但其脉沉迟弦细，而项背反张为异耳。

（三）太阳病，发热，脉沉而细者，名曰痉，为难治。

【赵以德】此条尝出《伤寒论·痉病篇》。彼不言难治，于是成无己止注其重感于湿，意殆以沉而细系寒湿之本脉，故不言其难治。设不因寒湿之邪，而沉细见于太阳发热之表病，则是阳病见阴脉，诚为难矣。若朱奉议以痉病脉尽沉迟弦细者，非也。如《脉经》云：脉沉细，名曰阳中之阴，少气，阴气不通为痉病发热者，殆与此无少异尔。

【徐忠可】古人以强直为痉，外证与伤寒相似，但其脉沉迟弦细，而项背反张强硬如发痫状为异耳。如前二条，既以无汗有汗分刚柔为辨，此复以脉沉细为辨。谓太阳病发热是表中风矣，复加以湿缠绵经中，内挟寒气，令筋脉抽急，而背项强直，脉反沉细，沉细者，寒湿用事，邪欲侵阴之象也，于是项背强直，故名痉。痉脉本伏，弦细则元气惫，即难治。非痉病另有浮大者易治，而此之沉细为难治也，观仲景前后，从无一"浮大"字，可知。

【尤在泾】太阳脉本浮，今反沉者，风得湿而伏，故为痉。痉脉本紧弦，今反细者，阴气适不足，故难治。

（四）太阳病，发汗太多，因致痉。

【赵以德】成无己注《伤寒论》，谓发汗太多则亡阳。阳气者，精则养神，柔则养筋。阳微不能养，则筋脉紧急，而成痉。虽然，发汗亡阳，阳亡寒起，致紧急而为痉固也，然发汗后为痉者，难以紧急概言。发汗必用辛热之剂，汗虽出，热不为汗解，反得辛热之剂以助之，热愈盛而拘挛其筋脉亦有之；又如《伤寒论》中有云：伤寒头痛，翕翕发热，形象中风，常微汗出，自呕者，不可发汗，发汗则成痉，身强难以屈伸。注云：伤寒当无汗恶寒；今头痛发热，微汗自呕，则伤寒之邪传而为热，欲行于里，若发汗则虚其表，热归经络，热甚风生，故身强直为痉。

（五）夫风病下之则痉，复发汗，必拘急。

【赵以德】筋者，肝之合；脉者，心之合。风内应于肝，外感于筋；热内应于心，外感于脉。是故风病而成热者，其邪气即以应筋脉。若更下之，则虚其阴；复汗之，则虚其阳。阴虚则荣血微，筋无养而成痉；阳虚则卫气衰，脉无养而拘急。

（六）疮家，虽身疼痛，不可发汗，汗出则痉。

【赵以德】此条亦见《伤寒论》。注谓表虚聚热则生疮，疮家身疼如伤寒，不可发汗，发汗则表愈虚、热愈盛，虚热生风，故变痉也。虽然，疮已，以其热从腠理开，汗出而散之可也。

【徐忠可】痉虽难概为风寒湿所中，然原其因，多由亡血，筋无所荣，邪得以袭之。故仲景复原痉病之由，而曰太阳病果寒多，本宜发汗，太多则血伤，不能荣筋，而痉病属风，不宜下，下之则重伤其阴，而痉又发汗，则阴阳两伤而拘急。若疮家，血本虚燥，以疼痛为风，而发其汗，则液亡筋燥而不能和调，乃亦为痉。虽汗下后，或有邪乘，然总以阴虚液脱为主，故特详其致痉之因如此。

29

痉湿暍病脉证治第二

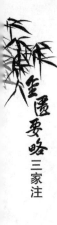

论曰：产后多致痉，阴虚液脱之故。产后误汗下而致，或亦有之，故仲景不另出方，听人消息，若兼呕不能食，则以小柴胡和之为主。郭稽中治产后痉，另有小续命之说，亦就邪多病甚言之，非概宜然也。若中风证，多有角弓反张者，亦类痉，但中风强直，其先必无太阳形证，脉亦必浮大，而非沉细弦迟。故《内经》曰：诸暴强直，皆属于风。但阳主动，阴主静，是当以强直而安静主湿，强直而搐搦属风，此治中风辨法也。《千金》谓温病热入肾中，亦为痉，小儿痫热盛，亦为痉，亦中风类也。《难知》云：伤寒痉证五种，皆属太阳。若头低视下，手足牵引，肘膝相构，阳明痉也；若一目或左或右，并一手一足搐搦者，少阳痉也；太阳固属风寒，阳明少阳，亦风火热之内作中风类也。皆当兼养阴清热为治。若此所论痉，虽外感风寒湿不同，然由亡阴筋燥则一矣。

【尤在泾】此原痉病之由，有此三者之异。其为脱液伤津则一也。盖病有太阳风寒不解，重感寒湿而成痉者；亦有亡血竭气，损伤阴阳，而病变成痉者。《经》云：气主煦之，血主濡之。又云：阳气者，精则养神，柔则养筋。阴阳既衰，筋脉失其濡养，而强直不柔矣。此痉病标本虚实之异，不可不辨也。

（七）病者，身热足寒，颈项强急，恶寒，时头热，面赤目赤，独头动摇，卒口噤，背反张者，痉病也。若发其汗者，寒湿相得①，其表益虚，即恶寒甚，发其汗已，其脉如蛇。一云：其脉沧沧②。

【赵以德】《伤寒论》注曰：太阳中风，重感寒湿，乃变为痉也。身热足寒者，寒湿伤下；时头热、面赤目赤，风伤于上也；头摇者，风主动也。独头摇者，头为诸阳之会，风伤阳也。若纯伤风

———

① 得：《二注》作"搏"。

② 沧沧：《金匮》作"浍浍"。

者，则一身尽动摇，手足亦[1]搐搦。此者内挟寒湿，故头摇也；口噤者，寒主急也；卒口噤者，不常噤也，有时而缓。若风寒相搏，则口噤而不时开。此者加之风湿，故卒口噤也；风寒客于足太阳，故筋脉拘急、头项强、背反张也。此症出《伤寒论》中，其衍文者，无"发其汗"已后二十五字。

【徐忠可】前言无寒反恶寒为刚痓，有汗不恶寒为柔痓，此辨痓之法，非痓家本证也。故复举痓证之最备者，以详病时之形状，且言治之不得过汗，而脉有常体也。谓病者身热，太阳表邪本盛，乃因血液衰少之人，寒邪复挟湿，搏结卫中，阳气不下而足寒；湿随太阳经下项，稍侵阳明而颈项强急；真阳不达于表而恶寒；于是太阳经无非寒湿，而格热于上，为头热、面赤、目赤，独头动摇；太阳主开，寒湿搏之，开合不利，不能发声而猝口噤；液衰邪盛，筋失所养而背反张，此痓病本然之形证也。因而发其汗，或寒为湿所缠而不去，从汗虚其表耳。故曰寒湿相得，其表益虚，则恶寒益甚。若发汗已，脉上下不动，而中行如蛇，正亏邪亦衰矣。乃忽腹胀大，是经络之邪，欲从内出，故曰为欲解。若脉仍如故，反伏而弦，是寒邪留经，痓病仍在也。又痓家之脉，按之紧如弦，直上下行，《脉经》亦曰：痓家脉伏坚，直上下，总不离于沉紧，今之伏弦，亦沉紧类耳。直上下，紧之象也，可知痓病寒多。论曰：诸痓项强，皆属于湿。乃仲景论痓，前后未尝重湿为言，即后出方，药味亦不专主湿，仅于此云寒湿相得，略露机倪。后立三方，仍治风寒，或内驱热，可知痓症之湿，非湿流关节之比，彼血浸淫为病，燥湿为主，此则风寒为微湿所搏，故仍以治本为急也。曰：然则痓症之湿，从何来乎？不知痓之根原，由亡血阴虚，其筋易强，而痓之湿，乃即汗余之气，搏寒为病也。故产后血虚多汗，则致之；太阳病，汗太多，则致之；风病原有汗，下之而并耗其内液，则致之；疮家发汗，则致之。此仲景明知有湿而不专治湿，谓风寒去，而湿自行耳。

---

① 亦：《二注》无此字。

痓湿暍病脉证治第二

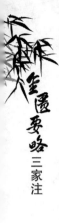

【尤在泾】痉病不离乎表，故身热恶寒；痉为风强病，而筋脉受之，故口噤、头项强、背反张、脉强直。《经》云：诸暴强直，皆属于风也。头热足寒，面目赤，头动摇者，风为阳邪，其气上行而又主动也。寒湿相得者，汗液之湿，与外寒之气，相得不解，而表气以汗而益虚，寒气得湿而转增，则恶寒甚也。其脉如蛇者，脉伏而曲，如蛇行也。痉脉本直，汗之则风去而湿存，故脉不直而曲也。

（八）暴腹胀大者，为欲解，脉如故；反伏弦者痉。

【赵以德】肝在五行为木，在六气为风；所胜之者，燥金；不胜之者，湿土①。若金旺，则木受制而郁矣。木郁必发，发则从火，过其所不胜之中土，故脾土得木火而腹为暴胀大。如《内经》所谓厥阴在泉者，腹胀，与诸腹胀大，皆属于热者同类也。是故以腹之暴胀，因知木之郁于肝②者也，已出之脾，而木气行矣，火与俱，而燥金之气退矣。金退木行，故曰欲解。解则其脉行，应脉大，今不浮大而如故、反伏弦者，则是风犹郁在肝而自病其所合之筋脉，已成痉矣。此条暴胀之先，不见叙证，遽曰欲解，必有所解之病在也。

【尤在泾】此即上文风去湿存之变证。魏氏云：风去不与湿相丽，则湿邪无所依着，必顺其下坠之性，而入腹作胀矣。风寒外解，而湿下行，所以为欲解也。如是诊之，其脉必浮而不沉，缓而不弦矣。乃其脉如故，而反加伏弦，知其邪内连太阴，里病转增，而表病不除，乃痉病诸证中之一变也。

（九）夫痉脉，按之紧如弦，直上下行。一作：筑筑而弦。《脉经》云：痉家其脉伏坚，直上下。

---

① 土：《二注》此上有"为"字。
② 肝：《二注》作"脾"。

【赵以德】痉病由风寒互为之。重感于邪，寒脉则紧，风脉则弦，是本脉也。《脉经》谓：直上下行者，督脉也。见之则大人癫、小儿痫，两者尽为背反张，由督脉与太阳合行于脊里，相引而急，故显出督脉之象也。今痉强无异于癫、痫之背反张者，是亦相干于督脉，而见其上下行之象矣。

【尤在泾】紧如弦，即坚直之象。李氏曰：上下行者，自寸至尺，皆见紧直之脉也。《脉经》亦云：痉病脉坚伏，直上下行。

（十）痉病有灸疮，难治。

【赵以德】痉病有风热，燥急其筋骨，不当复灸以火，且助火能深入助阳[①]，风热得之，愈固而不散，所以难治。《脉经》云：痉家其脉伏坚，直上下。《内经》谓脉沉而坚，病在中。今所伏非沉者欤？坚非如肾之弹石者欤？此两条出脉不出证，殆为前条明其表，此见其病在内外，如《内经》之柔痉骨强之类也。

【徐忠可】治痉，终以清表为主，有灸疮者，经穴洞达，火热内盛，阴气素亏，即后栝蒌桂枝汤、葛根汤，嫌不远热，大承气更虑伤阴，故曰难治。

【尤在泾】有灸疮者，脓血久溃，穴俞不闭。娄全善云：即破伤风之意。盖阴伤而不胜风热，阳伤而不任攻伐也，故曰难治。

（十一）太阳病，其证备，身体强，几几然，脉反沉迟，此为痉。栝蒌桂枝汤主之。

［栝蒌桂枝汤］方

栝蒌根二两　桂枝三两　芍药三两　甘草二两　生姜三两　大枣十二枚

上六味，以水九升，煮取三升，分温三服，取微汗。汗不出，食顷啜热粥发。

---

① 且助火能深入助阳：《二注》作"且助火深入"。

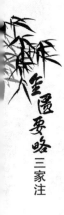

【赵以德】所谓太阳病，其症备，是何症之备也？大抵太阳经脉自足上行，循背至头项，此是其所过之部。而为之状者，皆是其症也。考之《伤寒论》有谓：太阳病，项背强，几几然，反汗出恶风者，桂枝加葛根汤主之，亦是其一也。正与此同，而少异者，彼以汗出恶风，其脉必浮，此言脉沉迟，必汗不出，不出则亦不恶风，故不加葛根而加栝蒌根。俱是益津、和血、养筋之剂。彼之几几然，项背强，虽未至于痉，然经脉已拘急，不利于运动，故用葛根之甘行阳，从表分卫中以生津液，和其经脉。沉迟，汗必不出，不出则亦不恶风，则是病在表之荣血分。荣血，阴也；其体沉，其行迟，所以脉应其象，外息于寸口，内不养于筋经，故痉强之病作焉。所以栝蒌根味苦入阴，用以生荣血，益阴分津液，养其筋经者为君；桂枝之辛以散，芍药之酸以收，一阴一阳，理其表者为臣；甘草、姜、枣，合辛甘之味，行脾之津液而和荣卫者为使。立方之旨，其在斯欤？

【徐忠可】此为痉证有汗、不恶寒者主方。太阳病，其证备者，身热、头痛，汗出也。身体强即背反张之互辞，几几然即颈项强直之形状，脉反沉迟，谓阳证得阴脉，此痉脉之异于正伤寒也。独不言口噤，见数证即是也。见口噤更宜可知。其原由筋素失养，而湿复挟风以燥之。故以桂枝汤为风伤卫主治，加栝蒌根以清气分之热，而大润其太阳经既耗之液，则经气流通，风邪自解，湿气自行，筋不燥而痉愈矣。

【尤在泾】太阳证备者，赵氏谓：太阳之脉，自足上行，循背至头项，此其所过之部而为之状者，皆是其证是也。几几，背强连颈之貌。沉本痉之脉，迟非内寒，乃津液少而营卫之行不利也。伤寒项背强几几，汗出恶风者，脉必浮数，为邪风盛于表。此证身体强几几然，脉反沉迟者，为风淫于外，而津伤于内，故用桂枝则同，而一加葛根以助其散，一加栝蒌根兼滋其内，则不同也。

（十二）太阳病，无汗而小便反少，气上冲胸，口噤不得语，欲作刚痉，葛根汤主之。

［葛根汤］方

葛根四两　麻黄三两，去节　桂二两，去皮　苟药二两　甘草二两，炙　生姜三两　大枣十二枚

上七味，哎咀，以水一斗，先煮麻黄、葛根，减二升，去沫，内诸药。煮取三升，去滓，温服一升。覆取微似汗，不须啜粥。余如桂枝汤法将息及禁忌。

【赵以德】按《伤寒论》中有太阳病，项背强几几，无汗，恶风，葛根汤主之。注云：轻可去实，以中风表实，故加麻黄、葛根以祛风，桂枝汤以和表也。今以小便反少，气上冲胸，口噤不能语，欲作刚痉者，亦用之，何也？盖太阳欲入传阳明，然阳明不受邪，故气逆上冲胸；而阳明筋脉内结胃口，外行胸中，过人迎，环唇口，以其经多气多血。胸中，肺部也；上焦主分布津液，行水道。今太阳与阳明热并胸中，故水道不行，则小便少；津液不布，则无汗；人迎在结喉两旁，近会厌，发声机关之处，由阳明所过筋脉，遇所并之热，遂挛急牵引，以口噤不能语，欲作刚痉。胸中近表，论其在上，则属太阳；论其居前，则属阳明。宜乎是方治其两经之病也，何以言之？盖葛根本阳明经药，能生津液出汗，行小便，解肌。易老云：太阳初病，未入阳明，不可便服葛根，是引贼破家也。又云：用此以断太阳之路，即是开发阳明经气，以却太阳传入之邪也。故仲景治太阳、阳明合病，桂枝加麻黄、葛根也。

【徐忠可】刚痉之背项强直，而无汗发热，又反恶寒，原属寒湿居中，阴阳两伤之象，有如发热为太阳病矣。无汗乃寒伤荣本证也，此时邪尚在表不在里，而小便反少，气上冲胸，明是太阳随经之邪，自腑侵脏，动其冲气，且口噤不语是太阳主开而反合，声不得发，则阴阳两伤，势必强直恶寒，所不待言，故曰欲作刚痉。独不言背反张，见数证即是，故曰欲作。药用桂枝全汤，加葛根、麻黄，风寒兼治也。然足阳明之脉，起于鼻交频中，旁纳太阳之脉，故自太阳而侵及阳明，势将颈项强不已，而渐胸满，特以葛根主之，以杜兼并之势，为无汗刚痉主方，且桂枝原能治冲气也。

35

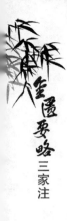

【尤在泾】无汗而小便反少者，风寒湿甚，与气相持，不得外达，亦并不下行也。不外达，不下行，势必逆而上冲，为胸满，为口噤不得语，驯至面赤头摇，项背强直，所不待言，故曰欲作刚痉。葛根汤，即桂枝汤加麻黄、葛根，乃刚痉无汗者之正法也。按：痉病多在太阳、阳明之交，身体强、口噤不得语，皆其验也。故加麻黄以发太阳之邪，加葛根兼疏阳明之经，而阳明外主肌肉，内主津液，用葛根者，所以通隧谷而逐风湿，加栝蒌者，所以生津液而濡经脉也。

（十三）　痉为病——本'痉'字上有'刚'字，胸满口噤，卧不着席，脚挛急，必龂齿，可与大承气汤。

［大承气汤］ 方

大黄四两，酒洗　　厚朴半斤，炙，去皮　　枳实五枚，炙　　芒硝二合

上四味，以水一斗，先煮二物，取五升，去滓；内大黄，煮取二升，去滓；内芒硝，更上火微一、二沸，分温再服。得下止服。

【赵以德】此传阳明风热之深者也。成无己谓：伤寒症，以阳明入腑，腹满者下之；而胸满者未深入，犹带表邪，所郁阳气不宣故尔，非汗即吐。然而未论及此痉病之胸满也。胸满岂可一概而言带表乎？有表则属表，有里则属里。若此背不著席、龂齿，与项背强、口噤之属表者不同，由热甚入深所致。故此言胸满，亦热之极也。况风热燥烁津液，阴血消亡，至于下焦，属阴之筋皆挛急矣。然其热入深者，非苦寒咸下之不足以除其热、救其阴。夫伤寒病瘛疭者，以热生风而搐，尚为难治，况此甚于搐者？非下之不能疗也。然亦有不治者，若《灵枢》热而痉者死。腰折、瘛疭、齿龂也。

【徐忠可】前用葛根汤，正防其寒邪内入，转而为阳明也。若不早图，至背项强直，外攻不已，内入而胸满，太阳之邪仍不解，气闭而口噤，角弓反张而卧不着席，于是邪入内必热，阳热内攻而

36

脚挛龄齿。盖太阳之邪并于阳明，阳明脉起于脚，而络于齿也。故直攻其胃，而以硝、黄、枳、朴清其热，下其气，使太阳阳明之邪，一并由中土而散，此下其热，非下其食也。

【尤在泾】此痉病之属阳明瘀热者。阳明之筋起于足，结于跗；其直者，上结于髀。阳明之脉，入齿中，挟口环唇；其支者，循喉咙，入缺盆下膈，故为是诸证。然无燥实见证，自宜涤热而勿荡实，乃不用调胃而用大承气者，岂病深热极，非此不能治欤。然曰可与，则犹有斟酌之意，用者慎之。

（十四）太阳病，关节疼痛而烦，脉沉而细—作缓者，此名湿痹《玉函》云：中湿。湿痹之候，小便不利，大便反快，但当利其小便。

【赵以德】此证出《伤寒论》。注云：雾伤皮腠，湿流关节。疼痛而烦者，湿气内流也。湿同水也。脉沉而细者，水性趋下也。痹，痛也。因其关节烦疼而名湿痹，非脚气之痹也。《内经》曰：湿胜则濡泻。小便不利，大便反快者，湿气内郁胜也。但当利其小便，以宣泄腹中湿气。古云：治湿不利小便，非其治也。虽然，大抵此为小便通阳气，行水道。今为湿气内胜，阳气被郁，故小便不利。利之则阳气行，虽在关节之湿，亦得宣泄矣。设小便利已，而关节之痹不去，必又自表治之。

【徐忠可】此论湿之挟风，而湿胜以之痹着者。谓发热恶风，太阳病也，乃湿胜而疼痛。太阳病来，邪自表入，湿挟风，风走空窍，故流关节，关节者，机关凑会之处也。风气滞于中，故逼心而烦，然风为湿所搏，而失其风之体，故脉沉而细，即知湿胜，即名中湿，从太阳病来，知稍挟风，然非风湿之比，故但曰中湿。亦曰湿痹，痹着不去也。气既为湿所痹，则气化不敏，或小便不利，大肠主津，湿则反快，而不艰涩也。湿病非必皆入内，若小便不利，大便反快，则表里俱病矣。病风者多燥闭，故以湿胜而快者为反耳。但当利其小便者，便利而气化，气化而湿行，见不必狃于太阳

痉湿暍病脉证治第二

37

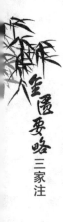

而治风，亦非痛在骨节而当温散之比矣。

【尤在泾】湿为六淫之一，故其感人，亦如风寒之先在太阳。但风寒伤于肌腠，而湿则流入关节；风脉浮，寒脉紧，而湿脉则沉而细；湿性濡滞，而气重着，故亦名痹。痹者闭也。然中风者，必先有内风而后召外风；中湿者，亦必先有内湿而后感外湿，故其人平日土德不及而湿动于中，由是气化不速，而湿侵于外，外内合邪，为关节疼烦，为小便不利，大便反快。治之者必先逐内湿，而后可以除外湿，故曰当利其小便。东垣亦云：治湿不利小便，非其治也。然此为脉沉而小便不利者设耳，若风寒在表，与湿相搏，脉浮恶风，身重疼痛者，则必以麻黄、白术、薏苡、杏仁、桂枝、附子等，发其汗为宜矣。详见后条。

（十五）湿家之为病，一身尽疼－云：疼烦，发热，身色如熏黄也。

【赵以德】此证见《伤寒》。注曰：身黄如橘子色者，阳明瘀热也。此身色似熏黄，即非阳明瘀热。身黄发热者，栀子柏皮①主之，为表里有热，则身不疼痛。此一身尽痛，非伤寒客热也，知湿邪在经而使之。脾恶湿，湿伤，则脾病而色见，是以身发黄者，为色黄如烟熏，非正黄色也。

【徐忠可】此言全乎湿而久郁为热者。若湿挟风者，风走空窍，故痛止在关节，若单湿为病，则浸淫遍体，一身尽痛，不止关节矣。然湿久而郁，郁则热，故发热，热久而气蒸于皮毛，故疼之所至，即湿之所至，湿之所至，即热之所至，而色如熏黄者。熏者，湿为浊阴，郁而热燥，故色黄，复带黑而不亮也。

【尤在泾】湿外盛者，其阳必内郁。湿外盛为身疼，阳内郁则发热。热与湿合，交蒸互郁，则身色如熏黄。熏黄者，如烟之熏，色黄而晦，湿气沉滞故也。若热黄则黄而明，所谓身黄如橘子色也。

---

① 柏皮：此下《注解伤寒论》有"汤"字。

（十六）湿家，其人但头汗出，背强，欲得被覆向火。若下之早则哕，或胸满，小便不利，舌上如胎者，以丹田有热，胸上有寒，渴欲得饮而不能，则口燥烦也。

【赵以德】按《伤寒论》成无己注曰：湿家，有风湿，有寒湿，此寒湿相搏者也。湿胜则多汗，伤寒则无汗，寒湿相搏，虽有汗而不能周身，故但头汗出也。背，阳也；腹，阴也。太阳之脉，挟脊抵腰，太阳客寒湿，表气不利而背强也。里有邪者，外不恶寒；表有邪者，则恶寒。欲得被覆、向火者，寒湿在表而恶寒也。若下之蚤，则伤动胃气，损其津液，故致哕而胸满，小便不利。下后里虚，上焦阳气因虚而陷于下焦，为丹田有热；表中寒，乘而入于胸中，胸中有寒[1]，故[2]使舌上生白胎滑。脏燥则欲饮水，以胸中客寒湿，故不能饮而但口燥烦也。

【徐忠可】此言湿家有荣热气寒，上下内外向阻者。一偏阻于经，一偏阻于腹。详其证以别之，谓湿家有但头汗出，寒湿格阳在头也，然其人经中寒湿相搏而背强，又不耐寒而欲覆被向火，明是表邪偏阻，外热内寒，倘不待变热而早下之，所谓攻其热必哕矣。或上焦阳不足而胸满，膀胱热而小便不利，且舌上如胎非胎，明是丹田有热而小便不利，胸上有寒而胸满舌胎。即使渴欲得饮然不能饮，仍非上热之渴，乃因下焦荣分热而欲水，上焦气分寒而不能饮，徒口燥烦也。则所以调其寒热，而和其上下，治湿者，可不另具一变通之法乎。

【尤在泾】寒湿居表，阳气不得外通而但上越，为头汗出，为背强，欲得被覆向火，是宜驱寒湿以通其阳。乃反下之，则阳更被抑，而哕乃作矣。或上焦之阳不布，而胸中满；或下焦之阳不化，而小便不利，随其所伤之处而为病也。舌上如胎者，本非胃热，而舌上津液燥聚，如胎之状，实非胎也。盖下后阳气反陷于下，而寒

---

[1] 胸中有寒：《注解伤寒论》作"为胸上有寒"。
[2] 故：《注解伤寒论》无此字。

痉湿暍病脉证治第二

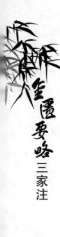

湿仍聚于上，于是丹田有热而渴欲得饮，胸上有寒而复不能饮，则口舌燥烦，而津液乃聚耳。

（十七）**湿家，下之，额上汗出，微喘，小便利**—云不利**者死；若下利不止者亦死。**

【赵以德】《伤寒论》注曰：本是后条湿家身烦疼，可与麻黄加术四两发其汗。妄下之，因致此逆。盖逆则真阳自上越，阴自下脱。其额上汗出、微喘者，阳之越；小便利与下利不止者，阴之脱也。阴阳离决，必死之兆也。自此而推之，下之虽额上汗出微喘，若大小便不利者，是阴气不脱①而阴之根犹在也；下之虽大小便利，若额上无汗出与喘，是阳气不越而阴之根犹在也，则非离决，可以随其虚而救之。

【徐忠可】湿在人身经络肌腠间病也。大腑者，人身元气之关，若动大腑，则经络之邪不去，而元气顿削，故治湿始终不可下。观首章云：但当利其小便。后章云：法当汗解。可知矣。即后仲景治湿方，但有温以燥之法，有风以燥之法。东垣师其意，有升阳除湿汤，有羌活胜湿汤，此始终不可下之明验。虽仲景有"下之早则哕"句，似乎太早不可，而后则可下也，不知此为头汗而表未解者，虑其有内入之事，表邪内入则可下矣，非言治湿可下也。故曰湿家下之，则阳虚者，因寒下之药，骤然攻之，肾阳先脱，肾先病，心为应额为心部，而肾水乘之，则额上汗出为喘，孤阳上脱也。更小便利，则上下交脱矣，故死。若其人上焦之阳未至于脱，而下利不止，肾为阴，主二便不止，是阴脱也，故亦死。

【尤在泾】湿病在表者宜汗，在里者宜利小便，苟非湿热蕴积成实，未可遽用下法。额汗出微喘，阳已离而上行；小便利，下利不止，阴复决而下走。阴阳离决，故死。一作小便不利者死，谓阳上游而阴不下济也，亦通。

————————

① 脱：《二注》作"退"。

（十八）风湿相搏，一身尽疼痛，法当汗出而解，值天阴雨不止，医云：此可发汗。汗之病不愈者，何也？盖发其汗，汗大出者，但风气去，湿气在，是故不愈也。若治风湿者，发其汗，但微微似欲出汗者，风湿俱去也。

【赵以德】按《伤寒论》注是条曰：值天阴雨不止，明其湿胜也。《内经》曰：阳受风气，阴受湿气。又云：伤于风者，上先受之；伤于湿者，下先受之。风湿相搏，则风在外而湿在内。汗大出者，其气暴，暴则外邪出，而里邪不能出，故风去而湿在。汗微微而出者，其气缓，缓则内外之邪皆出，故风湿俱去也。

【徐忠可】此言风湿两平者，当汗解而不可过也。谓风湿相搏疼痛，法原当汗解，值天阴雨则湿更甚，可汗无疑，而不愈何故。盖风性急，可骤驱，湿性滞，当渐解。汗大出则骤风去而湿不去，故不愈。若发之微，则出之缓，缓则风湿俱去矣。然则湿在人身黏滞难去，骤汗且不可，而况可骤下乎。故前章曰下之死，此但云不愈，见用法不当而非误下比也。

【尤在泾】风、湿虽并为六淫之一，然风无形而湿有形，风气迅而湿气滞，值此雨淫湿胜之时，自有风易却而湿难除之势，而又发之速而驱之过，宜其风去而湿不与俱去也。故欲湿之去者，但使阳气内蒸而不骤泄，肌肉关节之间充满流行，而湿邪自无地可容矣。此发其汗，但微微似欲汗出之旨欤？

（十九）湿家病，身疼发热，面黄而喘，头痛鼻塞而烦，其脉大，自能饮食，腹中和无病，病在头中寒湿，故鼻塞，内药鼻中则愈。《脉经》云：病人喘。而无"湿家病"以下至"而喘"十三字。

【赵以德】按《伤寒论》是条注曰：病有浅深，证有中外，此则湿气浅者也。何以言之？湿家不言关节烦疼，而云身上疼痛，是湿气不流关节而外客肌表也；不云发热身似熏黄，复云发热面黄而喘，是湿不干于脾而薄于上焦也；阴受湿气，则湿邪为深，今头

痉湿暍病脉证治第二

41

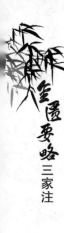

痛、鼻塞而烦，是湿客于阳而不客于阴也；湿家之脉沉细，为湿内流，今脉大者，是湿不内流而在表也。又以自能饮食，胸腹别无满痞，为腹中和无病，知其湿气微浅，但内药鼻中，以宣通头中寒湿。是注其理明且尽矣。若夫《脉经》之无"身上疼痛"十三字，岂无其说乎？头痛鼻塞，其病在头；身上疼痛、发热，其病在经脉；内药鼻中者，为去头中寒湿，故减十三字尔。然则三阳经皆上于头，太阳与阳明俱到鼻额，今头中寒湿而鼻为之塞也，则二经脉皆不通，郁而发热，身无疼痛。内药鼻中，头上之湿散，则二阳之经脉行，而病可尽愈矣。

【徐忠可】此言湿之搏寒，而偏于头者，不当服汤药也。谓湿家身疼发热，其常也，因湿郁而面黄，又邪气内侵，为喘为烦，似中外有邪，然头痛鼻塞，则在头为甚，且脉大是中不弱也，能饮食，腹中和矣。虽有烦喘，乃经中之邪内侵，而内实无病，邪独在头矣，故曰病在头中寒湿，故鼻塞。病在上者，宜从上越之，故曰纳药鼻中则愈，非责肺也。

【尤在泾】寒湿在上，则清阳被郁。身疼、头痛、鼻塞者，湿上甚也；发热、面黄、烦、喘者，阳上郁也；而脉大，则非沉细之比；腹和无病，则非小便不利，大便反快之比。是其病不在腹中而在头，疗之者宜但治其头，而毋犯其腹。内药鼻中，如瓜蒂散之属，使黄水出则寒湿去而愈，不必服药以伤其和也。

（二十）湿家，身烦疼，可与麻黄加术汤发其汗为宜，慎不可以火攻之。

[麻黄加术汤] 方

麻黄二两，去节　桂枝二两，去皮　甘草一两，炙　杏仁七十个，去皮尖　白术四两

上五味，以水九升，先煮麻黄，减二升，去上沫，内诸药，煮取二升半，去滓，温服八合，覆取微似汗。

【赵以德】此为寒湿之邪。盖邪者，湿与寒合，故令人身疼。

大法：表实成热，则可发汗；无热，是阳气尚微，汗之恐虚其表。今是症虽不云发热，而烦已生，烦由热也，所以服药不敢大发其汗；且湿亦非暴汗可散，故用麻黄汤治寒，加术去湿，使其微汗尔。然湿邪在表者，惟可汗之^①，不可火攻，火攻则增其热，必有发痉之变，所以戒人慎之。

【徐忠可】湿虽宜汗，但前云大出，则湿反不去，则知汗中自有法。故以麻黄汤为发汗之主，而加术一味，以为固本清湿之地，则内外两得矣。然发汗虽亦火攻之法，而非治湿也，故又戒之。

【尤在泾】身烦疼者，湿兼寒而在表也。用麻黄汤以散寒，用白术以除湿。喻氏曰：麻黄得术，则虽发汗，不至多汗。而术得麻黄，并可以行表里之湿。不可以火攻者，恐湿与热合而反增发热也。

（二十一）病者一身尽疼，发热，日晡所剧者，名风湿。此病伤于汗出当风，或久伤取冷所致也。可与麻黄杏仁薏苡甘草汤。

　［麻黄杏仁薏苡甘草汤］方

　麻黄_{去节，半两，汤泡}　**甘草**_{一两，炙}　**薏苡仁**_{半两}　**杏仁**_{十个，去皮尖，炒}

　上锉麻豆大，每服四钱匕，水一盏半，煮八分，去滓温服，有微汗避风。

【赵以德】按《伤寒论》注曰：身尽疼痛，湿也；发热日晡而剧者，风也。若汗出当风而得之者，则先客热^①而后感风；若久伤取冷得之者，则先伤风而后中湿。注文若是。其谓日晡而剧为风者，则义未了。予按：《内经·太阴阳明论》曰：太阴、阳明为表里，脾胃脉也。外合肌肉，故阳受风气，阴受湿气。所以风湿客

---

① 惟可汗之：《二注》作"惟汗可去"。
① 热：《注解伤寒论》作"湿"。

43

痉湿暍病脉证治第二

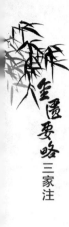

之，则一身肌肉尽痛。夫阳气者，一日而主外，平旦人气生，属少阳；日中阳气隆，属太阳；日西气门内闭，属阳明。是故阳明之气主乎申酉，所以日晡而剧也。方用麻黄治寒湿，取汗，为主；杏仁利气，薏苡仁除风热湿痹，为臣；甘草和脾胃，解肌肉，为使。

【徐忠可】此言湿有偏于风，而积渐内著者，治当微发汗，以止其内入，而安肝脾也。谓湿流关节，痛止关节，一身尽疼发热，则是湿由皮毛，遍体蒸郁，不止关节矣。但未淫于肌肉，故身不重，风为湿所搏，故无汗，尤日晡所剧，日晡为申酉时，金之气，肺主之，肺之合皮毛，明是风湿从肺之合，而浸淫内著，至肺金旺时，助邪为虐而加甚，与湿从下受者不同，故曰此为风湿。然皮毛受邪，风何以夹湿，所以知因汗出当风，或久伤取冷所致。故以麻杏利肺气，微发汗以清皮毛之邪，但肺病必传肝，皮毛必及肌肉，故以薏苡、炙草壮筋悦脾，而去风胜湿，所谓治未病也。比前方去桂术加薏苡，而炙草独多，余剂概轻，治在上，故小其制也。

【尤在泾】此亦散寒除湿之法。日晡所剧，不必泥定肺与阳明，但以湿无来去，而风有休作，故曰此名风湿。然虽言风而寒亦在其中，观下文云"汗出当风"，又曰"久伤取冷"，意可知矣。盖痉病非风不成，湿痹无寒不作，故以麻黄散寒，薏苡除湿，杏仁利气，助通泄之用，甘草补中，予胜湿之权也。

（二十二）风湿脉浮，身重汗出恶风者，防己黄芪汤主之。

［防己黄芪汤］方

防己一两　甘草半两，炒　白术七钱半　黄芪一两一分，去芦

上锉麻豆大，每抄五钱七，生姜四片，大枣一枚，水盏半，煎八分，去滓温服，良久再服。喘者加麻黄半两，胃中不和者加芍药三分，气上冲者加桂枝三分，下有陈寒者加细辛三分。服后当如虫行皮中，从腰下如冰，后坐被上，又以一被绕腰下，温令微汗，差。

【赵以德】此证风湿，皆从表受之，其病在外，故脉浮、汗出。

44

凡身重，有肌肉痿而重者，有骨痿而重者。此之身重，乃风湿在表，故不作疼，虚其卫气而湿着为身重。由是，以黄芪实卫，甘草佐之；防己去湿，白术佐之。然则风湿二邪，独无散风之药何耶？盖汗多，知其风已不留[1]。以表虚而风出入乎其间，因之恶风尔。惟实其卫，正气壮则风自退，此不治而治者也。若其有喘者，湿中兼寒也，则加麻黄以散之；若风内应肝木，伤其胃，中不和者，则加芍药以泻之，芍药味酸，能自土中泻木；若气上冲者，则加桂枝以散其逆；若下有陈寒者，谓下焦肝肾之分，则加细辛以温之，细辛散里之表药也。服后云云者，方中另作一段，然考之当在下有陈寒加细辛之后，连为一段。何则？细辛佐防己去寒湿，黄芪实表，表尚全实，则湿不退，所以皮中如虫行；表实未全，则阳气未周，于是从腰以下其陈寒者，犹得如冰。必以被令温，助接其阳，使之微汗。

【徐忠可】此言风湿中有脾气不能运，湿不为汗衰者，又不得泥微发汗之例。谓上条之一身尽疼，邪虽遍体，正气犹能自用，且发热则势犹外出也。假若身重，则肌肉之气，湿主之，虽脉浮汗出恶风，似邪犹在表，然湿不为汗解，而身重如故，则湿欲搏风，而风热盛不受搏，反搏肌肉之正气，明是脾胃素虚，正不胜邪，外风内湿，两不相下。故以术甘健脾强胃为主，加芪以壮卫气，而以一味防己，逐周身之风湿，谓身疼发热之湿，邪尚在筋膜，此则正气为湿所痹。故彼用薏苡、炙草，靖内以佐麻、杏所不逮，此反用芪、术、甘为主，不发汗故不宜芪术。协力防己，以搜外之风湿。盖湿既令身重，则虽脉浮汗出恶风，不可从表散也，然姜多而枣少，宣散之意，在其中矣。

【尤在泾】风湿在表，法当从汗而解，乃汗不待发而自出，表尚未解而已虚，汗解之法不可守矣。故不用麻黄出之皮毛之表，而用防己驱之肌肤之里。服后如虫行皮中，及从腰下如冰，皆湿下行之征也。然非芪、术、甘草，焉能使卫阳复振，而驱湿下行哉？

---

① 不留：此下《衍义》有所脱漏。

痓湿暍病脉证治第二

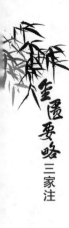

（二十三）伤寒八九日，风湿相搏，身体疼烦，不能自转侧，不呕不渴，脉浮虚而涩者，桂枝附子汤主之；若大便坚，小便自利者，去桂加白术汤主之。

［桂枝附子汤］方

桂枝四两，去皮　生姜三两，切　附子三枚，炮去皮，破八片　甘草二两，炙　大枣十二枚，擘

上五味，以水六升，煮取二升，去滓，分温三服。

［白术附子汤］方

白术二两　附子一枚半，炮去皮　甘草一两，炙　生姜一两半，切　大枣六枚

上五味，以水三升，煮取一升，去滓，分温三服。一服觉身痹，半日许再服，三服都尽，其人如冒状，勿怪，即是术附并走皮中，逐水气未得除故耳。

【赵以德】按是证亦出《伤寒论》，其注曰：伤寒与中风，至八、九日，邪气多在里，必①不苦疼痛。今日数多，复身体疼烦不能自转侧者，风湿相搏也。烦者，风也；身疼不能自转侧者，湿也。脉浮虚为风，涩为寒湿也。不渴不呕，里无邪也。风湿俱在经也。与桂枝附子汤，以桂枝散表之风，附子逐经中之湿。小便利，大便坚，为津液之不足，桂枝发汗，走津液，故去之而加白术。虽然，自病而察药，自药而察病，因知身之不能自转侧者，非惟湿邪所致也，亦为阳气不充，筋脉无养，故动之不能也。欲去阳气不充之湿者，必以辛热气味之药，则可补其阳而逐其湿，与治伤寒同法。是症之用附子者，殆此欤？于是虽大便坚而不为热结者亦用之。如后条身疼不能屈伸，用附子甘草汤治者，亦此意。不然，身疼脉浮，为病在经，又不言其有汗，何不取汗而解？乃云其服药如冒也？冒者，得非阳虚不胜夫邪药之相逐而然欤？

【徐忠可】此言风湿，有在伤寒后，而兼阴分虚寒者，即当顾

---

① 必：《注解伤寒论》此前有"身"字。

其本元，而分别行阳燥湿之法。谓伤寒八九日，正邪解之时，乃风湿相搏，身体疼烦，不能自转侧，不言热，不言汗，则表邪欲解而热微，使呕且渴，则里有热矣，今不呕渴，则脉浮风也，浮而虚涩，寒湿在内，而外阳不行也。故以桂枝汤去芍加附以开寒痹，并行通体之风湿，然桂枝所以行营卫而走表者，若大便坚、小便自利，是表里无病，病在躯壳，无取治表，即去桂加术，以壮肠胃之气，使燥湿之力从内而出，则风之挟湿而在躯壳者，不从表解从热化也，故曰其人如冒状，勿怪，即是术附并走皮中云。

【尤在泾】身体疼烦，不能自转侧者，邪在表也。不呕不渴，里无热也。脉浮虚而涩，知其风湿外持，而卫阳不正，故以桂枝汤去芍药之酸收，加附子之辛温，以振阳气而敌阴邪。若大便坚，小便自利，知其在表之阳虽弱，而在里之气犹治，则皮中之湿，自可驱之于里，使从水道而出，不必更发其表，以危久弱之阳矣。故于前方去桂枝之辛散，加白术之苦燥，合附子之大力健行者，于以并走皮中而逐水气，亦因势利导之法也。

（二十四）风湿相搏，骨节疼烦，掣痛不得屈伸，近之则痛剧，汗出短气，小便不利，恶风不欲去衣，或身微肿者，甘草附子汤主之。

［甘草附子汤］方

甘草二两，炙　附子一枚，炮去皮　白术二两　桂枝四两，去皮

上四味，以水六升，煮取三升，去滓，温服一升，日三服，初服得微汗则解。能食汗出复烦者，服五合。恐一升多者，服六七合为妙。

【赵以德】此亦出《伤寒论》。其注曰：风则伤卫，湿流关节，风湿相搏，两邪乱经，故骨节疼烦掣痛，不得屈伸，近之则痛剧也。风胜则卫气不固，汗出，短气，恶风不欲去衣，为在表；湿胜则水气不行，小便不利，或身微肿，为湿外薄也。与此汤散湿、温经、固精。观夫此方，与前意同，但此不用姜、枣，为汗出，更不

47

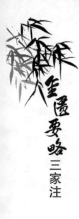

发之；白术以去湿收汗，益短气也。

【徐忠可】此言风湿，有痹甚而痛多者。谓风湿相搏，以致骨节疼烦掣痛，甚乃风入增劲，不能屈伸，近之则痛剧，是骨肉皆痛，痛极而痹矣。因而外湿汗出，内湿短气，气不宣化而小便不利，且腹内虚，恶风不欲去衣，形为风气所鼓而微肿，则寒湿胜而阳不行，故以术、附、甘壮其肠胃之气，而以桂枝大行其阳，此与前去桂加白术汤，彼以不呕不渴、大小便如常，故去桂，但将姜、枣以宣其上焦之气，使仗附子大力而行其湿，此则内外骨肉无往不痹，非姜、枣所能宣通，故不用姜、枣，加桂枝，谓行荣卫之气，而开其痹著，非此不能耳。论曰：湿有因病转者，有积渐浸淫者，有因湿转热者，有下热而胸仍寒者，有上湿而下仍寒者，总是湿性粘滞，挟风则上行，因虚或寒则偏阻，积久则痹著。故仲景首揭太阳病变湿痹者，病后也。次言身疼变黄者，久病也。又言上寒下热者，因虚偏阻而上下之间为热为寒，正未可知也。性命关头在内之元气，故始终戒下忌泄，而治法，唯发汗渗湿为主，外有痹著兼补之，内有积寒兼温之。所出凡六方，约三法。麻黄加术汤、麻杏薏苡甘草汤，发汗法也；防己黄芪汤，开痹渗湿法也；桂枝附子汤、去桂加白术附子汤、甘草附子汤，行湿温下法也。若利小便，或搐鼻，皆不出方，此有定法也。东垣因阴囊肿大，立升阳除湿汤，药用升、柴、羌、独活、蒿、防、草、蔓荆升散其湿，而归、芪、苍术培其主气；因湿兼头痛，立羌活胜湿汤，药用羌、独、荆、防、升、柴而兼黄芩、猪苓辈清热化湿，可辅仲景不逮。《内经》曰：因于湿，首如裹，湿热不攘，大筋缛短，小筋弛长，缛短为拘，弛长为痿，因于气为肿。仲景不言及此，湿之变则从痿从肿论治。若湿胜则濡泻，湿胜不欲食，亦不言及。皆湿症中所有，非验湿的证耳。余治一久湿挟风痰者，身痛而痹，饮食不进，以苓、半、苏、朴、薤白、栝蒌辈，二剂愈。湿虽不可下，痰滞宜清也。

【尤在泾】此亦湿胜阳微之证。其治亦不出助阳散湿之法。云得微汗则解者，非正发汗也。阳复而阴自解耳。夫风湿在表，本当从汗而解，麻黄加术汤、麻黄杏仁薏苡甘草汤，其正法也；而汗出表虚者，不宜重发其汗，则有防己黄芪实表行湿之法；而白术、附子，则又补阳以为行者也；表虚无热者，不可遽发其阳，则有桂枝附子温经散湿之法；而甘草、附子则兼补中以为散者也。即此数方，而仲景审病之微，用法之变，盖可见矣。

（二十五）太阳中暍，发热恶寒，身重而疼痛，其脉弦细芤迟，小便已，洒洒然毛耸，手足逆冷，小有劳，身即热，口开前板齿燥，若发其汗，则其恶寒甚；加温针则发热甚；数下之则淋甚。

【赵以德】按是证亦出《伤寒论》。其注曰：病有在表，有在里，有表里俱病者。发热恶寒、身重疼痛者，表中暍也；脉弦细芤迟者，中暑脉虚也；小便已，洒洒然毛耸，手足逆冷者，太阳经气不足也；小有劳，身即热者，谓劳其阳而暍，即热也。口开，前板齿燥者，里有湿[1]也。口开为喘喝也，以喘喝不止，故前板齿干燥。若发汗以去表邪，则外虚阳气，故恶寒甚；若以温针助阳，则火热内攻，故发热甚；若下之，以除里热，则内虚而膀胱燥，故淋甚。注虽已解过治之失，于当救之道未明。予尝思之：此证属阴阳俱虚。脉弦细者，阳虚也；芤迟者，阴虚也。所以温针复损其阴，下之重伤[2]其阳。此证惟宜甘药补正，以解其热尔。即《灵枢》所谓：阴阳俱不足，补阳则阴竭，补阴则阳脱，可将以甘药，不可饮以刚剂。

【徐忠可】此即洁古所谓静而得之为中暑，为阴证也。盖暍即暑也。太阳中暍者，太阳脉为一身之外卫，凡六气之感，无不由之，故暑亦必由太阳入。唯太阳，故发热恶寒。夏月气溢孙络，于时湿土司令，伤暑者必兼湿，故身重而疼痛，暑热必伤气，故弦细芤迟，虚脉也。然暑非中热之谓，暑热内受，阴寒外束，即东垣所

① 湿：康本、《注解伤寒论》均作"热"字。
② 下之重伤：《二注》作"汗之复伤"。

痉湿暍病脉证治第二

49

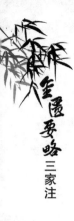

谓广厦纳凉之类，故无汗不渴，而身反重痛也。或更先伤生冷，暑复加之，遏寒在下，则寒而泄。但膀胱主一身之外，大热上络，络在外，与膀胱相应，故小便已，则洒洒然毛耸者有之。谓络有邪，小便已而气收，有如毛竖，此膀胱与络相应之象也。膀胱之经，既受暑邪而过强，则肾脏气弱，阳气不能顺接，故手足逆冷者有之，此脏与腑虚实不调而气阻也。由经不受邪，格阳在外之象。暑既为凉所闭，热乃内聚于心，劳则火动并之，故小有劳身即热。肾虽未受邪，然膀胱腑病，则肾阴受烁，齿乃骨之余，前板齿，尤督脉所注，故口开前板齿燥。板齿在上，尤心火并之也。若此者，暑热伤气而不伤形，邪原不深，和中而宣发之，在人临证消息，故仲景不出方。但曰发其汗则恶寒甚，犹之湿家发汗，其表益虚，则恶寒甚也。又曰加温针则发热甚，火热伤荣气也。又曰数下之则淋甚，谓暑初未入腹，下之而膀胱受暑，乃烁阴为淋也。火、汗、下，既为所戒，则治法从可推，东垣主大顺散，庶近之。然轻重不同，亦勿泥。

【尤在泾】中暍即中暑，暑亦六淫之一，故先伤太阳而为寒热也。然暑，阳邪也，乃其证反身重疼痛，其脉反弦细而迟者，虽多中暍，而实兼湿邪也。小便已，洒洒毛耸者，太阳主表，内合膀胱，便已而气馁也。手足逆冷者，阳内聚而不外达，故小有劳，即气出而身热也。口开前板齿燥者，热盛于内，而气淫于外也。盖暑虽阳邪，而气恒与湿相合，阳求阴之义也。暑因湿入，而暑反居湿之中，阴包阳之象也。治之者一如分解风湿之法，辛以散湿，寒以清暑可矣。若发汗则徒伤其表，温针则更益其热，下之则热且内陷，变证随出，皆非正治暑湿之法也。

（二十六）太阳中热者，暍是也，汗出恶寒，身热而渴，白虎加人参汤主之。

［白虎人参汤］方

知母六两　　石膏一斤，碎　　甘草二两①　　粳米六合　　人参三两

上五味，以水一斗，煮米熟汤成，去滓，温服一升，日三服。

【赵以德】此证亦出《伤寒论》。其注云：汗出恶寒，身热而不渴者，中风也；汗出恶寒而渴者，中暍也。然而未有明其至理者。盖此但言中风初得表症，与自汗出，身热恶寒相似，独以渴、不渴为辨尔。吁！岂谓中风终无渴者耶？若伤寒中风，则皆有背微寒与时时恶风而渴者矣。亦以白虎人参汤治之乎？夫此证汗出恶寒，身热而渴，岂不与彼证所同者哉？盖此证为令火之气酷其金，肺主气者也，肺伤则卫气虚。然太阳膀胱属水主表，肺金之子也，母虚而子亦不足，卫虚表不足，由是汗出、身热、恶寒。《内经》曰：心移热于肺，传为膈消。膈消则渴也，皆相火伤脉之所致。此可知其要在救肺也。石膏虽能除三焦火热，然仲景名曰白虎者，为石膏功独多于清肺，退肺中之火，是用为君；知母亦就肺中泻心火，滋水之源，人参生津，益所伤之气，而用为臣；粳米、甘草补土以资金，为佐也。

【徐忠可】此即洁古所谓动而得之为中热，为阳证也。谓太阳直中暑热，此正暑也。暑则逢湿而汗出，暑则内热而恶寒，然虽恶寒，暑之伤人，心先受之，故身热而渴，热必伤气，故治以白虎加人参。东垣主苍术白虎汤，谓季夏湿土用事，苍术尤宜之也。

【尤在泾】中热亦即中暑，暍即暑之气也。恶寒者，热气入则皮肤缓，腠理开，开则洒然寒，与伤寒恶寒者不同。发热汗出而渴，表里热炽，胃阴待涸，求救于水，故与白虎加人参以清热生阴，为中暑而无湿者之法也。

（二十七）太阳中暍，身热疼重，而脉微弱，此以夏月伤冷

_____

① 二两：《二注》作"一两"。

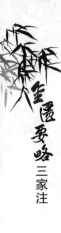

水，水行皮中所致也。一物瓜蒂汤主之。

［一物瓜蒂汤］方

瓜蒂二七个

上锉，以水一升，煮取五合，去滓，顿服。

【赵以德】此证尝见《伤寒》。注云：脉虚身热，得之伤暑；身热脉微弱者，暍也；身体疼痛者，水也，夏时暑热，以水灌洗而得之。一物瓜蒂散服之。尝观仲景暍病惟出三证，岂偶然哉？举其端将为后世准绳。一者，明其表里俱虚；一者，言其暍中表之热；而此言外邪郁令火，而成中暍也。若是邪郁令火，比类而推其因，殆有不可胜言者焉。如取风凉者，感雾湿者，食生冷者，素有积热者，阴血素虚，不胜夫热者，宿邪感动者，处阴地者，凡是之因，皆足以郁其令火，为中暍之病。或轻或重，或表或里，或虚或实，随证发现。若论其治邪退热，较量权衡，又可一言尽哉。诸家集类方论，徒多其证，聚其方，未有明言其脉证属于何因，害于何经，用何药为君以治之。苟不潜心于仲景书者，吾未信其泛然从方论者，果切于病情乎？瓜蒂，《本草》谓其主胸腹邪气，皆吐下之。此以夏月伤冷水，水行皮中，而皮中者，岂非属表？何乃用是药去胸中之水乎？盖《内经》有：形寒饮冷则伤肺。况皮乃肺之所合，内外相应；且瓜蒂又治四肢浮肿，下水。而冷水之在皮中者，不惟灌洗得散；而饮冷停水者，亦得散于皮中，故两者皆得而用之。

【徐忠可】此亦静而中暑之类。但前乃阴寒之气，身受口吸，遏暑在络，为伤无形之气，故脉弦细芤迟。若此之身热疼重，同而脉微弱，则中气尤伤矣。然中气伤，何缘疼重，故推其致此之由，为夏月伤冷水，水行皮中，乃伤内而脉微，伤外而身热疼重也。水为有形之物，故以瓜蒂汤吐之，谓水去而内气复，则外暑解也。然此条伤有形之水，去其有形而不另图治，则知首条伤无形之气，但当调补其无形而兼表散，不必深治可知，所以不立方欤。东垣主大顺散，调补而兼表散也。

【尤在泾】暑之中人也，阴虚而多火者，暑即寓于火之中，为汗出而烦渴；阳虚而多湿者，暑即伏于湿之内。为身热而疼重，故暑病恒以湿为病，而治湿即所以治暑。瓜蒂苦寒，能吐能下，去身面四肢水气，水去而暑无所依，将不治而自解矣。此治中暑兼湿者之法也。

百合狐惑阴阳毒病脉证治第三

论一首　证三条　方十二首

（一）论曰：百合病者，百脉一宗，悉致其病也。意欲食复不能食，常默然，欲卧不能卧，欲行不能行，饮食或有美时，或有不用闻食臭时，如寒无寒，如热无热，口苦，小便赤，诸药不能治，得药则剧吐利，如有神灵者，身形如和，其脉微数。每溺时头痛者，六十日乃愈；若溺时头不痛，淅然者，四十日愈；若溺快然，但头眩者，二十日愈。其证或未病而预见，或病四五日而出，或病二十日或一月微见者，各随证治之。

【徐忠可】此言伤寒虚劳之人，都有正气不能御邪，致浸淫经脉，现证杂乱，不能复分经络，曰百合病，谓周身百脉皆病。然若有所宗而主之，以致各病而各不能专持其病者。但觉行、住、坐、卧、饮食皆妨，而寒热、口苦、便赤、吐利杂出，且得药则剧，身形反如和，毫无可捉摸，而唯其脉微数，似有病邪余热辗转为患。现证不能食，默默不能卧，似属阳明；寒热、口苦，似属少阳；小便赤，似属太阳；吐利，似属三焦腑病，未深入脏，故恐邪久留连阳经，搏结于脑，则猝难脱身，而非不治之病。但于溺时而头痛者，知其深，曰六十日愈，谓月再周而阴胜，则阳邪自平也。头不痛而淅淅然，则病稍浅矣，快然而头眩，则邪更浅矣，故愈日以渐而速也。至其病发之先后远近，无非视内气并邪蓄之浅深，故曰：各随证治之。乃《千金》曰：其状恶寒而呕者，病在上焦也，二十

53

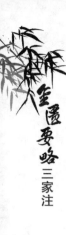

三日当愈；其状腹满，微喘，大便坚，三四日一大便，时复小溏者，病在中焦也，六十二日当愈；其状小便淋沥而难者，病在下焦也，三十三日当愈。各随证治之。则知此病，有搏邪在内，而微有三焦之分者，其治法，又当分三焦而和之可知矣。

【尤在泾】百脉一宗者，分之则为百脉，合之则为一宗。悉致其病，则无之非病矣，然详其证，意欲食矣，而复不能食；常默然静矣，而又躁不得卧；饮食或有时美矣，而复有不用闻食臭时；如有寒如有热矣，而又不见为寒不见为热；诸药不能治，得药则剧吐利矣，而又身形如和。全是恍惚去来，不可为凭之象。惟口苦、小便赤、脉微数，则其常也。所以者何？热邪散漫，未统于经，其气游走无定，故其病亦去来无定。而病之所以为热者，则征于脉，见于口与便，有不可掩然者矣。夫膀胱者，太阳之腑，其脉上至巅顶，而外行皮肤。溺时头痛者，太阴乍虚，而热气乘之也；淅然快然，则递减矣。夫乍虚之气，溺已即复，而热淫之气，得阴乃解。故其甚者，必六十日之久，诸阴尽集，而后邪退而愈，其次四十日，又其次二十日，热差减者，愈差速也。此病多于伤寒热病前后见之。其未病而预见者，热气先动也；其病后四五日或二十日，或一月见者，遗热不去也。各随其证以治，具如下文。

（二）百合病，发汗后者，百合知母汤主之。

［百合知母汤］方

百合七枚，擘　知母三两，切

上先以水洗百合，渍一宿，当白沫出，去其水，更以泉水二升，煎取一升，去滓；别以泉水二升煎知母，取一升，去滓；后合和，煎取一升五合，分温再服。

【尤在泾】人之有百脉，犹地之有众水也，众水朝宗于海，百脉朝宗于肺，故百脉不可治，而可治其肺。百合味甘平微苦，色白入肺，治邪气，补虚清热，故诸方悉以之为主，而随证加药治之，用知母者，以发汗伤津液故也。

（三）百合病，下之后者，滑石代赭汤主之。

［滑石代赭汤］方

百合七枚，擘　滑石三两，碎，绵裹　代赭石如弹丸大一枚，碎，绵裹

上先以水洗百合，渍一宿，当白沫出，去其水，更以泉水二升，煎取一升，去滓；别以泉水二升煎滑石、代赭，取一升，去滓，后合和重煎，取一升五合，分温服。

【徐忠可】十二经络，皆朝宗于肺，而气口成寸，乃仲景注百合病云：百脉一宗，悉致其病。岂非谓百脉之病，无可名状，一宗于肺而为病乎。百合者，味甘平，微苦色白，阳中之阴，补肺药也。观其用之为主，而即以百合名病，则仲景因肺为治之意，不更晓然乎。然不明言肺，何也？盖百合病，乃伤寒余邪留连阳经，而浸淫于各腑之阴，无正气以统之，各自为病，互相牵引，若出一宗，而现证无一是肺，则知病虽不在肺，而肺之治节实不行矣。肺为华盖，五脏之长且主周身之气，故宜主此为治。故以百合之夜合属阴，色白归肺，瓣瓣相附，无往不合者，补肺之正气，以合于他脏而理其滞者为主。其在汗后者，汗过伤阳，阳虚热郁，不可攻补，故用百合同知母之保肺清胃而滋肾者，以养其阴，加之泉水以清其热，而阳邪自化也。其在下后者，下多伤阴，虚邪在阴，阴虚火逆，攻补无益。故以百合同滑石之走窍、代赭之镇逆者，以通阳气，加之泉水以泻阴火，而阴气自调也。

【尤在泾】百合病不可下而下之，必伤其里，乃复以滑石、代赭者，盖欲因下药之势，而抑之使下，导之使出，亦在下者引而竭之之意也。

（四）百合病，吐之后者，用后方主之。

［百合鸡子汤］方

百合七枚，擘　鸡子黄一枚

上先以水洗百合，渍一宿，当白沫出，去其水，更以泉水二升，煎取一升，去滓，内鸡子黄，搅匀，煎五分，温服。

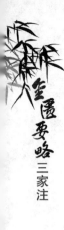

【徐忠可】吐伤元气，而阴精不上奉。故百合病，在吐后者，须以鸡子黄之养阴者，同泉水以滋元阴，协百合以行肺气，则气血调而阴阳自平。

【尤在泾】《本草》鸡子安五脏，治热疾，吐后脏气伤而病不去，用之不特安内，亦且攘外也。

（五）百合病，不经吐、下、发汗，病形如初者，百合地黄汤主之。

［百合地黄汤］方

百合七枚，擘　生地黄汁一升

上以水洗百合，渍一宿，当白沫出，去其水，更以泉水二升，煎取一升，去滓，内地黄汁，煎取一升五合，分温再服。中病勿更服，大便当如漆。

【徐忠可】既不经吐、下、发汗，则无伤阴伤阳之可虑，但病形如初，初者，即《伤寒论》所谓太阳病是也。如初不解，是阳经之困极，而阴气亦耗竭矣。心为五脏之主，故以生地之凉血补心者，同百合、泉水养阴，以化其阳经之久邪。

【尤在泾】此则百合病正治之法也。盖肺主行身之阳，肾主行身之阴。百合色白入肺，而清气中之热；地黄色黑入肾，而除血中之热。气血既治，百脉俱清，虽有邪气，亦必自下。服后大便如漆，则热除之验也。《外台》云：大便当出黑沫。

（六）百合病一月不解，变成渴者，百合洗方主之。

［百合洗方］

上以百合一升，以水一斗，渍之一宿，以洗身。洗已，食煮饼，勿以盐豉也。

【徐忠可】渴有阳渴，有阴渴。若百合病一月不解，而变成渴，其为阴虚火炽无疑矣。阴虚而邪气蔓延，阳不随之而病乎。故以百合洗其皮毛，使皮毛阳分得其平，而通气于阴，即是肺朝百脉，输精皮毛，使毛脉合精，行气于腑之理。食煮饼，假麦气以养心液也。勿食盐豉，恐伤阴血也。

【尤在泾】病久不解而变成渴，邪热留聚在肺也。单用百合渍水外洗者，以皮毛为肺之合，其气相通故也。洗已食煮饼。按：《外台》云：洗身讫，食白汤饼，今馎饪也。《本草》粳米、小麦并除热止渴，勿以咸豉者，恐咸味耗水而增渴也。

（七）百合病渴不差者，栝楼牡蛎散主之。

［栝楼牡蛎散］方

栝楼根　牡蛎熬，等分

上为细末，饮服方寸匕，日三服。

【徐忠可】渴不差，是虽百合汤洗无益矣。明是内之阴气未复，由于阳亢也。故以栝楼根清胸中之热，牡蛎清下焦之热，与上平阳以救阴同法。但此从其内治耳，故不用百合而作散。

【尤在泾】病变成渴，与百合洗方而不差者，热盛而津伤也。栝楼根苦寒，生津止渴，牡蛎咸寒，引热下行，不使上烁也。

（八）百合病变发热者—作发寒热，百合滑石散主之。

［百合滑石散］方

百合—两，炙　滑石三两

上为散，饮服方寸匕，日三服。当微利者，止服，热则除。

【赵以德】所谓百脉一宗，悉致其病者，然则经脉十二，络脉十五，此云百脉，果何脉欤？盖脉者血之府，即是血行于脉，灌溉表里，联络俞会，遍布形体。言其百者，举夫数之众多也，犹言百骸尔。且又脉之循行，与天地合度，应水漏百刻，是故脉之流行者，各有定位，因之而为百脉亦宜矣。又何其一宗而悉致病耶？盖尽归于手心主也，手心主主血、主脉，而心又为火之主；心，君

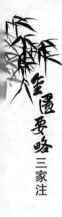

也，君不用事，而手心主代之，由是手心主得端行一身阴血之生化，因号之为母气，百脉皆宗之。若火淫则热，热蓄不散则积，积则毒生而伤其血，热毒之血流于脉，本因母气之淫邪，是故百脉一宗，悉致其病也。考之《内经》有解㑊证，与此百合证无少异，解㑊既属之热中无血，百合岂非亦是热中无血中者乎？请试逐病论之。血属阴，阴者，肾水之所主。《内经》曰：肾虚则饥不欲食。故欲食复不能食也；阴虚者恶烦，所以常默默也；卫气者，夜行阴则寐，今卫气因阴虚不得降，故欲卧而不得卧也；足得血则能步，血既病，于是欲行不能行也；饮食者，由血气运化而后安，脾属血而喜香，血时和则食美，时不和则不用闻食臭也；气阳而血阴，若气盛则热，气衰则寒，今病在血，不干于气，所以虽如寒而无寒，虽如热而无热也；血气和合则流通，不和则塞，塞则热，上热为口苦，下热为便赤也；药虽治病，然必藉胃气以行之，若毒血在脾胃经络而闭塞之，药虽入，亦莫行也，胃弱不安于药者，得药则反剧吐利，有如鬼神之为祟也；病不在皮肉筋骨，则身如和，惟热在于血而血虚，故脉微数也；脉之微数，阴之虚也，阴虚则肾虚，肾与膀胱为表里，肾虚则膀胱不得引精于肾而亦虚，膀胱之脉下入会阴，上至巅为诸阳主气，今溺而膀胱之脉为气下泄，轻则不能举之于上而上虚，上虚则淅然头眩，重则虚气逆上于巅，而为头痛。以此之轻重，则可知愈日之远近也。夫病有定所，则可言定期，今以百脉之病流传无定处，故其证之发现亦无定期。或未病而见，或数日一月而见，用是以察其病之表里浅深，出见形状，如下文之阴阳见者，随证而救之。故以所列方观之，《日华子》谓：百合安心、定胆、益志、养五脏，为能补阴也。治产后血眩运，为能去血中热也；除痞满，利大小便，为能导涤血之瘀塞也。而是证用之为主，盖可见瘀积者矣。若汗之而失者，是涸其上焦津液，而上焦阳也，阳宜体轻之药，故用知母佐以救之；知母泻火，生津液，润心肺。若下之而失者，则损其阴，瘀血下积，而下焦阴也，阴宜镇重之剂，故用滑石、代赭佐以救之。滑石开结利窍；代赭除脉中风痹瘀血。若吐而失者，则损上、中二焦之血，用鸡子黄补血，佐以救之。若不以吐、下、发汗，未有所治之失，病形得如初者，但佐之生地黄汁，补血凉血，凉则热毒消，补则新血生，蕴积者，行而自大便出，如黑漆矣。其一月不解，百脉壅塞，津液不化，而成渴者，故用百合洗，则一身之脉皆得通畅，而津液行，其渴自止。勿食盐豉，以味咸而凝血，且走之也。若渴不差，是中无津液，则以栝蒌、牡蛎主之。若变发热者，乃因脉塞郁而成热，以滑石通利佐之。滑石性凉，又可治热血之积塞者，自微利而出，故热除矣。夫百合病，自见《金匮要略》后，诸方书皆不收，独朱奉议收之，谓伤寒变成斯疾。此乃病由之一端尔。窃尝思之，是病多从心主，或因情欲不遂，或因离绝菀结，或忧惶煎迫，致二火郁之所成。百脉既病，故百体皆不安，所以见不一之病状。自今观之，诸方书不收百合病，乃有劳瘵之名，殆将以百合病与劳瘵同形状，或瘀血积于脉亦同，因而不收，但并其方而弃之，深为可惜。于脉、病救之之法，遂不明于世矣。

【徐忠可】仲景尝谓发于阳部，其人振寒而发热，则知变发热者，内热不已，淫于肌肤，而阳分亦热。故以滑石清腹中之热，以和其内而平其外，兼百合壮肺气以调之。不用泉水，热已在外，不欲过寒伤阴，故曰当微利，谓略疏其气，而阴平热则除也。

【尤在泾】病变发热者，邪聚于里而见于外也。滑石甘寒，能除六腑之热。得微利，则里热除而表热自退。

（九）百合病，见于阴者，以阳法救之；见于阳者，以阴法救之。见阳攻阴，复发其汗，此为逆；见阴攻阳，乃复下之，此亦为逆。

【赵以德】《伤寒》治法，有谓阳盛阴虚，汗之则死，下之则愈；阴盛阳虚，汗之则愈，下之则死。今百合病所云，见于阴者，以阳法救之；见于阳者，以阴法救之，与《伤寒》之语义大同而小异。何则？在彼直言其盛，所以行汗下之法。此但言其见以救之，则是无汗、下之宜施。何以知其然？所叙百合病，皆持两端，欲卧

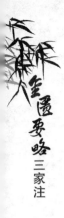

不卧，欲食不食，如寒无寒，如热无热，为其脉行表里之病，但当救之，非如伤寒阳气之变，见于内外，必行汗下者也。设用《伤寒》法，见病在表辄汗，入里辄下，虽表里不逆，然亦伤之。是以前条用方救之是也。其后所结汗下之逆者，为反表里汗下之逆者也。

【徐忠可】此段总结全篇，谓百合病同是内气与伤寒余邪相并，留连无已，不患增益而患因循。或问：见阴见阳，似必有病情可见，而即以汗、吐、下为见阴见阳之分，何所据乎？曰：百合病，虽所因或不等，所发有先后，脉证雷同，阴阳无考，而渴热亦属偶有，不皆然也，故不若即原因而推之耳。故病在下后及变渴，渴不止，所谓见于阴也。势必及阳，至阳亦病而无可为矣。故以滑石通彻其毛窍之阳，百合利其皮毛之阳，在内之阳燥，栝蒌、牡蛎养其腹内之阳，阳得其平，阴邪欲传之而不受，则阴中之邪渐消矣。所谓以阳法救之也。病在汗后及吐后，及病形如初，及变发热，皆所谓见于阳也。势必及阴，至阴亦病，而无可为矣。故以知母固其肺胃之阴，鸡子养其血分之阴，生地壮其心中之阴。热发于肌表者，滑石以和其肠胃之阴，阴得所养，阳邪欲传之而不受，则阳中之邪渐消矣。所谓以阴法救之也。然而救也，非攻也，若用汗下之法，则是攻矣。故见阳攻阴，阴虚，阳将袭之，而况云救乎？然使阳即有欲袭之势，非阳之强也，故曰复发其汗，此为逆，谓初误在攻阴，此又误在治阳也。见阴攻阳，阳虚，阴将袭之，而况云救乎？然使阴即有欲袭之势，非阴之强也，故曰乃复下之，此亦为逆，谓初误在攻阳，此又误在治阴也。论曰：阳法阴法，即和阴和阳之法也。以此相救，即和其未病意，《内经》所谓用阴和阳，用阳和阴也。故诸治法，皆以百合补肺，而使流气于腑，所谓气归于权衡，权衡以平也。皆以泉水清邪热，而使受成于肺金，所谓炎蒸得清肃而万物容平也。但病见阳，加一二味以和其阴；病见阴，加一二味以和其阳耳。或曰：滑石亦属阴品，以为和阳药，何也？曰：气属阳，窍通阳，小便利则气化。滑石色白味淡，阴中阳药也，能利窍通便，则气畅，气畅则阳自和也。或曰：然则滑石既以和阳，逯后变发热，又以之和阴，何也？曰：百合病至发热，此又阴病不已，而阳乃并病，与阳独病不同，故外既热，且安其内，而以滑石之凉寒润下者主之，然即不敢与泉水并用，以大伤其阴，则内阴自和，而外阳无忤，亦所谓阴法救之也。若渴不差者，乃百合变渴，既和皮毛之阳，而不应，则阴中之阳必燥矣。花粉、牡蛎皆味轻色白，阴中阳药，以之退阴火而复元阳，故亦能和阳也。

【尤在泾】病见于阴，甚必及阳；病见于阳，穷必归阴。以法救之者，养其阳以救阴之偏，则阴以平而阳不伤；补其阴以救阳之过，则阳以和而阴不敝。《内经》用阴和阳，用阳和阴之道也。若见阳之病而攻其阴，则并伤其阴矣，乃复发汗，是重伤其阳也，故为逆；见阴之病而攻其阳则并伤其阳矣，乃复下之，是重竭其阴也，故亦为逆。以百合为邪少虚多之证，故不可直攻其病，亦不可误攻其无病，如此。

（十）狐惑之为病，状如伤寒，默默欲眠，目不得闭，卧起不安。蚀于喉为惑，蚀于阴为狐，不欲饮食，恶闻食臭，其面目乍赤、乍黑、乍白，蚀于上部则声喝—作嗄，甘草泻心汤主之。

［甘草泻心汤］方

甘草四两　黄芩　人参　干姜各三两　黄连一两　大枣十二枚
半夏半升

上七味，以水一斗，煮取六升，去滓，再煎。温服一升，日三服。

【赵以德】狐惑病，笃①虫蚀上下也。世谓风中有虫，凡虫自风生固矣。然风，阳也，独阳不生，必有所凭而后化；盖因湿热久停，蒸腐气血而成瘀浊，于是风化所腐为虫矣。设风不由湿热，而从寒凉者，肃杀之气，纵然腐物，虫亦不化也，由是知此病也。虫生于湿热、败气、瘀血之中，其来渐矣，遇极乃发，非若伤寒一日

---

① 笃：《二注》作"谓"。

61

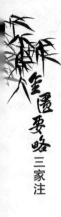

而暴病者也。病发默默欲眠，目不得闭，卧起欠安者，皆五脏久受湿热，伤其阴精，卫不内入，神不内宁故也；更不欲食，恶闻食臭者，仓廪之府伤也；其面乍赤、乍黑、乍白者，由五脏不足，更为衰旺，叠见其色也。其出[②]者从湿热之极所发之处而蚀之，蚀上部者，内损心肺，外伤咽喉。肺者，气之主；咽喉，声音之户，由是其声嘎矣。故用甘草泻心汤主之，治其湿热，分利其阴阳。而黄连非惟治心脾热也，而亦治虫。后世方论谓是证或初得状似伤寒，或因伤寒所变也，然皆虫证也。又谓：伤寒病，腹内热，饮食少，肠胃空虚，而虫不安，故随所食上下部而病，名狐惑也。以此二"或"字观之，则非独伤寒变是证，凡热病皆得生虫也。

【徐忠可】 狐惑，虫也，虫非狐惑，而因病以名之，欲人因名思义也。大抵皆湿热毒所为之病，故状如伤寒，谓温热无奈，略似伤寒，而并不在表也。阴分受热，故默默欲眠，然目不得闭，阴火而阳在目也；卧起不安，病在内，外不自适也；于是毒盛于上，侵蚀于喉为惑，谓热淫如惑乱之气，感而生也；惑乱之气感而生出《孔疏》。毒偏在下，侵蚀于阴为狐，谓柔害而幽隐，如狐性之阴也。士才先生曰：上唇生疮为惑，下唇生疮为狐。蚀者，若有食之而不见其形，如日月之蚀也；湿热既盛，阴火伤胃，不思饮食，恶闻食臭矣；面者阳明之标，目者厥阴之标，内有毒气去来，故乍赤、乍黑、乍白，变现不一。然上部毒盛，则所伤在气而声嘎，药用甘草泻心汤。谓病虽由湿热毒，使中气健运，气自不能逆而在上，热何能聚而在喉。故以参、甘、姜、枣，壮其中气为主，芩、连清热为臣，而以半夏降逆为佐也。

【尤在泾】 狐惑，虫病，即巢氏所谓䘌病也。默默欲眠，目不得闭，卧起不安，其躁扰之象，有似伤寒少阴热证，而实为䘌之乱其心也；不欲饮食，恶闻食臭，有似伤寒阳明实证，而实为虫之扰其胃也；其面目乍赤、乍黑、乍白者，虫之上下聚散无时，故其色变更不一，甚者脉亦大小无定也。盖虽虫病，而能使人惑乱而狐

---

② 出：《二注》作"虫"。

疑，故名曰狐惑。徐氏曰：蚀于喉为惑，谓热淫于上，如惑乱之气惑而蜃生；蚀于阴为狐，谓热淫于下，柔害而幽隐，如狐性之阴也，亦通。蚀于上部，即蚀于喉之谓，故声嗄；蚀于下部，即蚀于阴之谓，阴内属于肝，而咽门为肝胆之候（出《千金》），病自下而冲上，则咽干也。至生虫之由，则赵氏所谓湿热停久，蒸腐气血而成瘀浊，于是风化所腐而成虫者当矣。甘草泻心，不特使中气运而湿热自化，抑亦苦辛杂用，足胜杀虫之任；其苦参、雄黄则皆清燥杀虫之品，洗之熏之，就其近而治之耳。

（十一）蚀于下部则咽干，苦参汤洗之。

［苦参汤］方

苦参一升

以水一斗，煎取七升，去滓，熏洗，日三服[①]。

【赵以德】虫蚀下部则咽干者，下部，肾之所在，任脉附焉；肾，水也，湿热甚于下，则虫蚀于上，而肾水受伤，经脉乏水以资之，挟湿热逆而燥其咽嗌，故用苦参汤洗。苦参能除热毒，疗下部蜃因以洗之。虽然，此治之外者尔，若究其源，病则自内而外出，岂独治其标而已哉？试用上部服泻心汤者观之，则下部亦必有可服之药；自下部用洗法者观之，则上部咽喉亦必有外治之理。此仲景特互发之尔。不然，何后世方论有服下部药者，与内食五脏者乎？

【徐忠可】下部毒盛，所伤在血而咽干，喉属阳，咽属阴也，药用苦参熏洗，以去风清热而杀虫也。

（十二）蚀于肛者，雄黄熏之。

雄黄

上一味为末，筒瓦二枚合之，烧，向肛熏之。《脉经》云：病人或从呼吸，上蚀其咽；或从下焦，蚀其肛阴。蚀上为惑，蚀下为狐。狐惑病者，猪苓散主之。

---

① 服：苦参汤系熏洗之剂，不宜口服，故疑此字为衍文。

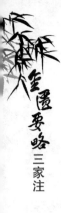

【赵以德】蚀于肛，湿热在下。二阴虽皆主于肾，然肝脉循于肛，肛又为大肠之门户，大肠金也，湿热伤之，则木来侮，是以虫蚀于此焉。雄黄本主蜃疮，杀虫，又有治风之义，故用熏之。注引《脉经》猪苓散主之者，亦分别湿热尔。

【徐忠可】蚀于肛，则不独随经而上侵咽，湿热甚而糜烂于下矣，故以雄黄熏之，雄黄之杀虫去风解毒更力也。

（十三）病者脉数，无热，微烦，默默但欲卧，汗出。初得之三、四日，目赤如鸠眼；七、八日，目四眦—本此有"黄"字黑。若能食者，脓已成也。赤小豆当归散主之。

［赤小豆当归散］方

赤小豆三升，浸令芽出，曝干　当归①

上二味，杵为散，浆水服方寸匕，日三服。

【赵以德】凡脉数则发热而烦，此热在血，不在荣卫，故不发热，但微烦尔。汗出者，以血病不与卫和。血病则恶烦，故欲默；卫不和则阳陷，故欲卧。腠理因开而津液泄也。三、四日目赤如鸠眼者，热血循脉炎上，注见于目也；七、八日四眦黑者，其血凝畜，则色变成黑也。若能食，脓已成者，湿热之邪散漫，则毒血流，伤其中和之气不清，故不能食；若能食，可知其毒血已结脓，胃气无扰，故能食也。用赤豆、当归治者，其赤小豆能消热毒，散恶血，除烦排脓，补血脉，用之为君；当归补血生新去陈，为佐；浆水味酸，解热疗烦，入血为辅使也。

【徐忠可】此言人病湿热侵阴，有类于狐惑而加甚者。故继狐惑证，而曰病者乃概词，如惊悸篇中论瘀血，先提病人病者起，非即指狐惑病者也。观后用药，绝不同于治狐惑可知矣。谓脉数，阴分热也；无热，不在表也；更微烦，默默但欲卧，汗出，阴分热可知；但初得之，仅止于热，故二三日目赤如鸠眼；目通于厥阴，热

---

① 当归：此下《二注》有"十两"，《千金》卷十有"三两"。

气乘之，故赤，鸠，鸽也。七、八日，热极而肌伤，则四眦黑；火乘胃，则反能食，肌伤则脓，故曰脓已成也。然狐惑但欲眠，此言欲卧，则昏然欲睡，乃邪独乘阴而更甚矣。药用赤豆、当归者，赤小豆善去湿而解毒清热，当归辛散，主下焦阴分之病，故此引豆入血分，而去其湿热毒，非补之也。

【尤在泾】脉数微烦，默默但欲卧，热盛于里也；无热汗出，病不在表也；三四日目赤如鸠眼者，肝脏血中之热，随经上注于目也。经热如此，脏热可知，其为蓄热不去，将成痈肿无疑。至七八日目四眦黑，赤色极而变黑，则痈尤甚矣。夫肝与胃，互为胜负者也，肝方有热，势必以其热侵及于胃，而肝既成痈，胃即以其热并之于肝，故曰：若能食者，知脓已成也。且脓成则毒化，毒化则不特胃和而肝亦和矣。赤豆、当归乃排脓血除湿热之良剂也。再按：此一条，注家有目为狐惑病者，有目为阴阳毒者，要之亦是湿热蕴毒之病，其不腐而为虫者，则积而为痈。不发于身面者，则发于肠脏，亦病机自然之势也。仲景意谓与狐惑阴阳毒，同源而异流者，故特论列于此欤。

（十四）阳毒之为病，面赤斑斑如锦文，咽喉痛，唾脓血。五日可治，七日不可治，升麻鳖甲汤主之。

【徐忠可】《内经》云：伤于寒，皆为热病。然邪在阳经，久而炽盛，则为毒矣。故有阳毒之病，其病乃热淫荣卫，搏结于胃，上于咽喉，总是阳热。故炽于上焦，而肝脾之阴不交，面者，阳明之气所注，故火热盛，而面赤斑斑如锦也；咽喉虽有阴阳之分，大火所冲，玉石无分，故咽喉剧痛也；阳经热盛，心火并之，心主血，则化而为脓，病在上焦，故唾也；阳毒病甚，虽非伤寒传经之比，然人身经脉递运五日，经水未遍，故可治；七日，则阴阳经气已周而再行，故不可治。药用升麻鳖甲汤，此热搏气血，不可直折，故以升麻合生甘草，升散热毒为主，而以雄黄解毒为臣，鳖甲、当归以理其肝阴为佐，蜀椒导其热气为使，非阳毒反起于阴

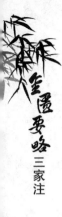

经，而用鳖甲也。盖治病之法，病在阳，必兼和其阴，即兵家伐魏救赵之法耳。亦即所谓病见于阳，以阴法救之也，然非补也。

（十五）阴毒之为病，面目青，身痛如被杖，咽喉痛。五日可治，七日不可治，升麻鳖甲汤去雄黄蜀椒主之。

［升麻鳖甲汤］方

升麻二两　当归一两　蜀椒炒去汗，一两　甘草二两　鳖甲手指大一片，炙　雄黄半两，研

上六味，以水四升，煮取一升，顿服之。老小再服。取汗。

《肘后》、《千金方》：阳毒用升麻汤，无鳖甲，有桂；阴毒用甘草汤，无雄黄。

【赵以德】按古方书谓阳毒者，阳气独盛，阴气暴衰，内外皆阳，故成阳毒；谓阴毒者，阴气独盛，阳气暴衰，内外皆阴，故成阴毒。二者或伤寒初得，便为是证，或服药后变而成之。阳毒尽治以寒凉，阴毒尽治以温热，药剂如冰炭之异。何乃仲景用一方治之乎？虽曰阴毒去雄黄、蜀椒，则是反去其温热者矣。且注曰：《肘后》、《千金方》阳毒用升麻汤，无鳖甲，有桂；阴毒用甘草汤，无雄黄。岂非皆是热毒伤于阴阳二经络耶？在阳经络，则面赤斑斑如锦文，吐脓血；在阴经络，则面青，身如被杖。此皆阴阳水火动静之本象如此，岂是寒热之邪乎？尝以升麻、鳖甲之药考之，《本草》谓升麻能解时气毒厉，诸毒攻咽喉痛，与热毒成脓，开壅闭，疗发斑；当归能破恶血，养新血，补五脏肌肤；甘草和中，利血脉，缓急止痛，调药奏功；鳖甲去恶血；雄黄破骨节积聚，辟鬼邪恶气，骨蒸热极；蜀椒通血脉，调关节，逐肌骨[①]皮肤死肌，去留结，破血，治天行时气。诸药所能者如此。即此观之，仲景于阴阳二毒之证，总用一方，盖可见矣。病形虽由阴阳发证，论邪则一属热毒与血病也。所以不分表里，俱以升麻解热毒为君，当归和血为臣，余者佐之而已。但雄黄、蜀椒理阳气药也，故病在阴者去之，

————

① 肌骨：《本草经》作"骨节"。

66

如《肘后》、《千金》阳毒去鳖甲有桂枝者，鳖，水族，乃阴中之阳，不如桂枝能调阳络之血；阴毒不去蜀椒者，蜀椒亦阴中之阳，非若雄黄阳中之阳，故留之以治阴也。方旨如此而已。所谓五日可治，七日不可治者，五日乃土之生数，热未极也，尚可以治；七日为火之成数，热之极，阴阳消灭[②]，不可治矣。其邪比之伤寒，加之以毒，故伤寒至七日犹得再经，而此至七日，不惟灭其阴，且火极亦自灭矣。

【徐忠可】 寒邪直中阴经，久而不解，则为毒矣，故有阴毒之病。其病乃直中于肾，浸淫肝脾，寒气凛冽，所至疼痛，面目者，肝脾之部所及也，上受寒侵，木乃乘之，故色青；寒侵肌肉，与卫气相争，故痛如被杖；咽喉亦痛者，少阴脉上至咽，故有伏寒者，咽必痛，喉虽属阳，痛甚则气相应也；然邪总以相传而深，深则难治，故亦曰五日可治，七日不可治。药用升麻、鳖甲，独去蜀椒、雄黄者，盖阴邪为毒，虽阴亦有阴燥之气，则温之无益，即攻之亦偏而鲜济。故去蜀椒之温，雄黄之猛，而但以鳖甲、当归走肝和阴以止痛，升麻、甘草从脾升散，以化其寒，谓直折而有刚燥之患，不若辛平而得散解之功也。

【尤在泾】 毒者，邪气蕴蓄不解之谓。阳毒非必极热，阴毒非必极寒，邪在阳者为阳毒，邪在阴者为阴毒也。而此所谓阴阳者，亦非脏腑气血之谓，但以面赤斑斑如锦纹，咽喉痛，唾脓血，其邪著而在表者谓之阳；面目青，身痛如被杖，咽喉痛，不唾脓血，其邪隐而在表之里者谓之阴耳。故皆得用辛温升散之品，以发其蕴蓄不解之邪，而亦并用甘润咸寒之味，以安其邪气经扰之阴。五日邪气尚浅，发之犹易，故可治；七日邪气已深，发之则难，故不可治。其蜀椒、雄黄二物，阳毒用之者，以阳从阳，欲其速散也；阴毒去之者，恐阴邪不可劫，而阴气反受损也。

---

② 灭：康本作"减"。

百合狐惑阴阳毒病脉证治第三

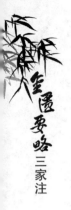

疟病脉证并治第四

证二条　方六首

（一）师曰：疟脉自弦，弦数者多热，弦迟者多寒。弦小紧者下之瘥，弦迟者可温之，弦紧者可发汗、针灸也，浮大者可吐之，弦数者风发也，以饮食消息止之。

【赵以德】 今观此篇，虽未尽《内经》诸篇论疟之详，然亦取其一二，立方以明其治。此条叙脉，固亦未尽疟脉之变，然举其自弦，则自之一字，已该其脉之要。何则？弦者，少阳甲木之象也，疟邪客于荣气之间，与卫气合而病作寒热者，正隶少阳半表半里之分，所以少阳为疟之舍，故弦乃疟之自家脉也。于是少阳引邪，退而就阴，阴则寒，寒则迟；进而就阳，阳则热，热则数。寒用温而热用凉可知矣。此明表里进退，乘其虚实而调之者也。复言小紧与弦紧、汗下之者，此又明表里之有实邪而攻之者也。浮大者，以明病不在表里而在上者也，非若《内经》之谓疟脉大虚①者，斯因其浮而用吐也。弦数风发者，非前多热之所云，此更论其热之变，而木从火则风生，风得火则旺，旺则克土。火发木淫，必先实脾，实脾莫如资以饮食消息寒凉之味以止之，此乃明其病在中者也。仲景凡一言一字，皆立准绳，学者详之。

【徐忠可】 疟者，半表里病，而非骤发之外病也，故《内经》曰：夏伤于暑，秋必痎疟。又曰：先伤于寒，后伤于风，为寒疟。又曰：先伤于风，后伤于寒，为温疟。又曰：在皮肤之内，肠胃之外。唯其半表里，则脉必出于弦。盖弦者东方甲木之气，经属少阳，乃伤寒之阴脉，而杂证之阳脉也。证在表里之界，脉亦在阴阳

---

① 大虚：《素问·刺疟篇》此上有"缓"字。

之间，故曰疟脉自弦。自者，谓感有风寒，而脉唯自弦也。于是脉既有一定之象，而兼数为热，兼迟为寒，此其大纲也。若治之法，紧亦寒脉也，小紧则内入矣。盖脉以大者为阳，则小紧而内入者为阴，阴不可从表散，故曰下之愈。迟既为寒，温之无疑。弦紧不沉，寒脉而非阴脉，非阴，故可发汗针灸也。疟脉概弦，而忽浮大，知邪高而浅，高者越之。故曰可吐。虽然半表里者，少阳之分也，少阳病禁汗吐下，而疟何独不然，乃仲景亦出汗吐下三法，谓邪有不同，略傍三法，以为驱邪之出路，非真如伤寒之大汗吐下也。疟之少阳，比伤寒传经之少阳，因其邪之来，蓄而不传，似无端受虐，故曰疟。地分既同，故其脉皆出于弦也。不独汗吐下不可恃，邪既留连难出，即药亦不可恃矣。故仲景既云：弦数者多热。又申一义曰：弦数者风发也，以饮食消息止之。见多热不已，必至极热，热极生风，风生则肝木侮土，而传其热于胃，坐耗津液，阳愈偏而不返，此非可徒求之药，须以饮食消息，止其炽热，即梨汁、蔗浆生津止渴之属，正《内经》风淫于内，治以甘寒之旨也。

【尤在泾】疟者少阳之邪，弦者少阳之脉，有是邪，则有是脉也。然疟之舍，固在半表半里之间，而疟之气，则有偏多偏少之异。故其病有热多者，有寒多者，有里多而可下者，有表多而可汗、可吐者，有风从热出，而不可以药散者，当各随其脉而施治也。徐氏曰：脉大者为阳，小者为阴，紧虽寒脉，小紧则内入而为阴矣。阴不可从表散，故曰下之愈。迟既为寒，温之无疑。弦紧不沉，为寒脉而非阴脉，非阴故可发汗、针灸也。疟脉概弦。而忽浮大，知邪在高分，高者引而越之，故可吐。喻氏曰：仲景既云弦数者多热矣，而复申一义云：弦数者风发，见多热不已，必至于极热，热极则生风，风生则肝木侮土而传其热于胃，坐耗津液，此非可徒求之药，须以饮食消息，止其炽热，即梨汁、蔗浆，生津止渴之属，正《内经》风淫于内，治以甘寒之旨。

（二）病疟，以月一日发，当以十五日愈；设不差，当月尽解；如其不差，当云何？师曰：此结为癥瘕，名曰疟母，急治

69

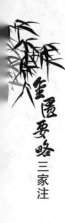

之，宜鳖甲煎丸。

　　[鳖甲煎丸] 方

　　鳖甲十二分，炙　乌扇三分，烧　黄芩三分　柴胡六分　鼠妇三分，熬　干姜三分　大黄三分　芍药五分　桂枝三分　葶苈一分，熬　石韦三分，去毛　厚朴三分　牡丹五分，去心　瞿麦二分　紫葳三分　半夏一分　人参一分　䗪虫五分，熬　阿胶三分，炙　蜂窠四分，炙　赤硝十二分　蜣螂六分，熬　桃仁二分

　　上二十三味，为末，取煅灶下灰一斗，清酒一斛五斗，浸灰，候酒尽一半，着鳖甲于中，煮令泛烂如胶漆，绞取汁，内诸药，煎为丸如梧子大。空心服七丸，日三服。

　　【赵以德】《内经》云：天度者，所以制日月之行也；气数者，所以纪化生之用也。五日为一候，三候为一气。然人之三阴三阳，上奉之而为之应焉。是疟有发于月一日者，至十五日则一气终，人气亦更，故疟气随变而散；设有未愈，则至月尽又历第二气，终其天之月，以应人之血，月再生魄，血亦更新，邪当从其更新而解矣。若又不愈，则是荣气内著，不得流行与日月度数相应，而肝藏血，血并其邪，归之于肝，是以疟母多结左胁下。由是用柴胡行气，鳖甲破血为君，余二十一味，佐之行血、补血、散结、导滞而已。虽然，天人气候之相应者，大法如是。然人之禀质有强弱，邪中有重轻，质弱邪重，虽不内结疟母，亦至连月者有之；质强邪轻，不待一候即瘥者，亦有之。然仲景此论，补《内经》未言耳。

　　【徐忠可】疟邪居少阳之分，不内不外，此卫气所往还也。卫行阴阳，疟邪凭之，更实更虚，则正邪之相胜，自不外天之阴阳为消长。天气以半月而更，天气更，则人身之气亦更，不则天人之气再更，其疟邪纵盛亦强弩之末矣。故曰：以月一日发，当以十五日愈，设不瘥，当月尽解。谓月自亏而圆，自圆而亏，又进而生魄，则天气之生亦可知，自满而空，自空而满，又退而减，则邪气之消亦可知。设又不瘥，则正气渐充，而不受邪，乃从胁肋肝分，假物成形，故曰此结为癥瘕。然前此邪无依据，阴阳变易，愈日可期，

70

既有癥瘕，则邪凭之以自固，而邪反有根，故曰疟母。即可自无而有，则必自微而巨，将邪胜正消，漫无愈期，故曰急治之。药用鳖甲煎者，鳖甲入肝，除邪养正，合煅灶灰所浸酒去瘕，故以为君；小柴胡、桂枝汤、大承气汤，为三阳主药，故以为臣；但甘草嫌柔缓而减药力，枳实嫌破气而直下，故去之，外加干姜、阿胶，助人参白术养正为佐；瘕必假血依痰，故以四虫、桃仁合半夏消血化痰；凡积必由气结，气利而积消，故以乌扇、葶苈利肺气，合石膏、瞿麦清气热而化气散结；血因邪聚则热，故以牡丹、紫葳去血中伏火、膈中实热为使；《千金方》去鼠妇、赤硝，而加海藻、大戟以软坚化水更妙。

【尤在泾】天气十五日一更，人之气亦十五日一更，气更则邪当解也。否则三十日天人之气再更，而邪自不能留矣。设更不愈，其邪必假血依痰，结为癥瘕，僻处胁下，将成负固不服之势，故宜急治。鳖甲煎丸，行气逐血之药颇多，而不嫌其峻；一日三服，不嫌其急，所谓乘其未集而止之也。

（三）师曰：阴气孤绝，阳气独发，则热而少气烦冤，手足热而欲呕，名曰瘅疟。若但热不寒者，邪气内藏于心，外舍分肉之间，令人消烁肌肉。

【赵以德】《内经》云：但热而不寒者，阴气先绝，阳气独发，则热而少气烦冤，手足热而欲呕，名曰瘅疟。又云：肺素有热，气盛于身，因有用力，风寒舍于分肉之间而发，发则阳气盛，盛而不衰，其气不及于阴，故但热而不寒，气内藏于心，而外舍于分肉之间，令人消烁肌肉，故命曰瘅疟。此二者，一为先伤于风，一为肺素有热，所感之邪虽不一，然并是阳盛。又《内经》云：阳盛逢风，两阳相得而阴气虚少，少水不能制盛火，而阳独治，如炙如火，当烁肉也。由是观之，疟之寒热更作，因阴阳之气互为争并。若阴衰少，则离绝其阳，先自退处，不与之并，而阳亦不并于阴，故阳独发，但热而已。此总论二者之瘅疟。其少气烦冤，肺主气，

71

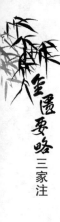

肺受火抑故也；手足热者，阳主四肢，阳盛则四肢热也；欲呕者，火邪上冲，胃气逆也，内藏于心者，心乃五脏阳火之主，故阳盛则直隶而藏之，外舍分肉之间也；消烁肌肉者，消万物者莫甚于火，火甚则肌肉烁矣。然此条固无治法，自后条治①温疟者观之，亦可治此瘅疟也。何则？白虎汤，退热药也，分肉四肢，内属脾胃，非功②于其所舍者乎？又泻肺火，非救其少气烦冤者乎？设其别有兼证，岂不可推加桂之例以加别药乎？仲景于此，虽不言方治，盖可知矣。凡立一法，则是以比类用之。虽然，自其“阴气孤绝”一语观之，又足有可论者。夫阴阳之在身者，血与气也。水与火者，内属乎心与肾。而寒本于阴，热本于阳，以寒治热，固可退阳而回阴也。然治病有轻重，岂一法而尽哉。小热之气，凉以取之；大热之气，泻之于内，或反佐以取之。取之不衰，求其属以衰之，谓壮水之主，以消阳光也。

【徐忠可】此即节略《内经》肺素有热，而偶受风寒，内藏于心，外舍分肉，但热不寒之瘅疟也。故仲景似叙似释，曰肺热气实，及发时阳盛，总是阴气孤绝，则阳气独发，独发则热甚，热甚则伤气而少气，气少而热不散则烦冤，阴绝则手足热，烦冤不已则呕，此瘅疟所由名也。若但热不寒之故，乃独发于阳，气不及阴，则病全在阳，上焦受之，上焦唯心与肺但热，故知邪气内藏于心，热及肌肤，故知外舍分肉，壮火食气，故知必消烁脱肉。然则心气既热，不先烁肺，而为外热，何也？盖肺气素实，邪自外来，故曰藏于心，与心虚而热收于内者不同，故不能烁肺，但外热，然至消烁脱肉，则久而渐及肺矣。

【尤在泾】此与《内经》论瘅疟文大同。夫阴气虚者，阳气必发，发则足以伤气而耗神，故少气烦冤也。四肢者，诸阳之本，阳盛则手足热也。欲呕者，热干胃也。邪气内藏于心者，瘅为阳邪，心为阳脏，以阳从阳，故邪外舍分肉，而其气则内通心脏也。消烁

---

① 治：《二注》作“除”。
② 功：《二注》作“切”。

72

肌肉者，肌肉为阴，阳极则阴消也。

（四）温疟者，其脉如平，身无寒但热，骨节烦疼^①，时呕，白虎加桂枝汤主之。

［白虎加桂枝汤］方

知母六两　甘草二两，炙　石膏一斤　粳米二合　桂枝去皮，三两

上锉末，每五钱，水一盏半，煎至八分，去滓，温服，汗出愈。

【赵以德】《内经》名温疟，亦有二：一者，谓先伤风，后伤寒。风，阳也，故先热后寒；一者，为冬感风寒，藏于骨髓之中，至春夏，邪与汗出，故病藏于肾，先从内出之外，衰^②则气复反入，是亦先热后寒。二者之温疟，皆有阴阳往来寒热之证，而此之无寒但热，亦谓之温疟，似与《内经》不侔，然绎其义，一皆以邪热^③为重而名之。夫阴不与阳争，故无寒；阴阳不相争，寒热不往复，此痹于骨节，不与阳通则骨节痛烦；火气上逆则时呕，用白虎治其阳盛也，加桂疗骨节痹痛，通血脉，散疟邪，和阴阳以取汗也。

【徐忠可】《内经》论疟，除痎疟为概言，止有先寒后热、先热后寒，及但热不寒三项，故止有寒疟、温疟、瘅疟三名。按《生气通天论》又曰：魄汗未尽，形弱而气烁，穴腧以闭，发为风疟。此亦寒疟之属，但对温疟而言则曰寒，此则因汗未透之余邪，故还他风字，以见邪之本于风也。其温疟二段，似有浅深之分，不知先热之疟不恒有，因与寒疟辨先后，复提在前，乃即冬邪藏肾而发必先热者也，非另有先伤于风，在皮肤肠胃间，与后伤之寒，亦在皮肤肠胃间，而发时绝异冬伤于寒之温疟也。然则先热治温疟其热多，正与瘅疟同一机局，故仲景总挈一"温疟"二字。而下所注，

----

① 烦疼：《二注》作"疼痛"，《金匮》作"疼烦"。

② 衰：《二注》作"寒"。

③ 热：《二注》作"疟"。

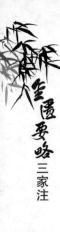

则身无寒但热，骨节疼烦，时呕，皆瘅疟之证，但曰脉如平，以比疟脉自弦者有别。谓冬不藏精，而受邪之温疟，与肺素有热而加外感之瘅疟，皆邪不专少阳，故主以白虎加桂枝汤，是从太阳阳明之例为治，而专清上焦之热也。温疟较瘅疟，似病发于肾，不宜专治上焦，不知温疟遇暑汗泄，邪气与汗皆出，则既出之余邪，亦唯治上焦表分为急矣。盖邪原自表来，则从表驱出之为正耳。不然仲景"温疟"二字，谓指先热之温疟，则冬伤肾之温疟，仲景岂真列之虚损而不出乎。此之温疟方，若谓专指冬伤肾之温疟，故不明言治瘅疟，岂瘅疟非疟而不出方乎。《内经》有两温疟，仲景止出一温疟方，《内经》有瘅疟，仲景又不出方，而合证于温疟中，未免疑城难破，得此快然。

【尤在泾】此与《内经》论温疟文不同，《内经》言其因，此详其脉与证也。瘅疟、温疟，俱无寒但热，俱呕，而其因不同。瘅疟者，肺素有热，而加外感，为表寒里热之证，缘阴气内虚，不能与阳相争，故不作寒也；温疟者，邪气内藏肾中，至春夏而始发，为伏气外出之证，寒蓄久而变热，故亦不作寒也。脉如平者，病非乍感，故脉如其平时也。骨节烦疼时呕者，热从肾出，外舍于其合，而上并于阳明也。白虎甘寒除热，桂枝则因其势而达之耳。

（五）疟多寒者，名曰牡疟，蜀漆散主之。

［蜀漆散］方

蜀漆洗去腥　云母烧二日夜　龙骨等分

上三味，杵为散。未发前以浆水服半钱匕。温疟加蜀漆半分，临发时服一钱匕。一方"云母"作"云实"。

【赵以德】心者，牡脏也，邪在心而成疟，故曰牡疟。何以言之？心肺居上，阳也，而心乃阳中之阳，今邪气结伏心下，则心虚。《内经》曰：心虚者，热收于内。则阳气不行于外，故外寒；

积聚津液以成痰，是以牡疟反多寒也。用蜀漆①和浆水，以吐所结痰邪，龙骨以疗气伏在心下者，云母安脏补虚，以除内收之热。若夫温疟，亦用是少加蜀漆治者，亦为邪气结伏在心下，致阳气②不入于阴，反独盛在外，以成热而不寒，故亦以此去其所结也。

【徐忠可】先寒后热，既为寒疟，乃有心气素虚，外邪袭之，挟有形之涎为依傍，邪困心胞，气不能透肌表而多寒者。盖先伤无形之寒，邪复内入，并涎为有形之寒，寒实伤心，故名牡疟，心为牡脏故也。后人以单寒为牝，误也。唯无形之寒，挟有形之涎，则心胞内之邪，为外所困而不能出，故以蜀漆劫去其有形之涎，盖常山能吐疟，而蜀漆为常山之苗，性尤轻虚，为功于上也。云母甘平，能内除邪气，外治死肌，有通达心脾之用。龙骨收湿安神，能固心气，安五脏。故主以蜀漆，而以二药为佐也。

【尤在泾】疟多寒者，非真寒也。阳气为痰饮所遏，不得外出肌表，而但内伏心间。心，牡脏也，故名牡疟。蜀漆能吐疟痰，痰去则阴伸而寒愈。取云母、龙骨者，以蜀漆上越之猛，恐并动心中之神与气也。

附：《外台秘要》方

[牡蛎汤] 治牡疟。

牡蛎四两，熬　麻黄去节，四两　甘草二两　蜀漆三两

上四味，以水八升，先煮蜀漆、麻黄，去上沫，得六升，内诸药，煮取二升，温服一升。若吐，则勿更服。

【赵以德】此与前牡疟名同，故治亦同，略以有初感寒邪为异。牡蛎者，能软坚消结，除滞血，今更佐之蜀漆，以理心下所结之邪，而甘草佐麻黄，非独散寒，且可发越阳气而通于外，阳通结去，其病即瘥。

---

① 蜀漆：《二注》作"蜀椒"，下同。
② 阳气：《二注》作"伤气而"三字。

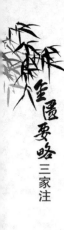

【徐忠可】牡疟概由邪扰心胞，使君火不能外达，故以牡蛎之盐寒软坚散结，兼能安肾而交心者为君；仍以蜀漆吐其邪，而加麻黄、甘草以助外达之势。

【尤在泾】此系宋·孙奇等所附，盖亦蜀漆散之意，而外攻之力较猛矣。赵氏云：牡蛎软坚消结，麻黄非独散寒，且可发越阳气，使通于外，结散阳通，其病自愈。

［柴胡去半夏加栝蒌汤］治疟病发渴者，亦治劳疟。

柴胡八两　人参　黄芩　甘草各三两　栝蒌根四两　生姜二两
大枣十二枚

上七味，以水一斗二升，煮取六升，去滓，再煎，取三升，温服一升，日二服。

【赵以德】《内经》谓渴者，刺足少阳。此证胃土被木火之伤，则津液涸而燥渴，故用柴胡、黄芩治木火，人参、甘草补胃，栝蒌生津益燥，姜、枣发越荣卫。若劳疟由木火盛，荣卫衰，津液竭者，亦治以此。

【徐忠可】《伤寒论》寒热往来为少阳，邪在半表里故也。疟邪亦在半表里，故入而与阴争则寒，出而与阳争则热，此少阳之象也。是谓少阳而兼他经之证则有之，谓他经而全不涉少阳，则不成其为疟矣。所以小柴胡亦为治疟主方，渴易半夏加栝蒌根，亦治少阳成法也。攻补兼施，故亦主劳疟。

［柴胡桂姜汤］治疟寒多微有热，或但寒不热。服一剂如神[1]。

柴胡半斤　桂枝三两，去皮　干姜二两　栝蒌根四两　黄芩三两
牡蛎二两，熬　甘草二两，炙

上七味，以水一斗二升，煮取六升，去滓，再煎，取三升，

---

① 如神：《金匮》作"即效"。

温服一升，日三服。初服微烦，复服汗出便愈。

【赵以德】是疟也，以寒多言之。若与牝疟相类，以药论之，则非也。牝疟邪客心下，此风寒湿痹于肌表，肌表，行阳以温分肉，痹则阳气不得通于外，遂郁伏于荣血之间，半表半里之分也。阳化气热，血滞成瘀，著于其处，遇卫气行[②]度，及之则病作。其肌表之邪，并之于里，故多寒；里气由表之痹胜，不出与阳争，故少热[③]。是用柴胡为君，发其郁伏之阳，佐以桂枝、干姜，散其肌表之痹，栝蒌根、牡蛎为臣，除留热，消瘀血，佐以黄芩助柴胡，治半表半里，甘草以和诸药，调阴阳也。得汗则痹邪散，血热行而病瘥耳。

【徐忠可】胸中之阳气，散行乎分肉之间，今以邪气痹之，则外卫之阳，郁伏于内守之阴，而血之痹者，既寒凝而不散，遇卫气行阳二十五度而病发，其邪之入荣者，既无外出之势，而荣之素痹者，亦不出而与阳争，所以多寒少热，或但寒不热也。小柴胡本阴阳两停之方，寒多，故加桂枝、干姜，则进而从阳痹着之邪可以开矣。更加牡蛎以软其坚垒，则阴阳豁然贯通，而大汗解矣。所以云一剂如神也，此喻师之论妙极，故全录之。论曰：疟之发也，《内经》先言水气与卫气并居。又言邪客于风府，是风府为邪客之所，而卫气中未尝无并居之邪也。不知邪气与卫气不得浑言，且甚恶其并何也？盖卫气与邪相并则病作，与邪相离则病休，并于阴则寒，并于阳则热，离于阴则寒已，离于阳则热已。故王宇泰谓寒多者，宜升其阳，不并于阴，则寒自已；热多者，宜降其阴，使不并于阳，则热自已；寒热交作者，一升一降，而以渗利之药，从中分之，使不交并则愈。因制一主方，柴胡一钱五分，升麻、葛根、防

---

② 行：《二注》此下有"阳二十五"四字。

③ 其肌表之邪，并之于里，故多寒；里气由表之痹胜，不出与阳争，故少热：《二注》作"其邪之入荣者，既无外出之势，而荣之素痹者，亦不出而与阳争，故少热或无热也"。

疟病脉证并治第四

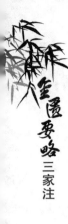

风、羌活各五分，俱甘辛气清，使升阳气，离于阴而寒自已；原方尚有甘草，方士云：甘草能助脾家湿热，故去之。知母一钱，石膏三钱，黄芩五分，俱性寒下行，引阴气下降，使离于阳则热自已；猪苓一钱五分，分利阴阳，使不交并，穿山甲一钱，引诸药出阴入阳，穿走经络；姜制厚朴一钱以利气；三和曲一钱五分以行痰。主此加减，所投辄验。余治一仆，三疟久而不愈，后以甲末入前药，即不复作。经络阴阳相阻，药力不能入之理，岂不信然哉！又有病疟二年，子和谓阴阳之相移，必四末始，于是坚束其处，决去其血，使邪往而不得并，立愈。予见小儿胎疟不能药，因思《内经》有塞其空窍之法，空窍谓胸中也，乃令候未来之前，用水晶糖一两，顿服，贮中堵截相并之路，无不立效，此何也？阴阳交并而疟发，固为治疟圆机，而不知相并之地，起于四末，会于中脘，此圆中之圆也，实出前哲所不逮，故附志以详病机。又论曰：仲景治疟，皆以抉去其邪为急。然实有病气留连，久而正衰，不能逐邪者，故立齐谓凡人久疟，诸药不效，以补中益气内加半夏，用人参一两，煨姜五钱，不截之截，此至论也。予治极虚暑疟，人参五钱，姜皮五钱，露一夜神验，皮与露有妙理。余此方即三疟亦可用，凡疟不问寒热，十日以后，皆可服之。余见贫人无力服参，令将黄芪、白术、当归、何首乌、橘红等分，以生姜自然汁为丸，不问邪之清否，服三四斤，百不失一。盖仲景治骤病，此则治久病之理也。至于三日疟，以子午卯酉为少阴疟，寅申巳亥为厥阴疟，辰戌丑未为太阴疟，固也。然又有昼夜之分焉。丹溪治两人疟，皆发于寅申巳亥日，一发于巳而退于申，谓昼发者，乃阴中之阳病，宜补气解表，与小柴胡倍柴胡人参，加苍白术、青陈皮、川芎、葛根；一发于亥而退于寅，谓夜发者，为阴中之阴病，宜补血疏肝，用小柴胡合四物汤加青皮，各与十贴，加姜煎，于未发前一时，每日一贴，服至八贴，同日大汗而愈。其辨别阴阳之妙，实能补仲景所不逮，然此皆疟气之渐深，故有三阴之说，非疟邪皆自外至，而反有属五脏之理，若属五脏则非疟矣。后人乃有附会五脏为言者，岂非为仲景圣训添蛇足哉！

78

【尤在泾】 赵氏曰：此与牝疟相类而实非，牝疟邪客心下，此风寒湿痹于肌表。肌表既痹，阳气不得通于外，遂郁伏于荣血之中。阳气化热，血滞成瘀，着于其处，遇卫气行阳二十五度及之，则病作。其邪之入荣者，既无外出之势，而荣之素痹者，亦不出而与阳争，故少热或无热也。是用柴胡为君，发其郁伏之阳；黄芩为佐，清其半里之热；桂枝、干姜，所以通肌表之痹；栝蒌根、牡蛎，除留热，消瘀血；甘草和诸药，调阴阳也。得汗则痹邪散，血热行，而病愈矣。

中风历节病脉证并治第五

论一首　脉证三条　方十二首

（一）夫风之为病，当半身不遂，或但臂不遂者，此为痹。脉微而数，中风使然。

【赵以德】 此证半身不遂者，偏风所中也；但臂不遂者，风邪上受也。风之所客，凝涩荣卫，经脉不行，分肉筋骨俱不利，故曰此为痹。卫者，水谷之悍气，阳也，温分肉，肥腠理，循行脉外，佐其动也，滑利充溢；荣者，水谷之精气，阴也，循脉中，应刻而动，沉动翕徐。今因风著为痹，荣遂改微，卫遂变数，故脉微数也。此即《内经·风论》谓风"各入其门户所中者"之一证耳，其余散于各篇。不言风而病偏枯者，则不可胜数。或得之汗出偏沮，或得之阳盛阴不足，或胃脉内外大小不一，或心脉小坚急，或肾水虚者。《灵枢》亦叙于《热病篇》中，皆能致偏枯喑痱之病。观夫经旨，不言其邪，皆从阴阳脏气有余不足之故，岂无深旨？是六淫、七情、饮食、起居、房劳，凡能伤其阴阳脏气之虚，致荣卫、经脉痹而不能周流于身者，皆其邪也，不可一言而尽指之故耳。刘河间因不以此证列于风类，而乃入火类，曰：中风瘫痪者，

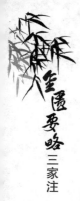

非谓肝木之风实甚，亦非外中于风，良由将息失宜，而心火暴甚，肾水虚衰，不能制之，而热气拂郁，心神昏冒，筋骨不用，卒倒无知也；或即不死，发过而偏枯者，由经络左右双行，而热郁结，气血不能宣通。若一侧得通，则否者痹而瘫痪也。此论发前人所未发，观是书者尤宜兼通焉。

【徐忠可】此段所重，不就风病，详其出证，重在半身与臂，辨其是风非风，庶不至误治也。谓风之为病，原由阳虚，外邪得以袭之，阳虚则不止一肢一节矣。即云各入其门户所中，而为偏风，不及全体，亦当半身不遂，不遂者不用也，若但臂不遂，譬如树之一枝，何关全体阳气耶，故曰此为痹。如阳不虚，则若夏天之气溢外络而不受邪矣，若少年之冲风而愈矫健矣。若阴虚生热，则非外中之风，不可并论也。痹者闭也，不仁也，谓一节之气，偶闭而不仁也，于是证之于脉，必微而数，微者，阳之微也，数者风之数也。曰中风使然，谓风乘虚入，而后使之半身不遂也。仲景论肺痛又曰微则为风，数则为热，就肺言之也。论曰：仲景于冬时伤寒，治分寒伤荣、风伤卫及风寒两伤，而篇名贯之以伤寒。盖冬不藏精，致寒侵肌骨，而杀人最捷，其间不无伤风者，统之以寒。谓风不足以杀人，实冬寒之易于杀人也。其论中风，既专属风，而仍不外寒为言。盖邪之以渐着人皮肤，虽概由风，而风即挟寒，故统之以风。谓三时之寒，未即杀人，渐深之风，乃杀人于不觉也。故仲景于首段揭"中风"二字，以脉微而数，为正虚邪盛之主象。第二段即论浮紧之为寒者，而次之以侯氏黑散，为邪未侵于心者，示人以填塞空窍之法，与建中之理相类也。第三段即论迟缓之为风者，而次之以风引汤，为除热之方，示人以风之善行数变为瘫痫者，必由于热，与白虎之意相类也，又次之以防己地黄汤，为热已侵于心者，而示人以清心安神之法，与必先救里之理相类也。然中风病，不论寒多风多，大概由于虚，故首尾不脱"虚"字，而浅深则自不同耳。

【尤在泾】风彻于上下，故半身不遂；痹闭于一处，故但臂不遂。以此见风重而痹轻，风动而痹着也。风从虚入，故脉微；风发而成热，故脉数。曰中风使然者，谓痹病亦是风病，但以在阳者为风，而在阴者则为痹耳。

（二）寸口脉浮而紧，紧则为寒，浮则为虚；寒虚相搏，邪在皮肤；浮者血虚，络脉空虚；贼邪不泻，或左或右；邪气反缓，正气即急，正气引邪，㖞僻不遂。邪在于络，肌肤不仁；邪在于经，即重不胜；邪入于腑，即不识人；邪入于脏，舌即难言，口吐涎。

【赵以德】《内经》有谓：十二经络脉者，皮之部也。百病之生，必先于皮毛，邪中之，腠理开，开则邪入，客于络脉，留而不去，传入于经；留而不去，传入于府，廪于肠胃。仲景今言是病，即此之谓也。络脉，盖经脉行气皆在皮部，络脉浮近于皮肤，故善恶之色见于外；经脉伏行于隧道，故善恶之脉朝于寸口而后见。络脉不自动，随经脉而动。此由络脉之血空虚，所以脉见浮也；寒邪之气紧束，故浮紧之脉并见于寸口。络脉从经脉左右双行，当邪入之时不治，至于其邪随络脉流行，邪所在之侧则血虚，虚则经气缓；邪所不在之侧则血和，和则经气行如度而急，缓急牵引，故口眼㖞僻不遂。邪在于络，其卫气循于皮肤之中、分肉之间者，与之相遇，则不荣于肌肤，故肌肤不仁；邪在于经，则荣气之行涩，内不养于骨，则骨重，外不滋于肉，则身重而不胜。仲景所谓入腑入脏者，腑六、脏五，果何腑脏也？即《内经》之所谓廪于胃者也。夫胃者，土也，水谷之海，十二经皆受气于胃；胃者，六腑之总司，多气多血者也。心者，神明之宅，五脏之主。由是，诸腑经络受邪，变气则归于胃，胃得之则热甚，津液壅溢为痰涎，闭塞隧道，荣卫不行；胃之支、别脉上络于心者，并塞其神气出入之窍，故不识人也。诸脏受邪，极而变者，亦必归于心，于是心得邪则神散而枢机息；舌者，心之窍，机息则舌纵、廉泉开，舌纵则难以言，廉泉开则口流涎。此世俗所宗之说也。

【徐忠可】此段主一"紧"字，言中风之偏于寒者，邪自外入，其证必以渐而深也。谓中风而寸口脉得浮而紧，紧是寒，脉浮

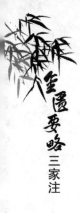

为虚，故不能阴阳相调而令脉外见，则虚寒相搏，邪即结滞于外之皮肤矣。然浮因血虚，络者血所养也，虚则络空失养，无力御邪，邪乃不泻，盛于皮肤。其或左或右，与邪并者，气多而缓，正之无病者，反气少而急，一急一缓，正邪相引，㖞僻不能如常人之遂意矣。此尚属皮肤近络之病也。若邪在络不去，则邪方入，卫气不得运，皮肤不仁，然犹在经脉之外，若在经，则邪入营脉之中，内骨外肉，皆失所养，故重着。在者，同是一体，邪相因而在也；入者，内本无病，邪自外而入也。然犹在躯壳之间，至入腑，腑邪必归于胃，胃为六腑之总司也，于是风入胃中，胃热必盛，蒸其津液，结为痰涎，气壅隧道，胃之支脉络心者，才有壅塞，即堵其神气出入之窍，故不识人。试观俗做陈搏，按住颈间两人迎脉，气即壅逆不识人。人迎者，胃脉也，则不识人之由胃气壅，不信然哉？至入脏，则诸脏受邪，至盛必进入于心，而乱其神明，神明无主，则舌纵难言，廉泉开而流涎沫矣。

【尤在泾】寒虚相搏者，正不足而邪乘之，为风寒初感之诊也。浮为血虚者，气行脉外而血行脉中，脉浮者沉不足，为血虚也。血虚则无以充灌皮肤，而络脉空虚，并无以捍御外气，而贼邪不泻，由是或左或右，随其空处而留着矣。邪气反缓，正气即急者，受邪之处，筋脉不用而缓，无邪之处，正气独治而急，缓者为急者所引，则口目为僻，而肢体不遂，是以左㖞者邪反在右，右㖞者邪反在左。然或左或右，则有邪正缓急之殊，而为表为里，亦有经络脏腑之别。《经》云：经脉为里，支而横者为络，络之小者为孙。是则络浅而经深，络小而经大，故络邪病于肌肤，而经邪病连筋骨，甚而入腑，又甚而入脏，则邪递深矣。盖神藏于脏，而通于腑。腑病则神窒于内，故不识人。诸阴皆连舌本，脏气厥不至舌下，则机息于上，故舌难言而涎自出也。

[侯氏黑散] 治大风，四肢烦重，心中恶寒不足者。《外台》治风癫。

菊花四十分　　白术十分　　细辛三分　　茯苓三分　　牡蛎三分　　桔梗八

分　**防风**十分　　**人参**三分　　**矾石**三分　　**黄芩**五分　　**当归**三分　　**干姜**三分
　芎劳三分　　**桂枝**三分

上十四味，杵为散，酒服方寸匕，日一服。初服二十日，温酒调服，禁一切鱼、肉、大蒜。常宜冷食，六十日止，即药积在腹中不下也。热食即下矣，冷食自能助药力。

【**赵以德**】心主血，阳脏也。荣卫不布，内无所养，则心中恶寒，不足生焉。是以菊花为君，治风兼治湿；治风以防风佐，治湿以白术佐；桔梗亦能治风痹，通膈气，舟楫诸药；细辛、桂枝助防风，矾石、茯苓助白术；黄芩、干姜、牡蛎开利内外寒热痹气；参、归更与干姜、牡蛎治心中恶寒不足者。初治欲开其痹著，则用温酒以行药势；禁诸热物、宜冷食者，为矾石能固涩诸药，助其久效。而矾石性得冷即止，得热即下故也。

【**徐忠可**】此为中风家挟寒而未变热者，治法之准则也。谓风从外入，挟寒作势，此为大风，大风概指涎潮卒倒之后也。证见四肢烦重，岂非四肢为诸阳之本，为邪所痹，而阳气不运乎，然但见于四肢，不犹愈体重不胜乎。证又见心中恶寒不足，岂非渐欲陵心乎。然燥热犹未乘心，不犹愈于不识人乎。故侯氏黑散用参、苓、归、芎补其气血为君；菊花、菊花入肝养阴，病因风必伤肝，故独多。白术、牡蛎养肝脾肾为臣；而加防风、桂枝以行痹着之气，细辛、干姜以驱内伏之寒，兼桔梗、黄芩以开提肺热为佐；矾石所至，却湿解毒，收涩心气，酒力运行周身为使；庶旧风尽出，新风不受，且必为散，酒服至六十日止，又常冷食使药积腹中不下，盖邪渐侵心，不恶热而恶寒，其由阴寒可知。若胸中之阳不治，风必不出，故先以药填塞胸中之空窍，壮其中气，而邪不内入，势必外消，此即《内经》所谓塞其空窍，是为良工之理。若专治其表里，风邪非不外出，而重门洞开，出而复入，势将莫御耳。

【**尤在泾**】此方亦孙奇等所附，而去风除热补虚下痰之法具备。以为中风之病，莫不由是数者所致云尔，学者得其意，毋泥其迹可也。

83

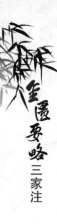

（三）寸口脉迟而缓，迟则为寒，缓则为虚；荣缓则为亡血，卫缓则为中风。邪气中经，则身痒而瘾疹；心气不足，邪气入中，则胸满而短气。

【赵以德】天道乾健而坤静顺，人道亦应之，气健而血顺也。血气和平，然后脉不缓不急，不迟不数，日行百刻，以周于身，而朝寸口，是以候寸口以求其虚实，迟则知阳气之不能健运；缓则知荣气之应刻不逮；荣气不逮，则亡血，卫气不运，因而中风；经虚邪入，荣卫不布于皮肤，血凝津滞，发为身痒瘾疹。然疹有赤白，赤原血凝，白属津滞，由是言之，身痒瘾疹不独属风也。必津凝血滞而复成之，其津凝与湿同耳。且荣卫不健，与邪混郁于胸中，则害其宗气之布息，故胸满而短气也。

【徐忠可】此段主一"缓"字，言中风之偏于风者，而有浅深之不同也。谓寸口脉迟挟微寒也，缓本风脉，并迟而见，则为风虚，于是缓在荣，为血不充而亡，缓在卫，为气搏风而不鼓，邪既属风，所以中经则身痒而瘾疹，即《水气篇》曰：风强则为瘾疹，身体为痒，痒者为泄风。心气不足，即《五脏风寒篇》曰：心伤者，其人劳倦之谓也。入中则胸满而短气，即《胸痹篇》曰：胸痹，胸中气塞短气之谓也。

【尤在泾】迟者行之不及，缓者至而无力；不及为寒，而无力为虚也。沉而缓者为营不足，浮而缓者为卫中风，卫在表而营在里也。经不足而风入之，血为风动，则身痒而瘾疹；心不足而风中之，阳用不布，则胸满而短气，经行肌中，而心处胸间也。

［风引汤］除热瘫痫。

大黄　干姜　龙骨各四两　桂枝三两　甘草　牡蛎各二两　寒水石　滑石　赤石脂　白石脂　紫石英　石膏各六两

上十二味，杵，粗筛，以韦囊盛之。取三指撮，井花水三升，煮三沸，温服一升。治大人风引，少小惊痫瘛疭，日数十发，医所不疗，除热方。巢氏云：脚气宜风引汤。

【赵以德】风者，外司厥阴，内属肝木，上隶手经，下隶足经，中见少阳相火，所以风自内发者，由火热而生也。风生必害中土，土主四肢，土病则四末不用，聚液成痰；瘫痪者，以风邪挟痰注于四肢故也；痫者，以风热急其筋脉，内应于心主故也。由是二者，尽可用此汤治之：首用大黄之寒，走而不止者泻之，俾火退风息，凝痰扫去矣；复用干姜之热，止而不走者，何哉？前哲有云：大黄之推陈致新，如将军之戡定祸乱，然使将无监军，兵无向导，能独成其功乎？夫一阴一阳之为道，故寒与热相济，行与止相须，然后寒者不惨，热者不酷，行者不疾，止者不停。所以大黄逐热行滞，以通荣卫而利关节，则必以干姜安之、桂枝导之，佐大黄之达四肢脏腑而不肆其峻快，不然，将从诸药石而下走矣。桂枝又散风木，干姜又能治血、祛风湿痹、去风毒，二者因得以相制相使。为是热瘫痫，犹虑干姜之热中，更以石膏、滑石制之，非惟中上免有寒热之患，其石膏、滑石又禀清肃之金性，以制木救土，泻阳明胃热，解肌肉风痹也。阴水不足，火因妄动而生风，满招损，反自制其心，精神不守，非镇重之剂，则不能安其神，益其水，故以寒水石补阴水，紫石英、白石脂、赤石脂、牡蛎、龙骨敛精神，定魂魄，固根本也。

【徐忠可】风邪内并，则火热内生，五脏亢甚，迸归入心，故以桂甘龙牡通阳气，安心肾为君；然厥阴风木，与少阳相火同居，火发必风生，风生必挟木势侮其脾土，故脾气不行，聚液为痰，流注四末，因成瘫痪，故用大黄以荡涤风火湿热之邪为臣；随用干姜之止而不行者以补之为反佐；又取滑石、石膏清金以伐其木，赤白石脂厚土以除其湿，寒水石以助肾水之阴，紫石英以补心神之虚为使。故大人小儿风引惊痫皆主之。巢氏用治脚气，以石性下达，可胜湿热，不使攻心也。论曰：河间谓风病多因热甚，非外中于风，良由将息失宜，而心火暴盛，肾水虚衰不能制之，则阴虚阳实，而热气拂郁，心神昏冒，筋骨不用，而卒倒无知，多因喜怒悲忧恐，五志过极，此最确之论。但云全无外风，未免太偏，不知热能生风，风亦能生热，故仲景既云脉微而数，中风使然，此偏中外风者

85

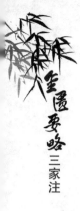

也。又以寸口脉浮而紧，亦为中风，而实皮肤经络，风寒递深者也。又以寸口脉迟而缓，亦为中风之脉，然又分别言之曰：营缓则为亡血。亡血，血虚也。谓本气先自病，而外风因之也。卫缓则为中风，谓风强则然，而以渐入内者也。下即出风引汤方，统以"除热"二字，而方名全主于风，以风为阳邪，故热也，则知从亡血来，是热能生风，而外邪又助之也；从中风来，是风能生热，以滞津液，而痰涎壅膈也。是河间主热之论，仲景早引其端绪，但不专主于热，谓实有阳虚，而外邪入之，为卒倒、为偏枯、为筋急、为瘈疭者也。若诸痿全起于肺热，因而传入五脏，为昏惑瘈疭、瞀闷暴喑，皆属于火，为四肢不收，舌本强，足痿不收，痰涎有声，皆属于土，悉是湿热之病，与中风之虚多、风多、寒多，皆为中风之理，全不相涉矣。观风引药味，全是和脏腑、通经络，便是治风，不专治风也。

【尤在泾】此下热清热之剂，孙奇以为中风多从热起，故特附于此欤。中有姜桂石脂龙蛎者，盖以涩驭泄，以热监寒也。然亦猛剂，用者审之。

[防己地黄汤] 治病如狂状，妄行，独语不休，无寒热，其脉浮。

防己—分　桂枝三分　防风三分　甘草—分

上四味，以酒一杯，渍之一宿，绞取汁；生地黄二斤，㕮咀，蒸之如斗米饭久；以铜器盛其汁，更绞地黄汁，和，分再服。

【赵以德】狂走谵语，有热，脉长者，则阳明；若此无寒热，其脉浮者，非其证也。然脉浮者，血虚从邪并于阳而然也。《内经》曰：邪入于阳则狂。此狂者，谓五脏阴血虚乏，魂魄不清，昏乱而动，故狂妄而言走不休也。桂枝、防风、防己、甘草，酒浸其汁，用是轻清，归之于阳，以散其邪；用生地黄之凉血补阴，熟蒸以归五脏，益精养神也。盖药生则散表，熟则补衰，此煎煮法也，又降阴法也。阴之不降者，须少升以提其阳，然后降之方可下，不然，则气之相并，不得分解矣。

【徐忠可】此亦风之迸入于心者也。风升必气涌，气涌必滞涩，涩滞则留湿，湿留壅火，邪聚于心，故以二防、桂、甘去其邪，而以生地最多，清心火、凉血热，谓如狂、妄行、独语不休，皆心火炽盛之证也。况无寒热，则知病不在表，不在表而脉浮，其为火盛血虚无疑耳。后人地黄饮子、犀角地黄汤等，实祖于此。若头风乃偏着之病，故以附子劫之，咸清其邪。

【尤在泾】狂走谵语，身热脉大者，属阳明也，此无寒热，其脉浮者，乃血虚生热，邪并于阳而然。桂枝、防风、防己、甘草，酒浸取汁，用是轻清，归之于阳，以散其邪；用生地黄之甘寒，熟蒸使归于阴，以养血除热，盖药生则散表，熟则补衰，此煎煮法，亦表里法也。赵氏

[头风摩散] 方

大附子一枚，炮　盐等分

上二味，为散，沐了，以方寸匕，已摩疢上，令药力行。

【赵以德】头者，诸阳之所会，太阳为之长。若风寒湿客之，诸阳不得流通，与邪壅塞于巅而作痛，故用附子性之走者，于疾处散其邪；以盐味之润下，从太阳膀胱水性者佐之，用以引诸阳下降，则壅通而病愈矣。

（四）寸口脉沉而弱，沉即主骨，弱即主筋，沉即为肾，弱即为肝。汗出，入水中，如水伤心，历节黄汗出，故曰历节。

【赵以德】肾主水，骨与之合，水性下，故脉沉者，病在骨也；肝藏血，筋与之合，血性濡，血虚则脉弱，故脉弱者，病在筋也。心主汗，汗出入水，其汗为水所止，心气不得越，因而伤之。水汗相搏，聚以成湿，湿成则内应于脾，脾，土也，土克肾水，是以湿

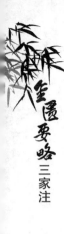

伤其骨。关节者，骨之所凑，筋之所束，故湿独善流关节以克其所胜，侮其不胜。然水汗所郁之湿，久变为热，湿热相蒸，湿属土，土色黄，是以历节发出黄汗也。

【徐忠可】此言历节病，亦从外邪，而此则因水气所致者也。谓寸口脉沉而弱，沉弱者，阴脉也，沉则远于肌肉，故曰沉主骨。沉中见弱，筋近骨而柔，故曰弱主筋。骨者，肾主之，筋者，肝主之，然病虽在筋骨肝肾，实由外邪，故云从汗出得。但外邪何以能伤筋骨，水为阴物，故云因汗出入水，水伤其心，以渐及之，乃湿流关节而历节痛，外水心火相郁而黄汗出，但非中风不遂之比，故曰历节，言外邪挟湿入与阴争，递历关节而为痛也。观仲景谓胸中有留饮，其人短气而渴，四肢历节痛，脉沉者，有留饮，可知心伤则饮留，渐及肝肾，皆饮气为之接引也。

【尤在泾】此为肝肾先虚，而心阳复郁，为历节黄汗之本也。心气化液为汗，汗出入水中，水寒之气从汗孔入侵心脏，外水内火，郁为湿热，汗液则黄，浸淫筋骨，历节乃痛。历节者，遇节皆痛也。盖非肝肾先虚，则虽得水气，未必便入筋骨；非水湿内侵，则肝肾虽虚，未必便成历节。仲景欲举其标，而先究其本，以为历节多从虚得之也。按：后《水气篇》中云：黄汗之病，以汗出入水中浴，水从汗孔入得之。合观二条，知历节、黄汗，为同源异流之病。其瘀郁上焦者，则为黄汗，其并伤筋骨者，则为历节也。

（五）跌阳脉浮而滑，滑则谷气实，浮则汗自出。

【赵以德】跌阳胃脉属土，土，湿所化也，《脉经》谓：浮滑为有宿食。此虽非宿食之谷，然滑乃阳盛也；《内经》曰：食入于胃，长气于阳。是乃饮食肥美所长之阳，成其湿热之气，宜乎亦得称以谷也。脉浮汗自出者，《内经》曰：汗者，谷之精气。今谷之盛阳，出之于表，浮为卫虚，不能固腠理，因自汗出也。

【徐忠可】此概言历节因风湿，其在胃、在肾不同，而皆因饮酒汗出当风所致，乃历节病之因于风者也。谓跌阳，脾胃脉也，滑为实，知谷气实，浮为热盛，故汗自出，然谷何以不行而实，岂非酒湿先伤之乎。胃何以致热，岂非风搏其湿乎。

【尤在泾】趺阳脉浮者风也，脉滑者谷气盛也。汗生于谷，而风性善泄，故汗自出。

（六）少阴脉浮而弱，弱则血不足，浮则为风，风血相搏，即疼痛如掣。盛人脉涩小，短气，自汗出，历节疼痛，不可屈伸，此皆饮酒汗出当风所致。

【赵以德】少阴脉者，太冲肾脉也。肾脉本沉，因饮食①当风使之浮，浮则肾伤，肾属阴，主血，伤必不足而脉弱也。肥人本多气多血，其脉充盛，今反涩，由其血不足也；小者，气衰也，由饮酒所致。盖因酒湿热有毒，饮之过则伤卫伤荣，迫津为汗，汗出当风，乘虚入客，与卫相干，则短气自汗出，入伤筋骨，则历节疼痛，不可屈伸。

【徐忠可】若少阴脉，左尺也，主肾，主阴弱，则阴不强，故知血不足，肾脉本沉，无故而浮，故知为风，风血相搏，而邪与正争，故疼痛如掣，有似抽掣也。然风何以得至少阴，岂非因酒湿挟风乘之乎！若盛人，肥人也，肥人湿多，脉得涩小，此痹象也。于是气为湿所搏而短，因风作使而自汗，气血为邪所痹，而疼痛不可屈伸。然肥人固多湿，何以脉骤涩小，岂非酒湿困之乎。何以疼痛有加而汗出不已，岂非湿而挟风乎。脉证不同，因风则一，故曰此皆饮酒汗出当风所致。

【尤在泾】风血相搏者，少阴血虚而风复扰之，为疼痛如掣也。趺阳少阴二条合看，知阳明谷气盛者，风入必与汗偕出，少阴血不足者，风入遂着而成病也。盛人脉涩小短气者，形盛于外，而气歉于内也；自汗出，湿复胜也。缘酒客湿本内积，而汗出当风，则湿复外郁，内外相召，流入关节，故历节痛不可屈伸也。合三条观

---

① 饮食：疑系"饮酒"之误。

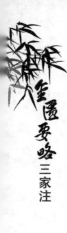

之，汗出入水者，热为湿郁也；风血相搏者，血为风动也；饮酒汗出当风者，风湿相合也。历节病因，有是三者不同，其为从虚所得则一也。

（七）诸肢节疼痛，身体尪羸，脚肿如脱，头眩短气，温温欲吐，桂枝芍药知母汤主之。

［桂枝芍药知母汤］方

桂枝四两　芍药三两　甘草二两　麻黄二两　生姜五两　白术五两

知母四两　防风四两　附子二两，炮

上九味，以水七升，煮取二升，温服七合，日三服。

【赵以德】此风寒湿痹其荣卫、三焦之病。头眩短气，上焦痹也；温温欲吐，中焦痹也；脚肿如脱，下焦痹也；诸肢节疼痛，身体尪羸，筋骨痹也。韵书以尪为火，以羸为筋结也。然湿多则肿，寒多则痛，风多则动，故用桂枝治风，麻黄治寒，白术治湿；防风佐桂，附子佐麻黄、白术，其芍药、生姜、甘草，亦和发其荣卫，如桂枝汤例也；知母治脚肿，引诸药祛邪益气力，附子行药势，为开痹大剂。然分两多而水分少，恐分其服，而非一剂也。《三因方》云：每服四钱。

【徐忠可】此言历节病，由风湿外邪而兼脾肾俱虚之方也。谓诸肢节疼痛，湿流关节也；因而身体为邪所痹则尪羸；湿从下受，亦或自上注之，总是湿喜归下，故脚肿如脱；肾虚挟风，故头眩；卫气起于下焦，肾元既亏，三焦无主，致太阳与阳明相牵制为病，故胃气欲下行，而太阳掣其气在上，太阳欲上行，而胃湿相搏不利，故短气、温温欲吐。用桂枝汤去枣加麻黄以助其通阳，加白术、防风以伸脾气，加知母、附子以调其阴阳，谓欲制其寒，则上之郁热已甚，欲治其热，则下之肾阳已痹，故并加之耳。喻师谓此为三焦痹方，似偏于内言之，若论痹，则内外上下无所不痹矣。桂枝行阳，母、芍养阴，方名独挈三味，以此证阴阳俱痹也。

【尤在泾】诸肢节疼痛，即历节也。身体尪羸，脚肿如脱，形

90

气不足，而湿热下甚也；头眩短气，温温欲吐，湿热且从下而上冲矣，与脚气冲心之候颇同。桂枝、麻黄、防风，散湿于表；芍药、知母、甘草，除热于中；白术、附子，驱湿热于下；而用生姜最多，以止呕降逆，为湿热外伤肢节，而复上冲心胃之治法也。

（八）味酸则伤筋，筋伤则缓，名曰泄；咸则伤骨，骨伤则痿，名曰枯；枯泄相搏，名曰断泄。荣气不通，卫不独行，荣卫俱微，三焦无所御，四属断绝，身体羸瘦，独足肿大，黄汗出，胫冷。假令发热，便为历节也。

【赵以德】《内经》云：味过于酸，肝气以津；味过于咸，大骨气劳。短肌以津，盖谓津液不濡而内溢；短肌，谓走血而肌缩；大骨气劳，谓咸入骨走血，髓无养也。由是知此之谓泄，即溢也，津液内溢，蓄而成湿，筋得湿，则弛长而缓，故名为泄。枯者，髓无血也，咸多伤骨因致痿而为枯。血走，绝而不流谓之断，湿胜谓之泄，血不流则荣不通，荣与卫相将，荣不通，则卫不独行也。三焦形体，皆藉血以养，血亡则三焦无所依。四属者，皮肉脂髓也，无血以滋，则身体羸瘦。独有所蓄之湿，下流伤肾，肾主下焦，故脚肿大；湿胜则多汗，脾色黄，湿本于脾，故黄汗出；肾虚而阳不下降，则胫冷；假令阴虚湿郁变热，则湿不泄，而流于筋骨关节也。夫仲景诚善于立言者矣。即历节一证，各分其因，以水、以酒、以天气，此又以饮食之味，然独出治天气一方，人或怪其不具，噫，方可具哉？病有不常，体有强弱，时有寒暑，已出之方，犹目为准绳而已，又焉可执而不变也。若能求经气，辨邪正，明药性，亦何患其有证而无方欤？

【徐忠可】此论饮食伤阴，致荣卫俱痹，足肿胫冷，有类历节，但当以发热别之也。谓饮食既伤阴，然味各归其所喜攻，酸为肝之味，过酸则伤筋，筋所以束骨而利机关，伤则缓漫不收，肝气不敛，故名曰泄。咸为肾之味，过咸则伤肾，肾所以华发而充骨，伤则髓竭精虚，肾气痿惫，故名曰枯。肝肾者，人之本也，肾不荣而

91

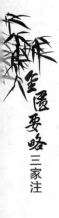

肝不敛，根销源断，故曰断泄。饮食伤阴，荣先受之，乃荣气不通，荣卫本相依，荣伤，卫不独治，因循既久，荣卫俱微，三焦所以统领内气而充贯四肢者也，失荣卫之养，而无所恃以为御，御者摄也，四属之气，不相统摄而断绝，四属者，四肢也。元气既惫，身体羸瘦，足尤在下，阳气不及，肿大胫冷，荣中气郁，则热而黄汗，然此皆阴分，病非历节，历节挟外之湿邪而重且痛也，唯外邪必发热，故曰假令发热，是表分亦有邪，从肌肉而历关节，便为历节。此条若不发热，乃是内伤，而变虚弱，以致荣分郁热而汗出也，然必不痛，以非外邪故耳。

论曰：历节与黄汗最难辨，观仲景两言假令发热，便为历节，似历节有热而黄汗无热，然仲景叙黄汗，又每曰身热，则知黄汗亦可有热，总无不热之历节耳。若黄汗，由汗出入水中浴，历节亦有由汗出入水，而水伤心，故黄汗汗黄，历节或亦汗黄，则知历节之汗，亦有不黄，总无汗不黄之黄汗耳。若历节言肢节疼，言疼痛如掣，黄汗不言疼痛，则知肢节痛，历节所独也。若黄汗言渴，言四肢头面肿，言上焦有寒，其口多涎，言胸中窒，不能食，反聚痛，暮躁不得眠，而历节但有足肿黄汗，则知以上证，皆黄汗所独也。若是者何也？黄汗、历节，皆是湿郁成热，逡巡不已，但历节之湿即流关节，黄汗之湿，邪聚膈间，故黄汗无肢节痛，而历节无上焦证也。黄汗重在肿，历节重在痛，但黄汗之肿及头面，而历节独在足，历节之痛偏关节，而黄汗之痛或单在胸。

【尤在泾】此亦内伤肝肾，而由于滋味不节者也。枯泄相搏，即筋骨并伤之谓；曰断泄者，言其生气不续，而精神时越也。营不通因而卫不行者，病在阴而及于阳也。不通不行非壅而实，盖即营卫涸流之意。四属，四肢也。营卫者，水谷之气，三焦受气于水谷，而四肢禀气于三焦，故营卫微，则三焦无气而四属失养也。由是精微不化于上，而身体羸瘦，阴浊独注于下，而足肿胫冷黄汗出，此病类似历节黄汗，而实非水湿为病，所谓肝肾虽虚，未必便成历节者是也。而虚病不能发热，历节则未有不热者，故曰假令发热，便为历节。后《水气篇》中又云：黄汗之病，两胫自冷，假令发热，此属历节。盖即黄汗历节而又致其辨也。详见本文。

（九）病历节不可屈伸，疼痛，乌头汤主之。

[乌头汤] 方　治脚气疼痛，不可屈伸。

麻黄　芍药　黄芪各三两　甘草①炙　川乌五枚，呋咀，以蜜二升，煎取一升，即出乌头。

上五味，呋咀四味，以水三升，煮取一升，去滓，内蜜煎中，更煎之，服七合。不知，尽服之。

【赵以德】此汤概治历节不可屈伸疼痛，于方下又复言治脚气疼痛，必仲景书历节条下有方而无药石，见脚气中方名同而有药，集书者遂两出之，且二病皆因风寒伤于筋，麻黄开玄府，通腠理，散寒邪，解气痹；芍药以理血痹；甘草通经脉而和药；黄芪益卫气，气壮则邪退；乌头善走，入肝经逐风寒；蜜煎以缓其性，使之留连筋骨，以利其屈伸，且蜜之润，又可益血养筋，并制乌头燥热之毒也。

【徐忠可】历节病，即行痹之属也。乃湿从下受，挟风流注，故或足肿而必发热，病历节，括足肿发热，言承上文也。且更不可屈伸而疼痛，故以甘芍和阴，麻黄、黄芪通肌肉之阳气，而藉川乌之迅发，以行其痹着。

【尤在泾】此治寒湿历节之正法也。寒湿之邪，非麻黄、乌头不能去，而病在筋节，又非如皮毛之邪，可一汗而散者。故以黄芪之补，白芍之收，甘草之缓，牵制二物，俾得深入而去留邪。如卫瓘监钟邓入蜀，使其成功而不及于乱，乃制方之要妙也。

[矾石汤] 治脚气冲心。

矾石二两

上一味，以浆水一斗五升，煎三五沸，浸脚良。

---

① 甘草：《金匮》此下有"三两"二字。

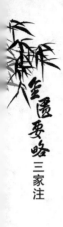

【赵以德】脚气病者，古人谓感水湿之邪，即《内经》痿痹厥逆证也。东垣有饮乳酪之说。予思：足六经起于足五指间，若天之六淫，饮食寒热，劳逸之气，凡留滞于下者，皆足以致其肿痹不仁，屈伸不利，气逆上冲也，岂独水湿之邪？白矾味酸涩，性燥，可去湿消肿，收敛逆气。然脚气冲心，水克火也，岂细故哉。

【徐忠可】矾石收湿解毒，故以之为外治，然至冲心，亦能治之。盖脚气而至冲心，皆由肾水挟脚气以陵心，得矾石之却水，而势自不能相陵，所以有护心之功也。脚气类历节之足肿，故附有此方。

【尤在泾】脚气之病，湿伤于下，而气冲于上。矾石味酸涩，性燥，能却水收湿解毒，毒解湿收，上冲自止。

附方

《古今录验》[续命汤] 治中风痱，身体不能自收，口不能言，冒昧不知痛处，或拘急不得转侧。姚云：与大续命同。兼治妇人产后去血者，及老人小儿。

麻黄　桂枝　当归　人参　石膏　干姜　甘草各三两　芎劳一两五钱　杏仁四十枚

上九味，以水一斗，煮取四升，温服一升，当小汗。薄覆脊，凭几坐，汗出则愈，不汗更服，无所禁，勿当风。并治但伏不得卧，咳逆上气，面目浮肿。

【赵以德】痱病者，荣卫气血不养于内外，故身体不用，机关不利，精神不治。然是证有虚有实，虚者，自饮食、房劳、七情得之，《内经》谓：内夺而厥，则为喑痱是也。实者，是风寒暑湿感之。虚以实治，则气血愈散，此方乃治实邪也，故麻黄为君，佐干姜开寒痹，石膏解风痹，当归和血，人参益气，芎劳行血散风也。其并治咳逆上气，面浮者，亦为风寒所致也。

【徐忠可】痱者，痹之别名也。因荣卫素虚，风入而痹之，故外之荣卫痹，而身体不能自收持，或拘急不得转侧。内之荣卫痹，而口不能言，冒昧不知痛处。因从外感来，故以麻黄汤行其荣卫，干姜、石膏调其寒热，而加芎、归、参以养其虚。必得小汗者，使邪仍从表出也。若但伏不得卧、咳逆上气、面目浮肿，此风入而痹其胸膈之气，使肺气不得通行，独游而上攻面目，故亦主之。

【尤在泾】痱者，废也。精神不持，筋骨不用；非特邪气之扰，亦真气之衰也。麻黄、桂枝所以散邪；人参、当归所以养正；石膏合杏仁助散邪之力；甘草合干姜为复气之虚。乃攻补兼行之法也。

《千金》[三黄汤] 治中风手足拘急，百节疼痛，烦热心乱，恶寒，经日不欲饮食。

麻黄五分　独活四分　细辛二分　黄芪二分　黄芩三分

上五味，以水六升，煮取二升，分温三服。一服小汗，二服大汗。心热，加大黄二分；腹满，加枳实一枚；气逆，加人参三分；悸，加牡蛎三分；渴，加栝楼根三分；先有寒，加附子一枚。

【徐忠可】此风入荣卫肢节之间，扰乱既久，因而邪袭肾府，手足拘急，阳不运也。百节疼痛，阴不通也。烦热心乱，热收于心也。恶寒，经日不欲饮食，肾家受邪，不能交心关胃也。故以麻黄通阳开痹，而合黄芪以走肌肉，合黄芩以清邪热，独活、细辛专攻肾邪为主，而心热、腹满、气逆、悸、渴及先有寒，各立加法，为邪入内者治法之准绳也。

《近效方》[术附汤] 治风虚头重眩，苦极，不知食味，暖肌补中，益精气。

白术二两　附子一枚半，炮，去皮　甘草一两，炙

上三味，锉，每五钱匕，姜五片，枣一枚，水盏半，煎七分①，去滓，温服。

【徐忠可】肾气空虚，风邪乘之，漫无出路，风挟肾中浊阴之

95

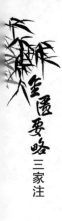

气厥逆上攻，致头中眩苦至极，兼以胃气亦虚，不知食味，此非轻扬风剂可愈。故用附子暖其水脏，白术、甘草暖其土脏，水土一暖，犹之冬月井中，水土既暖，阳和之气可以立复，而浊阴之气不驱自下矣。

［崔氏八味丸］治脚气上入，少腹不仁。

干地黄八两　　山茱萸　薯蓣各四两　　泽泻　茯苓　牡丹皮各三两

桂枝　附子炮，各一两

上八味，末之，炼蜜和丸梧子大。酒下十五丸，日再服。

【徐忠可】因论历节推言之也。谓历节之因，虽风湿兼有之，概多足肿胫冷，是病在下焦，下焦属阴，阴虚而邪乘之，正未可知，但脚气上入，少腹不仁，以八味丸为主。历节病原与脚气相通，故前治历节乌头方，兼治脚气，此方主治脚气，可与治风湿历节相参。盖脚气不必兼风，行阳去湿，治正相类，然唯桂枝，故有偏行荣卫之力，若肉桂，则专下入而补矣，今人习用肉桂，不知此理也。

【尤在泾】肾之脉，起于足而入于腹，肾气不治，湿寒之气，随经上入，聚于少腹，为之不仁，是非驱湿散寒之剂所可治者，须以肾气丸补肾中之气，以为生阳化湿之用也。

《千金方》［越婢加术汤］治肉极。热则身体津脱，腠理开，汗大泄，厉风气，下焦脚弱。

麻黄六两　石膏半斤　生姜二两　甘草二两　白术四两　大枣十五枚

上六味，以水六升，先煮麻黄，去上沫，内诸药，煮取三升，分温三服。恶风加附子一枚，炮。

【徐忠可】此治风极变热之方也。谓风胜则热胜，以致内极热而汗多，将必津脱，津脱而表愈虚，则腠理不能复固，汗泄不已，

96

将必大泄。逢温胜者，亦发汗，久则热极而汗更甚也。风入荣为厉，《内经》曰：厉者，有荣气外胕。今风入荣为热，即是厉风气矣。盖风胜气浮，下焦本虚，至厥阳独行，而浊阴不降，无以养阴而阴愈虚，则下焦脚弱。故以麻黄通痹气，石膏清气分之热，姜、枣以和荣卫，甘草、白术以理脾家之正气，汗多而用麻黄，赖白术之扶正，石膏之养阴以制之，故曰越婢加术汤。所谓用人之勇，去其暴也。汗大泄，而加恶风，即须防其亡阳，故加附。

血痹虚劳病脉证并治第六

论一首　脉证九条　方九首

（一）问曰：血痹病从何得之？师曰：夫尊荣人骨弱肌肤盛，重因疲劳汗出，卧不时动摇，加被微风，遂得之。但以脉自微涩，在寸口、关上小紧，宜针引阳气，令脉和、紧去则愈。

【徐忠可】特将血痹并虚劳论治，见此证，原由质虚劳倦，不得与他痹证同法也。谓尊荣人，素习安闲，膂力不出，故骨弱，膏粱故肌肤盛，又疲劳汗出，则气竭表虚，因而卧则神气不敛，或不时动摇，而微风乘之。此时本气素弱，疲劳耗气，汗则阳气虚，卧则阳气伏，于是外之阳气，不能闭固荣气，而转侧动摇，风虽微，如入空谷，乃风与血搏而得痹。脉者，荣气之所注也，得风，则本气之缓者，转而为微，本气之滑者，变而为涩，然风湿虽搏于中上二焦，而邪之前锋已及下焦，故尺中小紧，但邪虽及下，而病原总由阳虚，外不能固，内不能充，故曰宜针引阳气，阳气至而脉和，和则上下贯彻，邪不能久留而紧去，故愈。脉自微涩，概言左右，于下复疏出寸关尺，见虚中有邪，故又曰在。

【尤在泾】阳气者，卫外而为固也。乃因疲劳汗出，而阳气一伤，卧不时动摇，而阳气再伤，于是风气虽微，得以直入血中而为

97

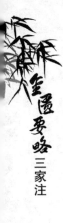

痹。《经》云：邪入于阴则痹也。脉微为阳微，涩为血滞，紧则邪之征也。血中之邪，始以阳气伤而得入，终必得阳气通而后出。而痹之为病，血既以风入而痹于外，阳亦以血痹而止于中，故必针以引阳使出，阳出而邪去，邪去而脉紧乃和，血痹乃通，以是知血分受痹，不当独治其血矣。

（二）血痹，阴阳俱微，寸口关上微，尺中小紧，外证身体不仁，如风痹状，黄芪桂枝五物汤主之。

[黄芪桂枝五物汤] 方

黄芪三两　芍药三两　桂枝三两，去皮　生姜六两①　大枣十二枚

上五味，以水六升，煮取二升，去滓，温服七合，日三服。一方有人参。

【徐忠可】阴阳，寸口人迎也，总是大概皆涩微，此独去"涩"字，以微脉为主耳。尺中小紧，谓细寻之，有小紧者，此病邪直入之形，正如《明堂篇》测病法，所谓下锐下向也。然此由全体风湿血相搏，痹其阳气，使之不仁。故以桂枝壮气行阳，芍药和阴，姜、枣以和上焦荣卫，协力驱风，则病原拔，而所入微邪，亦为强弩之末矣。此即桂枝汤去草加芪也。立法之意，重在引阳，故嫌甘草之缓小，若黄芪之强有力耳。此方即以代针也。

【尤在泾】阴阳俱微，该人迎、趺阳、太溪为言。寸口关上微，尺中小紧，即阳不足而阴为痹之象。不仁者，肌体顽痹，痛痒不觉，如风痹状，而实非风也。黄芪、桂枝五物和荣之滞，助卫之行，亦针引阳气之意。以脉阴阳俱微，故不可针而可药，经所谓阴阳形气俱不足者，勿刺以针而调以甘药也。

（三）夫男子平人，脉大为劳，极虚亦为劳。

---

① 六两：《二注》作"三两"。

98

【徐忠可】此概言虚劳中虚阳盛、真阴虚者，故以脉之浮大边者为主，而间有沉弦紧者，证仍露阴虚之象也。谓男子平人，无病可责，而脉大或极虚皆是劳证常脉。若面色薄，是阳精所降也。阳精所降则虚燥随之，故渴，甚则阴虚火动而亡血，加以元气不继而喘，心气不足而悸，脉反不沉而浮，《内经》曰：浮者血虚。故曰里虚也。若脉虚沉弦，似非浮大边之阴虚者矣。然使无寒热，非风寒之骤感矣。短气里急，仍是元气内虚也。小便不利，肾不能主出也。面色白，血不能荣也。时目瞑，阴火不耐动也。兼衄，阴火迫清道之血也。少腹满，肾不治也。非下元劳极，何以使然。若脉大既为劳矣，更加浮，其证则手足烦，盖阴既不足而虚阳复炽也，于是春夏助其阳则剧，秋冬助其阴则瘥。阴既虚，则阴寒无元阳以固之，而精自出。肾主下焦，虚久则酸削不能行矣。若男子脉浮弱而涩，浮弱主虚阳用事，涩则水亏，可必其无子。为精气清冷，有浮上之阳，无生阴之阳也。若惯于失精者，则肾虚，少腹为肾之府，虚则亡阴而弦急，阴头，肝肾之标，虚则无阳而寒，目为肝木，资于肾水，肝肾同源，虚则失养而眩。发为肾之华，虚则荣脱而落，是使脉得极虚芤迟，则挟虚挟寒，不能固气而清谷，不能固血而血亡，不能固精而精失，然失精之家，脉复不一，苟得诸芤动微紧，是男子以虚阴而挟火则失精，女子以虚阴而挟火则梦交。主以桂枝龙骨牡蛎汤者，盖阴虚之人，大概当助肾，故以桂枝、芍药通阳固阴，甘草、姜、枣和中上焦之荣卫，使阳能生阴，而以安肾宁心之龙骨、牡蛎为补阴之主。细详《虚劳》章，证治无遗议矣，独无"脉数"一条，可知脉数属虚燥或风热，当另有滋阴润燥之法，所谓阴气孤绝，阳气独胜，又非行阳建中所可概治耳。

【尤在泾】阳气者，烦劳则张，故脉大，劳则气耗，故脉极虚。李氏曰：脉大非气盛也，重按必空濡。大者，劳脉之外暴者也；极虚者，劳脉之内衰者也。

（四）**男子面色薄者，主渴及亡血，卒喘悸，脉浮者，里虚也。**

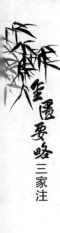

【尤在泾】渴者，热伤阴气；亡血者，不华于色。故面色薄者，知其渴及亡血也。李氏曰：劳者气血俱耗，气虚则喘，血虚则悸。卒者，猝然见此病也。脉浮为里虚，以劳则真阴失守，孤阳无根，气散于外，而精夺于内也。

（五）男子脉虚沉弦，无寒热，短气，里急，小便不利，面色白，时目瞑，兼衄，少腹满，此为劳使之然。

【尤在泾】脉虚沉弦者，劳而伤阳也，故为短气里急，为小便不利，少腹满，为面色白；而其极则并伤其阴，而目瞑兼衄，目瞑，目不明也。

（六）劳之为病，其脉浮大，手足烦，春夏剧，秋冬瘥，阴寒精自出，酸削不能行。

【尤在泾】脉浮者，劳而伤阴也，故为手足烦，为酸削不能行，为春夏剧而秋冬差；而其极则并伤其阳，而阴寒精自出，此阴阳互根，自然之道也。

（七）男子脉浮弱而涩，为无子，精气清冷—作冷。

【尤在泾】若脉浮弱而涩，则精气交亏而清冷不温，此得之天禀薄弱，故当无子。

（八）夫失精家，少腹弦急，阴头寒，目眩—作目眶痛。发落，脉极虚芤迟，为清谷、亡血、失精。脉得诸芤动微紧，男子失精，女子梦交，桂枝龙骨牡蛎汤主之。

[桂枝加龙骨牡蛎汤] 方《小品》云：虚弱浮热汗出者，除桂加白薇附子各三分，故曰二加龙骨汤。

桂枝　芍药　生姜各三两　甘草二两　大枣十二枚　龙骨　牡蛎

100

各三两

上七味，以水七升，煮取三升，分温三服。

【尤在泾】脉极虚芤迟者，精失而虚及其气也，故少腹弦急，阴头寒而目眩；脉得诸芤动微紧者，阴阳并乖而伤及其神与精也，故男子失精，女子梦交。沈氏所谓劳伤心气，火浮不敛，则为心肾不交，阳泛于上，精孤于下，火不摄水，不交自泄，故病失精，或精虚心相内浮，扰精而出，则成梦交者是也。徐氏曰：桂枝汤外证得之，能解肌去邪气，内证得之，能补虚调阴阳，加龙骨、牡蛎者，以失精梦交为神精间病，非此不足以收敛其浮越也。

[天雄散] 方
天雄三两，炮　白术八两　桂枝六两　龙骨三两
上四味，杵为散，酒服半钱匕，日三服。不知，稍增之。

【徐忠可】若天雄散，恐失精家有中焦阳虚，变上方而加天雄、白术，后世竟失此意，而一味滋阴，真仲景罪人乎。喻先生曰：天雄散治上焦阳虚。

【尤在泾】此疑亦后人所附，为补阳摄阴之用也。

（九）男子平人，脉虚弱细微者，喜盗汗也。

【徐忠可】此概言虚劳中虚阴盛，真阳衰者。故以脉之沉小弦细者为主，而间有芤大者，证仍现阳虚之象也。谓男子平人，无病可责，而脉虚弱微细，此阴分虚竭，元阳弱也。卧则卫气入阴而表复虚，故喜盗汗。

【尤在泾】平人，不病之人也。脉虚弱细微，则阴阳俱不足矣。阳不足者不能固，阴不足者不能守，是其人必善盗汗。

（十）人年五六十，其病脉大者，痹侠背行，若肠鸣，马刀

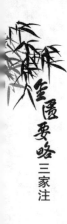

侠瘿者，皆为劳得之。

【徐忠可】若人年五六十，阳气衰，脉来宜小弱而反大，则似非细小边之阳虚者矣。然而痹侠背行，侠背是脊之两旁痹，属太阳经，阴不能后通。若肠鸣、刀瘿是上焦阳虚而厥阴之荣热随经上乘也。则脉之大，非阳有余可知，故曰：皆为劳得之。

【尤在泾】人年五六十，精气衰矣，而病脉反大者，是其人当有风气也；痹侠背行，痹之侠脊者，由阳气不足，而邪气从之也；若肠鸣、马刀、侠瘿者，阳气以劳而外张，火热以劳而上逆。阳外张，则寒动于中而为腹鸣；火上逆，则与痰相搏而为马刀、侠瘿。李氏曰：瘿生乳腋下曰马刀，又夹生颈之两旁者为侠瘿。侠者，挟也；马刀，蛎蛤之属，疮形似之，故名马刀；瘿，一作缨，发于结缨之处。二疮一在头，一在腋下，常相联络，故俗名疬串。

（十一）脉沉小迟，名脱气，其人疾行则喘喝，手足逆寒，腹满，甚则溏泄，食不消化也。脉弦而大，弦则为减，大则为芤，减则为寒，芤则为虚，虚寒相搏，此名为革。妇人则半产漏下，男子则亡血失精。

【徐忠可】若脉沉小迟，其为阳衰无疑，沉小迟三脉相并，是阳气全亏，故名脱气，气脱则躯乃空壳，疾行则气竭而喘喝，四肢无阳而寒，腹中无阳而满甚，则胃虚极而溏泄，脾虚极而食不化也。若脉轻按弦，而重按大，弦者减也，寒也，大者芤也，虚也，总是内虚外寒，阳分气结，故曰虚寒相搏，此名为革。革者，如鼓之革状，浮外之邪实也，于是内气虚，女不能安胎调经而半产漏下，男不能藏精统血，而亡血失精矣。

【尤在泾】脉沉小迟，皆阴象也。三者并见，阴盛而阳乃亡矣，故名脱气。其人疾行则喘喝者，气脱而不固也。由是外无气而手足逆冷，胃无气而腹满，脾无气而溏泄食不化，皆阳微气脱之证也。脉弦者阳不足，故为减为寒，脉大者阴不足，故为芤为虚，阴阳并虚，外强中干，此名为革，又变革也。妇人半产、漏下，男子亡血、失精，是皆失其产乳生育之常矣，故名曰革。

（十二）虚劳里急，悸，衄，腹中痛，梦失精，四肢酸疼，手足烦热，咽干口燥，小建中汤主之。

［小建中汤］方

桂枝三两，去皮　甘草三两，炙　大枣十二枚　芍药六两　生姜三两

胶饴一升

上六味，以水七升，煮取三升，去滓，内胶饴，更上微火消解，温服一升，日三服。呕家不可用建中汤，以甜故也。

《千金》疗男女因积冷气滞，或大病后不复常，若四肢沉重，骨肉酸疼，吸吸少气，行动喘乏，胸满气急，腰背强痛，心中虚悸，咽干唇燥，面体少色，或饮食无味，胁肋腹胀，头重不举，多卧少起，甚者积年，轻者百日，渐致瘦弱，五脏气竭，则难可复常，六脉俱不足，虚寒乏气，少腹拘急，羸瘠百病，名曰黄芪建中汤，又有人参二两。

【徐忠可】上章所论证，概属阳虚，阳虚者，气虚也，气虚之人大概当助脾，故以小建中汤主之。谓虚劳者，元阳之气不能内统精血，则荣枯而虚，里气乃急，《内经》曰：冲脉为病，逆气里急。为悸，为衄，为腹中痛，梦失精，元阳之气不能外充四肢口咽，则阳虚而燥，为四肢酸疼，为手足烦，为咽干口燥，假令胸中之大气一转，则燥热之病气自行。故以桂、芍、甘、姜、枣大和其荣卫，而加饴糖一味以建立中气。此后世补中益气汤之祖也，虽无升柴，而升清降浊之理，具于此方矣。论曰：人身中不过阴阳气血四字，气热则阳盛，血热则阴盛，然非真盛也。真盛则为气血方刚，而壮健无病矣。乃阴不能与阳和，而阳恃其燥，鼓而上乘则亢，为渴，为喘，为烦，为亡血，然而阴实虚寒，故为小便不利，少腹满急，为阴寒精出，酸削不能行，为精冷无子，为阴头寒，为目眩发落。阳不能与阴和，而阴挟其火，热气内乘则燥，为盗汗，为痹，为刀瘿，为喘喝，为亡血失精。然而阳实不足，故为手足寒，为腹满溏泄，为不能化食，为腹痛，为咽干口燥。其亡血失精，阴虚阳虚皆有之者，阴极能生热也，故见脉在浮大边，即当知阴不能维阳，肾

103

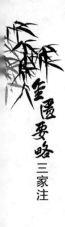

为阴之主，务交其心肾，而精血自足，见脉在细小边，即当知阳不能胜阴，脾为阳之主，即补其中气，而三阳自泰。故仲景特拈此二大扇，以为后人治虚劳之准。至阴热极而燥，此虚劳之坏证也，故朱奉议以滋阴一法，补前人所不逮，岂治虚劳之正法乎。后人见滋阴亦有愈者，乃用参不用参，聚讼不已，岂知仲景以行阳固阴为主，而补中安肾，分别用之，不专恃参，不专滋阴，为恢恢游刃也哉。

【尤在泾】此和阴阳调营卫之法也。夫人生之道，曰阴曰阳，阴阳和平，百疾不生。若阳病不能与阴和，则阴以其寒独行，为里急，为腹中痛，而实非阴之盛也；阴病不能与阳和，则阳以其热独行，为手足烦热，为咽干、口燥，而实非阳之炽也。昧者以寒攻热，以热攻寒，寒热内贼，其病益甚，惟以甘酸辛药，和合成剂，调之使和，则阳就于阴，而寒以温，阴就于阳，而热以和，医之所以贵识其大要也。岂徒云寒可治热，热可治寒而已哉。或问和阴阳调营卫是矣，而必以建中者，何也？曰：中者，脾胃也，营卫生成于水谷，而水谷转输于脾胃，故中气立，则营卫流行而不失其和；又中者，四运之轴，而阴阳之机也，故中气立，则阴阳相循，如环无端，而不极于偏。是方甘与辛合而生阳，酸得甘助而生阴，阴阳相生，中气自立，是故求阴阳之和者，必于中气，求中气之立，必以建中也。

（十三）虚劳里急，诸不足，黄芪建中汤主之。

[黄芪建中汤] 方

黄芪三两　桂枝三两　芍药六两　甘草三两，炙　生姜三两　胶饴一升　大枣十二枚

上七味，用水七升，煮取三升，去滓，温服一升，日三服。

【徐忠可】小建中汤，本取化脾中之气，而肌肉乃脾之所生也。黄芪能走肌肉而实胃气，故加之以补不足，则桂芍所以补一身之阴阳，而黄芪、饴糖又所以补脾中之阴阳也。若气短胸满加生姜，谓

104

饮气滞阳，故生姜以宣之，腹满去枣加茯苓，蠲饮而正脾气也，气不顺加半夏，去逆即所以补正也。

【尤在泾】里急者，里虚脉急，腹中当引痛也；诸不足者，阴阳诸脉，并俱不足，而眩、悸、喘、喝、失精、亡血等证，相因而至也。急者缓之必以甘，不足者补之必以温，而充虚塞空，则黄芪尤有专长也。

[黄芪建中汤] 方 即小建中汤内加黄芪一两半，余依上法。气短、胸满者加生姜；腹满者去枣加茯苓一两半，及疗肺虚损不足，补气加半夏三两。

（十四）虚劳腰痛，少腹拘急，小便不利者，八味肾气丸主之。

[八味肾气丸] 方

干地黄八两　薯蓣四两　山茱萸四两　泽泻三两　茯苓三两　丹皮三两　桂枝一两　附子一两, 炮

上八味，为末，炼蜜和丸梧子大。酒下十五丸，加至二十丸，日再服。

【徐忠可】腰痛，少腹拘急，小便不利，皆肾家的证，然非失精等现证，此乃肾虚而痹，故以六味丸补其阴，仍须以桂附，壮其元阳也。

【尤在泾】下焦之分，少阴主之。少阴虽为阴脏，而中有元阳，所以温经脏，行阴阳，司开阖者也。虚劳之人，损伤少阴肾气，是以腰痛，少腹拘急，小便不利，程氏所谓肾间动气已损者是矣。八味肾气丸补阴之虚，可以生气，助阳之弱可以化水，乃补下治下之良剂也。

（十五）虚劳诸不足，风气百疾，薯蓣丸主之。

105

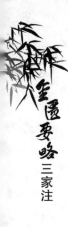

[薯蓣丸] 方

薯蓣三十分①　当归　桂枝　麴　干地黄　豆黄卷各十分　甘草
二十八分　人参七分②　芎藭　芍药　白术　麦门冬　杏仁各六分
柴胡　桔梗　茯苓各五分　阿胶七分　干姜三分　白敛二分　防风六
分　大枣百枚, 为膏

上二十一味，末之，炼蜜和丸如弹子大。空腹酒服一丸，
一百丸为剂。

【徐忠可】此不专言里急，是内外皆见不足证，非独里急诸不
足也。然较黄芪建中证，前但云里急，故主建中，而此多风气百
疾，即以薯蓣丸主之。岂非此丸似专为风气乎。不知虚劳证多有兼
风气者，正不可着意治风气。故仲景以四君、四物养其气血，麦
冬、阿胶、干姜、大枣补其肺胃，而以桔梗、杏仁开提肺气，桂枝
行阳，防风运脾，神曲开郁，黄卷宣肾，柴胡升少阳之气，白敛化
入荣之风，虽有风气，未尝专治之，谓正气运而风气自去也。然薯
蓣最多，且以此为汤名者，取其不寒不热，不燥不滑，脾肾兼宜，
故以为君，则诸药皆相助为理耳。

【尤在泾】虚劳证多有挟风气者，正不可独补其虚，亦不可着
意去风气。仲景以参、地、芎、归、苓、术补其气血，胶、麦、
姜、枣、甘、芍益其营卫，而以桔梗、杏仁、桂枝、防风、柴胡、
白蔹、黄卷、神曲去风行气，其用薯蓣最多者，以其不寒不热，不
燥不滑，兼擅补虚去风之长，故以为君，谓必得正气理而后风气可
去耳。

（十六）虚劳虚烦，不得眠，酸枣仁汤主之。
[酸枣仁汤] 方
酸枣仁二升　甘草一两　知母二两　茯苓二两　芎藭二两　《深师》

---

① 十分：《二注》作"二十分"。
② 七分：《二注》作"十分"。

有生姜二两

上五味，以水八升，煮酸枣仁，得六升，内诸药，煮取三升，分温三服。

【徐忠可】虚劳虚矣，兼烦是挟火，不得眠是因火而气亦不顺也，其过当责心，然心之火盛，实由肝气郁而魂不安，则木能生火。故以酸枣仁之入肝安神最多为君；川芎以通肝气之郁为臣；知母凉肺胃之气，甘草泻心气之实，茯苓导气归下焦为佐；虽曰虚烦，实未尝补心也。

【尤在泾】人寤则魂寓于目，寐则魂藏于肝，虚劳之人，肝气不荣，则魂不得藏，魂不藏，故不得眠。酸枣仁补肝敛气，宜以为君。而魂既不归容，必有浊痰燥火乘间而袭其舍者，烦之所由作也。故以知母、甘草清热滋燥，茯苓、川芎行气除痰。皆所以求肝之治，而宅其魂也。

（十八）五劳虚极，羸瘦，腹满，不能饮食，食伤、忧伤、饮伤、房室伤、饥伤、劳伤、经络荣卫气伤，内有干血，肌肤甲错，两目黯黑。缓中补虚，大黄䗪虫丸主之。

［大黄䗪虫丸］方

大黄十分，蒸　黄芩二两　甘草三两　桃仁一升　杏仁一升　芍药四两　干地黄十两　干漆一两　虻虫一升　水蛭百枚　蛴螬一升　䗪虫半升

上十二味，末之，炼蜜和丸小豆大。酒饮服五丸，日三服。

【徐忠可】五劳者，血、气、肉、骨、筋各有虚劳病也。然必至脾胃受伤，而虚乃难复，故虚极则羸瘦，大肉欲脱也；腹满，脾气不行也；不能饮食，胃不运化也；其受病之源，则因食、因忧、因饮、因房室、因饥、因劳、因经络荣卫气伤不同，皆可以渐而至极。若其人内有血，在伤时溢出，于回薄之间，干而不去，故使病留连，其外证必肌肤甲错，甲错者，如鳞也。肝主血主目，干血之

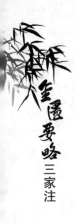

气，内乘于肝，则上熏于目而黯黑，是必拔其病根，而外证乃退，故以干漆、桃仁、四虫破其血；然瘀久必生热，气滞乃不行，故以黄芩清热，杏仁利气，大黄以行之；而以甘、芍、地黄救其元阴，则中之因此而里急者，可以渐缓，虚之因此而劳极者，可以渐补，故曰缓中补虚，大黄䗪虫丸。此与酸枣方独无桂枝，一专治火，一专治瘀，无取行□□□也。

【尤在泾】虚劳症有挟外邪者，如上所谓风气百疾是也。有挟瘀郁者，则此所谓五劳诸伤，内有干血者是也。夫风气不去，则足以贼正气而生长不荣；干血不去，则足以留新血而渗灌不周，故去之不可不早也。此方润以濡其干，虫以动其瘀，通以去其闭，而仍以地黄、芍药、甘草和养其虚，攻血而不专主瘀血，一如薯蓣丸之去风而不着意于风也。喻氏曰：此世俗所称干血劳之良治也。血瘀于内，手足脉相失者宜之，兼入琼玉膏补润之剂尤妙。

附方

《千金翼》炙甘草汤方　治虚劳不足，汗出而闷，脉结悸，行动如常，不出百日，危急者十一日死。

甘草四两，炙　桂枝三两　生姜三两　麦冬半升　麻仁半升　人参二两　阿胶二两　大枣三十枚　生地黄一斤

上九味，以酒七升，水八升，先煮八味，取三升，去滓，内胶消尽，温服一升，日三服。

【徐忠可】此虚劳中润燥复脉之神方也。谓虚劳不足者，使阴阳不至暌隔，荣卫稍能顺序，则元气或可渐复。若汗出由荣强卫弱，乃不因汗而爽，反得闷，是阴不与阳和也。脉者，所谓壅遏荣气，令无所避，是为脉，言其行之健也。今脉结，是荣气不行。悸则血亏，而心失所养，荣气既滞，而更外汗，岂不立槁乎。故虽内外之脏腑未绝，而行动如常，断云不出百日，知其阴亡而阳自绝也。若危急，则心先绝，故十一日死。谓心悬绝，该九日死。再加火之生数，而水无可继，无不死也。故以桂、甘行其身之阳，姜、

枣宣其内之阳，而类聚参、胶、麻、麦、生地润养之物，以滋五脏之燥，使阳得复行于荣中，则脉自复。名曰炙甘草汤者，土为万物之母，故既以生地主心，麦冬主肺，阿胶主肝肾，麻仁主肝，人参主元气，而复以炙甘草为和中之总司，后人只喜用胶、麦等，而畏姜、桂，岂知阴凝燥气，非阳不能化耶。

【尤在泾】脉结是荣气不行，悸则血亏而心无所养，营滞血亏，而更出汗，岂不立槁乎？故虽行动如常，断云不出百日，知其阴亡而阳绝也。人参、桂枝、甘草、生姜行身之阳，胶、麦、麻、地行身之阴，盖欲使阳得复行阴中而脉自复也。后人只喜用胶、地等而畏姜、桂，岂知阴凝燥气，非阳不能化耶。徐氏

《肘后》獭肝散　治冷劳，又主鬼疰一门相染。

獭肝—具

炙干，末之，水服方寸匕，日三服。

【徐忠可】劳无不热，而独言冷者，阴寒之气，与邪为类，故邪挟寒入肝，而搏其魂气，使少阳无权，生生气绝，故无不死。又邪气依正气而为病，药力不易及，故难愈。獭者，阴兽也。其肝独应月而增减，是得太阴之正，肝与肝为类，故以此治冷劳，邪遇正而化也。应月而生而退，得太阴之正，故能化邪，犹之屈轶指妄也。獭肉皆寒，惟肝性独温，故尤宜冷痨。又主鬼疰一门相染，总属阴邪，须以正阳化之耳。

肺痿肺痈咳嗽上气病脉证治第七

论三首　脉证四条　方十五首

（一）问曰：热在上焦者，因咳为肺痿。肺痿之病，从何得之？师曰：或从汗出，或从呕吐，或从消渴，小便利数，或从

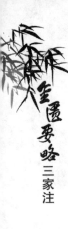

便难，又被快药下利，重亡津液，故得之。曰：寸口脉数，其人咳，口中反有浊唾涎沫者何？师曰：为肺痿之病。若口中辟辟燥，咳即胸中隐隐痛，脉反滑数，此为肺痈。咳唾脓血，脉数虚者为肺痿，数实者为肺痈。

【徐忠可】此言肺痿、肺痈，一出于热，但肺痿者，气痿而不振，乃无形之气病，其成以渐，与肺痈之邪入血分，致有形血脉壅而不通，其源由风者不同也。故谓胸中为肺之府，热在上焦，则肺为热烁而咳，所谓因热而咳，因咳而为肺痿也。然亦有久咳而不为肺痿者，则知痿非无因，故曰或从汗出，是津脱也；或从呕吐，是液伤也；或从消渴，是心火耗其阴也；或肠枯、便秘，强利求快，是脾津因下而亡也；总属燥热亡阴边事，乃胃中津液不输于肺，肺失所养，而肺乃痿矣。唯其因热，所以寸口脉数，寸口虽当以右寸为主，然两手脉皆属肺，则数当不止于右寸而已。数脉为热，热宜口干，乃咳则浊唾涎沫，似乎相反，不知肺唯无病，故能输精于皮毛，毛脉合精，行气于府，痿则痹而不用，饮食之水气上输者，不能收摄而运化，则为浊沫而出诸口矣。故曰此为肺痿之病，因热而失其清肃不用也。若口中辟辟燥，是内有实邪也。咳则隐痛，是专有所伤也。更脉滑是邪实不虚也，其为肺痈无疑，甚则咳唾脓血矣。唯其皆属于热，故脉皆数，但虚实不同，故曰虚为肺痿，实为肺痈。实者即上滑字义自见，然后章注肺痈本证，又曰脉微而数，非相背也。滑数者，已成而邪盛，微数者，初起而火伏也。

【尤在泾】此设为问答，以辨肺痿、肺痈之异。"热在上焦"二句，见《五脏风寒积聚篇》，盖师有是语，而因之以为问也。汗出、呕吐、消渴、二便下多，皆足以亡津液而生燥热，肺虚且热，则为痿矣。口中反有浊唾涎沫者，肺中津液，为热所迫而上行也，或云肺既痿而不用，则饮食游溢之精气，不能分布诸经，而但上溢于口，亦通。口中辟辟燥者，魏氏以为肺痈之痰涎脓血，俱蕴畜结聚于肺脏之内，故口中反干燥，而但辟辟作空响燥咳而已。然按下肺痈条亦云，其人咳，咽燥不渴，多唾浊沫，则肺痿、肺痈二证多

110

同，惟胸中痛，脉滑数，唾脓血，则肺痈所独也。比而论之，痿者萎也，如草木之萎而不荣，为津烁而肺焦也；痈者壅也，如土之壅而不通，为热聚而肺溃也。故其脉有虚实不同，而其数则一也。

（二）问曰：病咳逆，脉之，何以知此为肺痈？当有脓血，吐之则死，其脉何类？师曰：寸口脉微而数，微则为风，数则为热；微则汗出，数则恶寒。风中于卫，呼气不入；热过于荣，吸而不出。风伤皮毛，热伤血脉。风舍于肺，其人则咳，口干喘满，咽燥不渴，多唾浊沫，时时振寒。热之所过，血为之凝滞，畜结痈脓，吐如米粥。始萌可捄^①，脓成则死。

【徐忠可】此言肺痈之始终，全由客邪，较肺痿之因热久咳者，其证稍骤。然其邪之从外而内，从微而极，则亦有渐也。谓肺痈亦伤肺，故必咳逆，然初时未见痈证，即欲别其为痈，为脓血，为死不治，非脉不可，其脉岂即数实乎？不知初时，寸口脉本微而数，盖风脉之形原缓而弱，在火伏肺内之时，外但见风脉之影响而微，故曰微则为风；然气实挟风而热，仍露数象，故曰数则为热；微主风，风则表虚自汗，故微则汗出；内热则外寒，故曰数则恶寒；其以渐而深，则自卫而营，有遽及之势，当其中于卫也，先及皮毛，而趋于其合，则卫受之，然其邪盛，不与呼吸相随，故呼则气出而已。卫有邪，不与呼俱出，而此时之正气不复能入，而与邪争，逮风郁为热，过于营分，则气因吸入者，邪热与吸俱入而不出。于是皮毛受风伤，血脉受热伤，风在上，则咳而口干；肺气实，则喘而且满。然上输之水液，聚而不散，故咽为火灼而自燥，胸仍贮饮而不渴，乃风败所合，渐舍肺俞，而咳唾振寒。则肺叶间有形之凝滞，必急从泻肺之法而下驱之，乃复因循，致大败决裂，肺叶欲尽，尚可为耶，故曰：始萌可救，脓成则死。萌者，谓初有脓而未甚也。肺痈之风与伤寒之风别异处一在营卫，一在经络，微有表里

① 捄：即救。

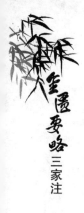

之分，肺痈之邪在里，所以浅则可汗，深则汗亦不能愈。

【尤在泾】此原肺痈之由，为风热畜结不解也。凡言风脉多浮或缓，此云微者，风入营而增热，故脉不浮而反微，且与数俱见也。微则汗出者，气伤于热也；数则恶寒者，阴反在外也；呼气不入者，气得风而浮，利出而艰入也；吸而不出者，血得热而壅，气亦为之不伸也。肺热而壅，故口干而喘满；热在血中，故咽燥而不渴。且肺被热迫，而反从热化，为多唾浊沫；热盛于里，而外反无气，为时时振寒。由是热畜不解，血凝不通，而痈脓成矣，吐如米粥，未必便是死证，至浸淫不已，肺叶腐败，则不可治矣，故曰始萌可救，脓成则死。

（三）上气，面浮肿，肩息，其脉浮大，不治；又加利，尤甚。

【徐忠可】此言肺痈之证，元气惫者难治，有邪者尚可治也。谓肺痈由风，则风性上行，必先上气，若兼面浮肿，肩息，气升不降也。又脉浮大，元气不复能敛，则补既不可，汗又不可，况内外皆逆，气非风比，可尽汗泄乎，故云不治。加利则阳从上脱，阴从下脱，故曰尤甚。

【尤在泾】上气面浮肿，肩息，气但升而不降矣。脉复浮大，则阳有上越之机，脉偏盛者，偏绝也。又加下利，是阴复从下脱矣，阴阳离决，故当不治。肩息，息摇肩也。

（四）上气，喘而燥者，属肺胀，欲作风水，发汗则愈。

【徐忠可】若上气但喘而躁，则喘为风之扇，躁为风之烦，其逆上之涎沫，将挟风势而为风水，风当先泄于肌表，水无风战，自然顺趋而从下出，故曰可汗而愈。

【尤在泾】上气喘而躁者，水性润下，风性上行，水为风激，气凑于肺，所谓激而行之，可使在山者也，故曰欲作风水。发汗令风去，则水复其润下之性矣，故愈。

（五）肺痿，吐涎沫而不咳者，其人不渴，必遗尿、小便数。所以然者，以上虚不能制下故也。此为肺中冷，必眩，多涎唾，甘草干姜汤以温之。若服汤已渴者，属消渴。

［甘草干姜汤］方

甘草四两，炙　干姜二两，炮

上㕮咀，以水三升，煮取一升五合，去滓，分温再服。

【徐忠可】前既云上焦有热，因咳为肺痿，故又拈出有冷一条，以见肺痿中，有独异者也。谓肺痿吐涎沫，因咳者多，乃有不咳且不渴，是肺中全无热，必遗尿而小便数，以上虚，故小便无所节制耳。岂唯无热，兼之有冷，则必阴气上巅，侮其阳气而为眩，阴气在中，凝滞津液而吐涎，所以黄汗中云，上焦有寒，其口多涎。故以甘草、干姜温其肺，使非下热上寒，则得温竟止矣。乃反渴，岂非阴分结热，肺寒虽去，下热仍在，欲成饮一溲二之消渴乎？故曰服汤已渴者，属消渴。

【尤在泾】此举肺痿之属虚冷者，以见病变之不同。盖肺为娇脏，热则气烁，故不用而痿；冷则气沮，故亦不用而痿也。遗尿、小便数者，肺金不用而气化无权，斯膀胱无制而津液不藏也。头眩、多涎唾者，《经》云上虚则眩，又云上焦有寒，其口多涎也。甘草、干姜，甘辛合用，为温肺复气之剂。服后病不去而加渴者，则属消渴，盖小便数而渴者为消，不渴者，非下虚即肺冷也。

（六）咳而上气，喉中水鸡声，射干麻黄汤主之。

［射干麻黄汤］方

射干十三枚　一法三两　麻黄四两　生姜四两　细辛　紫菀　款冬花各三两　五味子半升　大枣七枚　半夏大者洗，八枚　一法半升，洗

上九味，以水一斗二升，先煮麻黄二沸，去上沫，内诸药，煮取三升，分温三服。

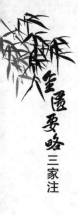

【徐忠可】凡咳之上气者，皆有邪也，其喉中水鸡声，乃痰为火所吸，不能下，然火乃风所生，水从风战而作声耳。故以麻黄、细辛驱其外邪为主，以射干开结热气，行水湿毒，尤善清肺气者为臣，而余皆降逆消痰宣散药。唯五味一品，以收其既耗之气，令正气自敛，邪气自去，恐肺气久虚，不堪劫散也。论曰：肺痿乃因重亡津液，肺之本气自病，热深而痿，故有咳，有涎沫，而无上气喘逆之证，则凡遇上气喘逆，及有臭痰者，为肺痈；无臭痰，只水鸡声者，为火吸其痰，以此辨治，自无惑矣。然水乃润下之物，何以逆上作声，余见近来拔火罐者，以火入瓶，罨人患处，立将内寒吸起甚力，始悟火性上行，火聚于上，气吸于下，势不容已，上气水声亦此理耳。此非泻肺邪，何以愈之，故治此病，加射干为上，或白前次之，泽漆次之，皆能开结下水也。

【尤在泾】咳而上气，肺有邪，则气不降而反逆也。肺中寒饮，上入喉间，为呼吸之气所激，则作声如水鸡。射干、紫菀、款冬降逆气，麻黄、细辛、生姜发邪气，半夏消饮气，而以大枣安中，五味敛肺，恐劫散之药，并伤及其正气也。

（七）咳逆上气，时时唾浊，但坐不得眠，皂荚丸主之。

［皂荚丸］方

皂荚八两，刮去皮，用酥炙

上一味，末之，蜜丸如梧子大。以枣膏和汤服三丸，日三夜一服。

【徐忠可】此比水鸡声，乃咳而上气中之逆甚者也。至不得眠，非唯壅，且加闭矣。故以皂荚一味开之，合枣膏安胃，以待既开之后，另酌保肺之药也。

【尤在泾】浊，浊痰也。时时吐浊者，肺中之痰，随上气而时出也。然痰虽出而满不减，则其本有固而不拔之势，不迅而扫之，不去也。皂荚味辛入肺，除痰之力最猛，饮以枣膏，安其正也。

114

（八）咳而脉浮者，厚朴麻黄汤主之。

［厚朴麻黄汤］方

厚朴五两　麻黄四两　石膏如鸡子大　杏仁半升　半夏半升　干姜二两　细辛二两　小麦一升　五味子半升

上九味，以水一斗二升，先煮小麦熟，去滓，内诸药，煮取三升，温服一升，日三服。

【徐忠可】咳而脉浮，则表邪居多，但此非在经之表，乃邪在肺家气分之表也。故于小青龙去桂、芍、草三味，而加厚朴以下气，石膏以清热，小麦以辑心火而安胃。总是清客热，驱本寒。

（九）咳而脉沉者，泽漆汤主之。

［泽漆汤］方

半夏半升　紫参五两　一作紫菀　泽漆三升，以东流水五斗，煮取一斗五升　生姜五两　白前五两　甘草　黄芩　人参　桂枝各三两

上九味，呚咀，内泽漆汁中，煮取五升，温服五合，至夜尽。

【徐忠可】若咳而脉沉，则里邪居多，但此非在腹之里，乃邪在肺家荣分之里也。故以泽漆之下水，功类大戟者为君，且邪在荣，泽漆兼能破血也。紫菀能保肺，白前能开结，桂枝能行阳散邪，故以为佐。若余药，即小柴胡去柴胡、大枣，和解其膈气而已。

【尤在泾】此不详见证，而但以脉之浮沉为辨而异其治。按：厚朴麻黄汤与小青龙加石膏汤大同，则散邪蠲饮之力居多。而厚朴辛温，亦能助表，小麦甘平，则同五味敛安正气者也。泽漆汤以泽漆为主，而以白前、黄芩、半夏佐之，则下趋之力较猛，虽生姜、桂枝之辛，亦只为下气降逆之用而已，不能发表也。仲景之意，盖以咳皆肺邪，而脉浮者气多居表，故驱之使从外出为易；脉沉者气多居里，故驱之使从下出为易，亦因势利导之法也。

115

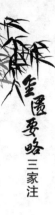

（十）火逆上气，咽喉不利，止逆下气者，麦门冬汤主之。

［麦门冬汤］方

麦门冬七升　半夏一升　人参二两　甘草二两　粳米三合　大枣十二枚

上六味，以水一斗二升，煮取六升，温服一升，日三夜一服。

【徐忠可】此咳逆上气中之有火邪而无风邪者，故以咽喉不利特揭言之。而药概调补肺胃，单文一味半夏去逆，且注其功曰：止逆下气。示治火逆，不治风邪也，不用生姜，以能宣发火气也。此火逆上气，乃中焦虚火燥肺，非同肺痈火结在肺者，故但补胃保肺耳。

【尤在泾】火热挟饮致逆，为上气，为咽喉不利，与表寒挟饮上逆者悬殊矣。故以麦冬之寒治火逆，半夏之辛治饮气，人参、甘草之甘以补益中气。盖从外来者，其气多实，故以攻发为急；从内生者，其气多虚，则以补养为主也。

（十一）肺痈，喘不得卧，葶苈大枣泻肺汤主之。

［葶苈大枣泻肺汤］方

葶苈熬令黄色，捣丸如弹子大　大枣十二枚

上先以水三升，煮枣，取二升，去枣，内葶苈，煮取一升，顿服。

【徐忠可】此比前上气不得眠，乃因肺有痈脓，封住肺气，卧不着也，故以葶苈泻其肺实，下其败浊，大枣安胃以行之也。观后以此方治肺痈之不闻香臭，而喘鸣迫塞，则此治封住肺气可知矣。

【尤在泾】肺痈喘不得卧，肺气被迫，亦已甚矣，故须峻药顿服，以逐其邪。葶苈苦寒，入肺泄气闭，加大枣甘温以和药力，亦犹皂荚丸之饮以枣膏也。

116

（十二）咳而胸满，振寒，脉数，咽干不渴，时出浊唾腥臭，久久吐脓，如米粥者，为肺痈，桔梗汤主之。

［桔梗汤］方亦治血痹。

桔梗—两　甘草二两

上二味，以水三升，煮取一升，分温再服，则吐脓血也。

【徐忠可】此乃肺痈已成。所谓热过于荣，吸而不出，邪热结于肺之荣分。故以苦梗下其结热，开提肺气，生甘草以清热解毒，此亦开痹之法。故又注曰：再服则吐脓血也。

【尤在泾】此条见证，具如前第二条所云，乃肺痈之的证也。此病为风热所壅，故以苦梗开之；热聚则成毒，故以甘草解之。而甘倍于苦，其力似乎太缓，意者痈脓已成，正伤毒溃之时，有非峻剂所可排击者，故药不嫌轻耳，后附《外台》桔梗白散，治证与此正同，方中桔梗、贝母同用，而无甘草之甘缓，且有巴豆之毒热，似亦以毒攻毒之意。然非病盛气实，非峻药不能为功者，不可侥幸一试也，是在审其形之肥瘠与病之缓急而善其用焉。

（十三）咳而上气，此为肺胀，其人喘，目如脱状，脉浮大者，越婢加半夏汤主之。

［越婢加半夏汤］方

麻黄六两　石膏半斤　生姜三两　大枣十五枚　甘草二两　半夏半升

上六味，以水六升，先煮麻黄，去上沫，内诸药，煮取三升，分温三服。

【徐忠可】咳乃火乘肺，频频上气，是肺之形体不能稍安，故曰此为肺胀。喘者，胀之呼气也，目如脱，胀而气壅不下也，更加脉浮大，则胀实由邪盛。故以越婢清邪，而加半夏以降其逆，则胀自已也。

【尤在泾】外邪内饮，填塞肺中，为胀，为喘，为咳而上气。

117

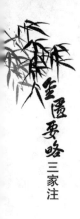

越婢汤散邪之力多，而蠲饮之力少，故以半夏辅其未逮。不用小青龙者，以脉浮且大，病属阳热，故利辛寒，不利辛热也。目如脱状者，目睛胀突，如欲脱落之状，壅气使然也。

（十四）肺胀，咳而上气，烦躁而喘，脉浮者，心下有水，小青龙加石膏汤主之。

［小青龙加石膏汤］方　《千金》证治同，外更加胁下痛引缺盆。

麻黄　芍药　桂枝　细辛　甘草　干姜各三两　五味子　半夏各半升　石膏二两

上九味，以水一斗，先煮麻黄，减二升，去上沫，内诸药，煮取三升，去滓。强人服一升，赢者减之。日三服。小儿服四合。

【徐忠可】此较前条，同是咳喘上气，肺胀脉浮，然前条目如脱状，则喘多矣。喘多责寒，故以麻黄、甘草为主，而加石膏以清寒变之热，此独加烦躁，《伤寒论》中寒得风脉，而烦躁者，主以青龙汤，故亦主小青龙，然壅则气必热，故仍加石膏耳。

【尤在泾】此亦外邪内饮相搏之证，而兼烦躁，则挟有热邪。麻、桂药中必用石膏，如大青龙之例也。又此条见证与上条颇同，而心下寒饮则非温药不能开而去之，故不用越婢加半夏，而用小青龙加石膏，温寒并进，水热俱捐，于法尤为密矣。

附方

《外台》［炙甘草汤］　治肺痿涎唾多，心中温温液液者。方见虚劳中。

【徐忠可】肺痿证，概属津枯热燥，此方乃桂枝汤去芍，加参、地、阿胶、麻仁、麦冬也。此原属仲景《伤寒论》中脉结代方。不急于去热，而但以生津润燥为主，盖虚回而津生，津生而热自化也。至桂枝乃热剂，而不嫌峻者，桂枝得甘草，正所以行其热也。

《千金》［甘草汤］

甘草

上一味，以水三升，煮减半，分温三服。

【徐忠可】肺痿之热由于虚，则不可直攻，故以生甘草之甘寒，频频呷之，热自渐化也。余妾曾病此，初时涎沫成碗，服过半月，痰少而愈，但最难吃，三四日内，猝无捷效耳。

《千金》［生姜甘草汤］　治肺痿咳唾，涎沫不止，咽燥而渴。

生姜五两　人参三两　甘草四两　大枣十五枚

上四味，以水七升，煮取三升，分温三服。

【徐忠可】此汤即甘草一味方广其法也。谓胸咽之中，虚热干枯，故参、甘以生津化热，姜、枣以宣上焦之气，使胸中之阳不滞，而阴火自熄也，然亦非一二剂可以期效。

《千金》［桂枝去芍药加皂荚汤］　治肺痿吐涎沫。

桂枝　生姜各三两　甘草二两　大枣十枚　皂荚一枚，去皮子，炙焦

上五味，以水七升，微微火煮取三升，分温三服。

【徐忠可】此治肺痿中之有壅闭者。故加皂荚以行桂、甘、姜、枣之势。此方必略兼上气不得眠者宜之。

【尤在泾】以上诸方，俱用辛甘温药，以肺既枯痿，非湿剂可滋者，必生气行气以致其津，盖津生于气，气至则津亦至也。又方下俱云：吐涎沫多不止，则非无津液也，乃有津液而不能收摄分布也，故非辛甘温药不可，加皂荚者，兼有浊痰也。

《外台》桔梗白散　治咳而胸满，振寒，脉数，咽干不渴，时出浊唾腥臭，久久吐脓如米粥者，为肺痈。

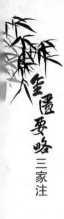

桔梗　贝母各三分　巴豆一分，去皮，熬研如脂

上三味，为散，强人饮服半钱匕，羸者减之。病在膈上者，吐脓血；膈下者泻出；若下多不止，饮冷水一杯则定。

【徐忠可】此即前桔梗汤证也。然此以贝母、巴豆易去甘草，则迅利极矣。盖此等证，危在呼吸，以悠忽遗祸，不可胜数，故确见人强，或证危，正当以此急救之，不得嫌其峻，坐以待毙也。

《千金》苇茎汤　治咳有微热，烦满，胸中甲错，是为肺痈。

苇茎二升　薏苡仁半升　桃仁五十枚　瓜瓣半升

上四味，以水一斗，先煮苇茎得五升，去滓，内诸药，煮取二升，服一升，再服，当吐如脓。

【徐忠可】此治肺痈之阳剂也。盖咳而有微热，是邪在阳分也，烦满则挟湿矣。至胸中甲错，是内之形体为病，故甲错独见于胸中，乃胸上之气血两病也。故以苇茎之轻浮而甘寒者，解阳分之气热，桃仁泻血分之结热，薏苡下肺中之湿，瓜瓣清结热而吐其败浊，所谓在上者越之耳。

【尤在泾】此方具下热散结通瘀之力，而重不伤峻，缓不伤懈，可以补桔梗汤、桔梗白散二方之偏，亦良法也。

（十五）肺痈胸满胀，一身面目浮肿，鼻塞清涕出，不闻香臭酸辛，咳逆上气，喘鸣迫塞，葶苈大枣泻肺汤主之。方见上。三日一剂，可至三四剂，此先服小青龙汤一剂乃进，小青龙方见咳嗽门中。

【徐忠可】前葶苈大枣汤，治肺痈喘不得卧，其壅气仅攻于内也，此则壅气走于经，而为一身面目浮肿，攻于肺窍，而为鼻塞清涕出，不闻香臭酸辛，则表里均平。故先用小青龙一剂，而后专泻肺家之实，亦极危之巧思也。

【尤在泾】此方原治肺痈喘不得卧，此兼面目浮，鼻塞清涕，则肺有表邪宜散，故先服小青龙一剂乃进。又按：肺痈诸方，其于治效，各有专长，如葶苈大枣用治痈之始萌而未成者，所谓乘其未集而击之也。其苇茎汤则因其乱而逐之者耳，桔梗汤则抚兼行，而意在于抚。洵为王者之师。桔梗白散则捣坚之锐师也。比而观之，审而行之，庶几各当而无误矣。

奔豚气病脉证治第八

论二首　方三首

（一）师曰：病有奔豚，有吐脓，有惊怖，有火邪，此四部病，皆从惊发得之。师曰：奔豚，病从少腹起，上冲咽喉，发作欲死，复还止。皆从惊恐得之。

【徐忠可】治病者，不问内伤外感，忽增一病，正当深究致此之由。如外邪既伤，复有因惊而入心者，甚则有因惊而动肾气者，其现证虽殊，当知受病之源，则孰浅孰深，分而治之不难矣。故谓奔豚之与吐脓、惊悸、火邪为四部病。奔豚，肾家病也，其吐脓、惊悸、火邪，皆上焦心分病，仲景各有治法。于吐脓则曰呕吐脓血，不可治呕，脓尽自愈。于心悸，用半夏麻黄丸。于火邪，用桂枝去芍加龙骨牡蛎汤。何知究其源，则同是惊发得之。谓本病之外，此复因惊而发也。先合四部为言，见惊之能为诸病若此，然此章单论奔豚，故后只言奔豚证治耳。此述奔豚之主证，有物浑沦，其状如豚，豚为水畜，自下闯上，则名为奔也。其起少腹，固肾邪动也，上冲咽喉，中上二焦不复有拦阻也；邪发于脏，与在经在腑不同，故发作欲死；肾水畏土，故脾气稍复还止。究其因，外邪不能直入，若此乃由惊气伤心，恐气伤肾，心肾之气，本自交通，今乃因邪作使，无复限制，故曰从惊恐得之。论曰：按仲景言厥阴之为病，气上冲心，言肾之积为奔豚，此复言奔豚，气从少腹上冲咽

121

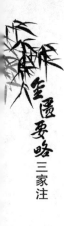

喉，皆从惊恐得之，惊则入心矣。然则此证果何属耶，曰心、肝、肾皆有之。昔东垣曰：人身上下有七冲门。皆下冲上，冲其吸入之气，使不得下归于脾肾。然东垣所谓冲，乃真气充满，相为关锁，故使外气不得内入，下阴不得上窜，乃自魄门而阑门，而幽门，而贲门，而咽门，而吸门，而飞门。阳气恒升，阴气雌伏，于人为无病，于天下为泰宁。今因惊恐之邪，骤伤心气，惊则气下，心者君主也。下堂而奔，藩篱尽撤，则下焦虽伏之阴，因乙癸同源，肾邪乃挟肝气而上入。如禄山既破潼关，长驱莫御，非有凤翔恢复之师，长安正未易复耳。然则此证，乃积发于肾气，借厥阴激乱而撤守在心，亦何疑哉。

【尤在泾】奔豚具如下文。吐脓有咳与呕之别，其从惊得之旨未详。惊怖即惊恐，盖病从惊得，而惊气即为病气也。火邪见后惊悸部及《伤寒·太阳篇》。云太阳病，以火熏之，不得汗，其人必躁，到经不解，必圊血，名为火邪，然未尝云从惊发也。《惊悸篇》云：火邪者，桂枝去芍药加蜀漆牡蛎龙骨救逆汤主之。此亦是因火邪而发惊，非因惊而发火邪也。即后奔豚证治三条，亦不必定从惊恐而得，盖是证有杂病、伤寒之异。从惊恐得者，杂病也；从发汗及烧针被寒者，伤寒也。其吐脓、火邪二病，仲景必别有谓，姑阙之以俟知者。或云：东方肝木，其病发惊骇，四部病皆以肝为主。奔豚、惊怖皆肝自病，奔豚因惊而发病，惊怖即惊以为病也。吐脓者，肝移热于胃，胃受热而生痈脓也。火邪者，木中有火，因惊而发，发则不特自燔，且及他脏也，亦通。前云惊发，此兼言恐者，肾伤于恐，而奔豚为肾病也。豚，水畜也；肾，水脏也。肾气内动，上冲胸喉，如豕之突，故名奔豚。亦有从肝病得者，以肾肝同处下焦，而其气并善上逆也。

（二）奔豚，气上冲胸，腹痛，往来寒热，奔豚汤主之。
[奔豚汤] 方

甘草　芎劳　当归各二两　半夏四两　黄芩二两　生葛五两　芍药二两　生姜四两　甘李根白皮一升

122

上九味，以水二斗，煮取五升，温服一升，日三夜一服。

【徐忠可】此乃奔豚之气，与在表之外邪相当者也。故状如奔豚，而气上冲胸，虽未至咽喉，亦如惊发之奔豚矣。但兼腹痛，是客邪有在腹也，且往来寒热，是客邪有在半表里。故合桂枝、小柴胡，去桂去柴，以太少合病治法，和其内相合之客邪，肝气不调，而加辛温之芎、归，内寒疼逆，而加甘温之生葛、李根，谓客邪去而肝气畅，则奔豚不治而自止也。桂为奔豚的药而不用，里急故也。

【尤在泾】此奔豚气之发于肝邪者，往来寒热，肝脏有邪而气通于少阳也。肝欲散，以姜、夏、生葛散之；肝苦急，以甘草缓之；芎、归、芍药理其血；黄芩、李根下其气。桂、苓为奔豚主药，而不用者，病不由肾发也。

（三）发汗后，烧针令其汗，针处被寒，核起而赤者，必发奔豚，气从少腹上至心，灸其核上各一壮，与桂枝加桂汤主之。

[桂枝加桂汤] 方

桂枝五两，去皮　芍药三两　甘草二两，炙　生姜三两　大枣十二枚
上五味，以水七升，微火煮取三升，去滓，温服一升。

【徐忠可】此言太阳余邪未尽，而加奔豚，兼又核起者，立内外两治之法也。谓太阳病发汗矣，又复烧针令汗，以太阳之邪未服故也。奈烧针则惊发其奔豚之气，所以气从少腹上至心，于是治其余邪，攻其冲气，治之甚易。乃又针处被寒，核起而赤，则兼治为难。故以桂枝汤主太阳之邪，加桂以伐奔豚之气，而赤核则另灸，以从外治之法，庶为两得耳。所以若此者，以无腹痛及往来寒热，则病专在太阳故也。

【尤在泾】此肾气乘外寒而动，发为奔豚者。发汗后，烧针复汗，阳气重伤，于是外寒从针孔而入通于肾，肾气乘外寒而上冲于心，故须灸其核上，以杜再入之邪，而以桂枝汤外解寒邪，加桂内泄肾气也。

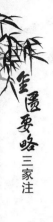

（四）发汗后，脐下悸者，欲作奔豚，茯苓桂枝甘草大枣汤主之。

　　［茯苓桂枝甘草大枣汤］方

　　茯苓半斤　　甘草二两，炙　　大枣十五枚　　桂枝四两

　　上四味，以甘澜水一斗，先煮茯苓，减二升，内诸药，煮取三升，去滓，温服一升，日三服。甘澜水法：取水二斗，置大盆内，以杓扬之，水上有珠子五六千颗相逐，取用之。

　　【徐忠可】此言即无惊发而有君火虚极，肾邪微动，亦将凌心而作奔豚也。谓汗乃心液，发汗后则虚，可知使非因汗时余邪侵肾，何至脐下悸，至于悸而肾邪动矣。故知欲作奔豚，乃以茯苓合桂甘专伐肾邪，单加大枣以安胃，似不复大顾表邪。谓发汗后，表邪已少，且但欲作，则其力尚微，故渗其湿，培其土，而阴气自衰，用甘澜水，助其急下之势也。论曰：仲景论证，每合数条以尽其变，故如奔豚一证，由于惊发，则合四部，见其因同而证异，庶知奔豚之所自来，又即言其气从少腹冲至咽喉，以见此病之极。则又即言其兼腹痛，而往来寒热，以见此证必从表未清来，而有在半表里者，则于内为多。又即言其兼核起，而无他病者，以见此证有只在太阳而未杂他经者，则于表为多。又即言汗后脐下悸，欲作奔豚而未成者，以见此证有表去之后，余邪侵肾者，则水气为多。故曰冲咽喉，曰冲胸，曰冲心，曰脐下悸，而浅深了然。用和解，用伐肾，用桂不用桂，而酌治微妙，奔豚一证，病因证治，无复剩义。苟不会仲景立方之意，则峻药畏用，平剂寡效，岂真古方不宜于今耶。

　　【尤在泾】此发汗后心气不足，而后肾气乘之，发为奔豚者。脐下先悸，此其兆也。桂枝能伐肾邪，茯苓能泄水气。然欲治其水，必益其土，故又以甘草、大枣补其脾气。甘澜水者，扬之令轻，使不益肾邪也。

胸痹心痛短气病脉证治第九

论一首　证一首　方十首

（一）师曰：夫脉当取太过不及，阳微阴弦，即胸痹而痛，所以然者，责其极虚也。今阳虚知在上焦，所以胸痹、心痛者，以其阴弦故也。

【徐忠可】此言治病，当知虚之所在，故欲知病脉，当先审脉中太过不及之形，谓最虚之处，即是容邪之处也。假令关前为阳，阳脉主阳，阳而微，虚也。关后为阴，阴脉主阴，阴而弦，虚邪也。然弦脉为阴之所有，虽云弦则为减，虚未甚也。阳宜洪大，而微则虚之甚矣，虚则邪乘之，即胸痹而痛。此于病脉之外，另察太过不及，以知虚实，然此处重在虚边，故下文即言实者，以为对焰。痹者，胸中之阳气不用也，痛者，阳不用，则阴火刺痛也。然则不虚，阴火何能乘之，故曰：所以然者，责其极虚。然单虚不能为痛，今阳微而知虚在上焦，其所以胸痹心痛，以阴中之弦，乃阴中寒邪，乘上焦之虚，则为痹为痛，是知虚为致邪之因，而弦乃袭虚之邪也。但虽有邪亦同归于虚，阳微故也。

【尤在泾】阳微，阳不足也；阴弦，阴太过也。阳主开，阴主闭，阳虚而阴干之，即胸痹而痛。痹者，闭也。夫上焦为阳之位，而微脉为虚之甚，故曰责其极虚。以虚阳而受阴邪之击，故为心痛。

（二）平人，无寒热，短气不足以息者，实也。

【徐忠可】若平人无寒热，则非表邪矣。又不见胸痹心痛之证，然而短气不足以息，非有邪碍其呼吸之气而何，故曰实也，则并非

125

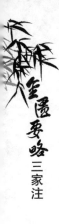

胸痹矣。合出二条，所以示人辨虚实之法。

【尤在泾】平人，素无疾之人也。无寒热，无新邪也；而乃短气不足以息，当是里气暴实，或痰或食或饮碍其升降之气而然。盖短气有从素虚宿疾而来者，有从新邪暴遏而得者，二端并否，其为里实无疑。此审因察病之法也。

（三）胸痹之病，喘息咳唾，胸背痛，短气，寸口脉沉而迟，关上小紧数，栝楼薤白白酒汤主之。

[栝楼薤白白酒汤]方

栝楼实一枚，捣　　薤白半升　　白酒七升

上三味，同煮，取二升，分温再服。

【徐忠可】此段实注胸痹之证脉，后凡言胸痹，皆当以此概之。但微有参差不同，故特首揭以为胸痹之主证、主脉、主方耳。谓人之胸中如天，阳气用事，故清肃时行，呼吸往还，不愆常度，津液上下，润养无壅，痹则虚而不充，其息乃不匀，而喘唾乃随咳而生。胸为前，背为后，其中气痹则前后俱痛，上之气不能常下，则下之气不能时上而短矣。寸口主阳因虚，伏而不鼓则沉而迟，关主阴，阴寒相搏，则小紧而数，数者阴中挟燥火也。人迎为阳，气口为阴，又关前为阳，关后为阴也，不言及尺，胸痹在上也。故以栝楼开胸中之燥痹为君，薤白之辛温以行痹着之气，白酒以通行荣卫为佐，其意谓胸中之阳气布，则燥自润，痰自开，而诸证悉愈也。论曰：寸口脉沉而迟，关上小紧数，既为胸痹主脉，前又云阳微阴弦，即胸痹而痛，孰为是乎？曰：此正见仲景斟酌论证之妙。盖胸痹证，阳既虚，虚则不运，不运，则津液必凝滞而为痰，故胸痹本与支饮、痰饮相类，但支饮、痰饮乃饮重而滞气，胸痹则由阳虚而气削，痰饮因之。故仲景既不列胸痹于支饮、痰饮中，即胸痹内，亦不拈煞一脉为言。彼支饮云：咳逆倚息，短气不得卧，其形如肿。此胸痹云：喘息咳唾，胸背痛，短气。彼邪重，故不得卧，此虚，故前后胸背应痛，是大别异处。而曰：夫脉当取太过不及，阳

126

微阴弦，即胸痹而痛。又注云：责其极虚。见胸痹证，当全责阳虚，既非表证外入之疾，亦非痰饮内积之比，故以栝楼、薤白润燥通阳为主，未常不取消痰下气，而意实不同于治饮也。心子助阳，日钊不同，治饮在此一味。故细分寸口沉迟者，约略言其脉之在阳者为微，细分关上小紧数者，约略言其脉之在阴者为弦，当取太过不及者，约略之辞也，《灵枢》：人迎大四倍于寸口，寸口大四倍于人迎，亦约略其大概也。令以阴阳概审关前关后，使人认定上焦阳虚，而胸痹一证与支饮、痰饮等，病因治法判然矣。

【尤在泾】胸中，阳也，而反痹，则阳不用矣；阳不用，则气之上下不相顺接，前后不能贯通，而喘息、咳唾、胸背痛、短气等证见矣。更审其脉，寸口亦阳也，而沉迟，则等于微矣；关上小紧，亦阴弦之意，而反数者，阳气失位，阴反得而主之。《易》所谓"阴凝于阳"，《书》所谓"牝鸡司晨"也。是当以通胸中之阳为主。薤白、白酒，辛以开痹，温以行阳；栝蒌实者，以阳痹之处，必有痰浊阻其间耳。

（四）胸痹，不得卧，心痛彻背者，栝楼薤白半夏汤主之。

［栝楼薤白半夏汤］方

栝楼实一枚,捣　薤白三两　半夏半升　白酒一斗

上四味，同煮，取四升，温服一升，日三服。

【徐忠可】此贯以胸痹，是喘息等证，或亦有之也。加以不得卧，此支饮之兼证，又心痛彻背，支饮原不痛，饮由胸痹而痛气应背，故即前方加半夏，以去饮下逆。此条若无心痛彻背，竟是支饮矣。

【尤在泾】胸痹不得卧，是肺气上而不下也；心痛彻背，是心气塞而不和也。其痹为尤甚矣。所以然者，有痰饮以为之援也，故于胸痹药中，加半夏以逐痰饮。

（五）胸痹，心中痞气，气结在胸，胸满，胁下逆抢心，枳

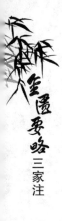

实薤白桂枝汤主之；人参汤亦主之。

　　［枳实薤白桂枝汤］方

　　枳实四枚　厚朴四两　薤白半斤　桂枝一两　栝楼实一枚，捣

　　上五味，以水五升，先煮枳实、厚朴，取二升，去滓，内诸药，煮数沸，分温三服。

　　［人参汤］方

　　人参　甘草　干姜　白术各三两

　　上四味，以水八升，煮取三升，温服一升，日三服。

　　【徐忠可】胸痹而加以心中痞、胸满，似痞与结胸之象，乃上焦阳微而客气动膈也。注云：留气结在胸，即客气也，更胁下逆抢心，是不独上焦虚，而中焦亦虚，阴邪得以据之，为逆为抢。故于薤白、栝楼，又加枳、朴以开其结，桂枝行阳以疏其肝。人参汤亦主之者，病由中虚，去其太甚，即可补正以化邪也。胸痹之虚，本阳气微，非荣气虚也，阳无取乎补，宣而通之，即阳气畅，畅即阳盛矣。故薤白分以行阳为主，不取补，其此曰人参汤亦主之，因胁下逆，由中气虚，故兼补中耳。

　　【尤在泾】心中痞气，气痹而成痞也；胁下逆抢心，气逆不降，将为中之害也。是宜急通其痞结之气，否则速复其不振之阳。盖去邪之实，即以安正；养阳之虚，即以逐阴。是在审其病之久暂，与气之虚实而决之。

　　（六）胸痹，胸中气塞，短气，茯苓杏仁甘草汤主之；橘枳姜汤亦主之。

　　［茯苓杏仁甘草汤］方

　　茯苓三两　杏仁五十粒　甘草一两

　　上三味，以水一斗，煮取五升，温服一升，日三服，不差，更服。

　　［橘皮枳实生姜汤］方

　　橘皮一斤　枳实三两　生姜半斤

128

上三味，以水五升，煮取二升，分温再服。《肘后》、《千金》云：治胸痹，胸中愊愊如满，噎塞习习如痒，喉中涩燥唾沫。

【徐忠可】胸痹而尤觉气塞短气，是较喘息更有闭塞不通之象，气有余之甚也，知下之壅滞多矣。故以杏仁利肺气，而加茯苓以导饮，甘草以补中，不则恐挟微寒，橘、枳以利中、上焦气而加生姜以宣之，胸痹本属虚，而治之若此，气塞之甚，故先治标，后治本也。

【尤在泾】此亦气闭、气逆之证，视前条为稍缓矣。二方皆下气散结之剂，而有甘淡苦辛之异，亦在酌其强弱而用之。

（七）胸痹缓急者，薏苡附子散主之。

［薏苡附子散］方

薏苡仁十五两　　大附子十枚,炮

上二味，杵为散，服方寸匕，日三服。

【徐忠可】缓急是肢节之筋，有缓有急，乃胸痹之邪淫及于筋也。肝主筋，乙癸同源，明是龙雷之火不足，故得以痹胸之气，移而痹筋。以舒筋之薏苡，合附子以温起下元，则阳回而痹自去，用散者，欲其渐解之也。

【尤在泾】阳气者，精则养神，柔则养筋，阳痹不用，则筋失养而或缓或急，所谓大筋软短，小筋弛长者是也。故以薏苡仁舒筋脉，附子通阳痹。

（八）心中痞，诸逆心悬痛，桂枝生姜枳实汤主之。

［桂枝生姜枳实汤］方

桂枝　生姜各三两　枳实五枚

上三味，以水六升，煮取三升，分温三服。

【徐忠可】此已下，不言胸痹，是不必有胸痹的证矣。但心中

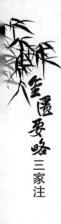

痞是阴邪凝结之象也，非因初时气逆不至此，然至心痛如悬，是前因逆而邪痞心中，后乃邪结心中，而下反如空矣。故以桂枝去邪，生姜、枳实宣散而下其气也。

【尤在泾】诸逆，该痰饮、客气而言。心悬痛，谓如悬物动摇而痛，逆气使然也。桂枝、枳实、生姜，辛以散逆，苦以泄痞，温以祛寒也。

（九）心痛彻背，背痛彻心，乌头赤石脂丸主之。

[乌头赤石脂丸] 方

蜀椒一两　一法二分　乌头一分，炮　附子半两，炮　一法一分　干姜一两　一法一分　赤石脂一两　一法二分

上五味，末之，蜜丸如梧子大，先食服一丸，日三服。不知，稍加服。

【徐忠可】心背本属两面中之空窍，乃正气所贮以通上下者，今心痛则通彻于背，背痛则通彻于心，明是正气不足，而寒邪搏结于中。故以乌、附、姜、椒温下其气，而以赤石脂入心而养血，且镇坠辑浮以安其中，邪去而胸中之正气自复，则痛止矣。

【尤在泾】心背彻痛，阴寒之气，遍满阳位，故前后牵引作痛。沈氏云：邪感心包，气应外俞，则心痛彻背；邪袭背俞，气从内走，则背痛彻心。俞脏相通，内外之气相引，则心痛彻背，背痛彻心。即《经》所谓"寒气客于背俞之脉，其俞注于心，故相引而痛是也"。乌、附、椒、姜同力协济，以振阳气而逐阴邪，取赤石脂者，所以安心气也。

[九痛丸] 治九种心痛。

附子三两，炮　生狼牙一两，炙香　巴豆一两，去皮心，熬研如膏　干姜一两　吴茱萸一两　人参一两

上六味，末之，炼蜜丸如梧子大，酒下，强人初服三丸，日三服，弱者二丸。兼治卒中恶，腹胀痛，口不能言，又治连

年积冷，流注心胸痛，并冷冲上气，落马坠车、血疾等，皆主之。忌口如常法。

【徐忠可】凡心痛不离于寒，或有稍滞之积，故亦以干姜、附子为主，而加吴萸以降浊阴，狼牙以去浮风，巴豆以逐留滞，邪非虚不着，故加人参以养正，兼治卒中恶及连年积冷血疾者，养正驱邪，气通而诸证悉愈耳。

【尤在泾】九痛者，一虫、二注、三风、四悸、五食、六饮、七冷、八热、九去来痛是也。而并以一药治之者，岂痛虽有九，其因于积冷结气所致者多耶。

腹满寒疝宿食病脉证治第十

论一首　脉证十六条　方十三首

（一）趺阳脉微弦，法当腹满。不满者，必便难，两胠疼痛，此虚寒从下上也，当以温药服之。

【赵以德】所谓此虚寒自下上也，当以温药服之，包举阴病证治，了无剩义。盖寒从下上，正地气加天之始，用温则上者下，聚者散，直捷通快，一言而终。故《卒病论》虽亡，其可意会者，未尝不宛在也。

【徐忠可】此言腹满寒疝，皆由寒中于内，然腹满间有实者，寒疝则概属于寒，而于发有不同也。谓腹满本脾胃家病，脉莫切于趺阳，趺阳脉微弦，微者阳虚，弦者客寒，虚而受寒，腹者脾主之，焉得不满。《内经》曰：脏寒生满病。设不满，是脾胃素有热邪，即避实而袭虚，故寒束其热，而便反难。邪袭两胁，而结于其下，乃两胁胠痛，微弦脉见于下之趺阳，而痛发于胁胠，自比风从上受者异，故曰：此虚寒从下上也。内寒不可表散，得温即去，故

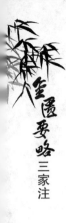

曰当温药。

【尤在泾】趺阳，胃脉也；微弦、阴象也。以阴加阳，脾胃受之，则为腹满，设不满，则阴邪必旁攻肋胁而下闭谷道，为便难，为两胠疼痛。然其寒不从外入而从下上，则病自内生，所谓肾虚则寒动于中也，故不当散而当温。

（二）病者腹满，按之不痛为虚，痛者为实，可下之。舌黄未下者，下之黄自去。

【徐忠可】若竟腹满，虚则无形之寒不痛，实则有形之邪而痛，故可下，因胃热而舌黄，下其热，则黄随热去，见非下不可也。

【尤在泾】腹满按之不痛者，无形之气，散而不收，其满为虚；按之而痛者，有形之邪结而不行，其满为实。实者可下，虚者不可下也，舌黄者热之征，下之实去，则黄亦去。

（三）腹满时减，复如故，此为寒，当与温药。

【徐忠可】腹满有增减，则非脏真粘着之病，所以得阳即减，得阴加满，故曰：此为寒，当温药。

【尤在泾】腹满不减者，实也；时减复如故者，腹中寒气得阳而暂开，得阴而复合也。此亦寒从内生，故曰当与温药。

（四）病者痿黄，躁而不渴，胸中寒实，而利不止者，死。

【徐忠可】若下虚寒，应腹满，而肾更虚极，不能自固，以致寒壅脾气，而为痿黄，痿者黄之黯淡者也，以致肾寒上入，不渴而燥，以致胃中实有寒邪，下焦自利不止，此非脾强而不满，乃元气大泄，欲满而不能，故曰：利不止者，死。

【尤在泾】痿黄，脾虚而色败也。气不至，故燥；中无阳，故不渴。气竭阳衰，中土已败，而复寒结于上，脏脱于下，何恃而可以通之止之乎？故死。

（五）寸口脉弦者，即胁下拘急而痛，其人啬啬恶寒也。

【徐忠可】若寒疝，则邪之所起不止于脾胃，故脉专责之寸口，脉既得弦，则是卫气为寒邪所结而不行，风寒与肝相得，胁者肝之府，故胁下拘急而痛，邪从表来，故啬啬恶寒。

【尤在泾】寸口脉弦，亦阴邪加阳之象，故胁下拘急而痛；而寒从外得，与趺阳脉弦之两胠疼痛有别，故彼兼便难，而此有恶寒也。

（六）夫中寒家，喜欠。其人清涕出，发热色和者，善嚏。

【徐忠可】然中寒家，每先自皮毛与阳明俱入，故肺之合受邪而清涕出，且发热，邪侵胃而欠，邪不行表而色和，然不行表之经，则走表之窍，故善嚏。

【尤在泾】阳欲上而阴引之，则欠；阴欲入而阳拒之，则嚏。中寒者，阳气被抑，故喜欠；清涕出、发热色和，则邪不能留，故善嚏。

（七）中寒，其人下利，以里虚也，欲嚏不能，此人肚中寒。 一云痛。

【徐忠可】假令所中之寒，不行于表而侵于里，为下利，此邪乘虚入，故知本虚，然其外邪牵制于内寒，则大气不能全走于窍，故欲嚏不能，知其肚中寒。

【尤在泾】中寒而下利者，里气素虚，无为捍蔽，邪得直侵中脏也；欲嚏不能者，正为邪逼，既不能却又不甘受，于是阳欲动而复止，邪欲去而仍留也。

133

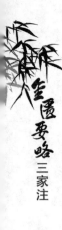

（八）夫瘦人绕脐痛，必有风冷。谷气不行，而反下之，其气必冲；不冲者，心下则痞也。

【徐忠可】若绕脐痛，风冷稽留之也，瘦人，则更无痰之可疑，设或便难乃是胃寒，谷气不行，而反下之，则下焦以本虚而邪袭，又误下以动肾气，则必气冲。设或不冲，是肾中之阳尚足以御之，故脐中风冷，并滞于心下而为痞。

【尤在泾】瘦人脏虚气弱，风冷易入，入则谷气留滞不行，绕脐疼痛，有似里实，而实为虚冷，是宜温药以助脾之行者也。乃反下之，谷出而风冷不与俱出，正乃益虚，邪乃无制，势必犯上无等，否亦窃据中原也。

（九）病腹满，发热十日，脉浮而数，饮食如故，厚朴七物汤主之。

［厚朴七物汤］方

厚朴半斤　甘草　大黄各三两　大枣十枚　枳实五枚　桂枝二两
生姜五两

上七味，以水一斗，煮取四升，温服八合，日三服。呕者，加半夏五合；下利，去大黄；寒多者，加生姜至半斤。

【徐忠可】此有表复有里，但里挟燥邪，故小承气汤为主，而合桂、甘、姜、枣以和其表。此即大柴胡之法也，但脉浮数，邪尚在太阳，故用桂枝去芍合小承气耳。盖腹之满，初虽因微寒，乃胃素强，故表寒不入，而饮食如故。但腹满发热，且脉浮数，相持十日，此表里两病，故两解之耳。若寒多，加生姜至半斤，谓表寒多也；若呕，则停饮上逆矣，故加半夏；若下利，则表里气本虚寒，去大黄。

【尤在泾】腹满，里有实也；发热脉浮数，表有邪也。而饮食如故，则当乘其胃气未病而攻之。枳、朴、大黄所以攻里，桂枝、生姜所以攻表，甘草、大枣则以其内外并攻，故以之安脏气，抑以和药气也。

（十）腹中寒气，雷鸣切痛，胸胁逆满，呕吐，附子粳米汤主之。

［附子粳米汤］方

附子一枚，炮　半夏半升　甘草一两　大枣十枚　粳米半升

上五味，以水八升，煮米熟汤成，去滓，温服一升，日三服。

【徐忠可】此方妙在粳米，鸣而且痛，腹中有寒气也。乃满不在腹而在胸胁，是邪高痛下，寒实从下上，所谓肾虚则寒动于中也，故兼呕逆而不发热。以附子温肾散寒，半夏去呕逆，只用粳米，合甘、枣调脾，建立中气不用术，恐壅气也。

【尤在泾】下焦浊阴之气，不特肆于阴部，而且逆于阳位，中土虚而堤防撤矣，故以附子辅阳驱阴，半夏降逆止呕，而尤赖粳米、甘、枣培令土厚，而使敛阴气也。

（十一）痛而闭者，厚朴三物汤主之。

［厚朴三物汤］方

厚朴八两　大黄四两　枳实五枚

上三味，以水一斗二升，先煮二味，取五升，内大黄，煮取三升，温服一升。以利为度。

【徐忠可】痛而闭，则燥热之久，阴气消亡，故药不嫌峻，而用小承气，比大承气无芒硝，非外邪内结之比也。不即曰小承气，而曰三物汤，以别于七物之两解耳。

【尤在泾】痛而闭，六腑之气不行矣。厚朴三物汤，与小承气同。但承气意在荡实，故君大黄；三物意在行气，故君厚朴。

（十二）按之心下满痛者，此为实也，当下之，宜大柴胡汤。

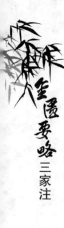

【徐忠可】此亦两解之方。但此为太阳已传少阳者设也。谓按之心下痛，此有形为病，故曰实而当下。用大柴胡汤者，不离于小柴胡汤之和解，而稍削其有形之邪耳。

【尤在泾】按之而满痛者，为有形之实邪。实则可下，而心下满痛，则结处尚高，与腹中满痛不同，故不宜大承气而宜大柴胡。承气独主里实，柴胡兼通阳痹也。

［**大柴胡汤**］方

柴胡半斤　黄芩三两　芍药三两　半夏半升，洗　枳实四枚，炙大黄二两①　大枣十二枚　生姜五两

上八味，以水一斗二升，煮取六升，去滓，再煎，温服一升，日三服。

（十三）腹满不减，减不足言，当须下之，宜大承气汤。

［大承气汤］方　见前痉病中。

【徐忠可】前有腹满时减，当温之一条，故此以减不足言者别之，见稍减而实不减，是当从实治，而用大承气。此比三物汤，多芒硝，热多故耳。

【尤在泾】减不足言，谓虽减而不足云减，所以形其满之至也，故宜大下。以上三方，虽缓急不同，而攻泄则一，所谓中满者泻之于内也。

（十四）心胸中大寒痛，呕不能饮食，腹中寒，上冲皮起，出见有头足，上下痛而不可触近，大建中汤主之。

［大建中汤］方

蜀椒二合，去汗　干姜四两　人参二两

上三味，以水四升，煮取二升，去滓，内胶饴一升，微火

———————————

① 二两：《金匮》作"四两"。

煎取一升半，分温再服；如一炊顷，可饮粥二升，后更服。当一日食糜粥，温覆之。

【徐忠可】此以下，皆治寒痛之法也。谓心胸中本阳气治事，今有大寒与正气相阻则痛，正气欲降，而阴寒上逆则呕。胃阳为寒所痹，则不能饮食，便腹中亦寒气浮于皮肤，而现假热之色，乃上下俱痛，而手不可近，此寒气挟虚满于上下内外，然而过不在肾。故以干姜、人参，合饴糖以建立中气，而以椒性下达者，并温起下焦之阳，为温中主方。

【尤在泾】心腹寒痛，呕不能食者，阴寒气盛，而中土无权也；上冲皮起，出见有头足，上下痛而不可触近者，阴凝成象，腹中虫物乘之而动也。是宜大建中脏之阳，以胜上逆之阴。故以蜀椒、干姜温胃下虫，人参、饴糖安中益气也。

（十五）胁下偏痛，发热，其脉紧弦，此寒也。以温药下之，宜大黄附子汤。

［大黄附子汤］方

大黄三两　附子三枚，炮　细辛二两

上三味，以水五升，煮取二升，分温三服。若强人煮取二升半，分温三服；服后如人行四五里，进一服。

【徐忠可】此较前条同是寒，但偏痛为实邪，况脉紧弦，虽发热，其内则寒，正《内经》所谓感于寒者，皆为热病也，但内寒多，故以温药下之。附子、细辛与大黄合用，并行而不倍，此即《伤寒论》大黄附子泻心汤之法也。

【尤在泾】胁下偏痛而脉紧弦，阴寒成聚，偏着一处，虽有发热，亦是阳气被郁所致。是以非温不能已其寒，非下不能去其结，故曰宜以温药下之。程氏曰："大黄苦寒，走而不守，得附子、细辛之大热，则寒性散而走泄之性存是也。"

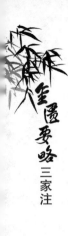

（十六）寒气厥逆，赤丸主之。

［赤丸］方

茯苓四两　半夏四两，洗　一方用桂　乌头二两，炮　细辛一两　《千金》作人参

上四味，末之，内真朱为色，炼蜜为丸如麻子大。先食酒饮下三丸，日再夜一服。不知，稍增之，以知为度。

【徐忠可】此即《伤寒论》直中之类也。胸腹无所苦，而止厥逆，盖四肢乃阳气所起，寒气格之，故阳气不顺接，而厥阴气冲满而逆。故以乌头、细辛伐内寒，苓、半以下其逆上之痰气，真朱为色者，寒则气浮，故重以镇之，且以护其心也，真朱即朱砂也。

【尤在泾】寒气厥逆，下焦阴寒之气厥而上逆也。茯苓、半夏降其逆，乌头、细辛散其寒，真朱体重色正，内之以破阴去逆也。

（十七）腹痛，脉弦而紧，弦则卫气不行，即恶寒；紧则不欲食。邪正相搏，即为寒疝。寒疝绕脐痛，若发则白津出，手足厥冷，其脉沉紧者，大乌头煎主之。

［大乌头煎］方

乌头大者五枚，熬，去皮，不㕮咀

上以水三升，煮取一升，去滓，内蜜二升，煎令水气尽，取二升。强人服七合，弱人服五合。不差，明日更服，不可一日再服。

【徐忠可】此寒疝之总脉证也。其初亦止腹满，而脉独弦紧，弦则表中之卫气不行，而恶寒，紧则寒气痹胃，而不欲食，因而风冷注脐，邪正相搏，而绕脐痛。此以前不言疝，寒未结，且多在上中耳，观其邪正相搏即为疝，可知以前虽亦腹痛，止是邪正相争。是卫外之阳，胃中之阳，下焦之阳，皆为寒所痹，因寒脐痛，故曰疝。至发而白津出，寒重故冷涩也，手足厥冷，厥逆也，其脉沉紧，是寒已直入于内也，故以乌头一味，合蜜顿服之，以攻寒峻烈之剂即后人所谓霹雳散也。

【尤在泾】弦紧脉皆阴也。而弦之阴从内生，紧之阴从外得。弦则卫气不行而恶寒者，阴出而痹其外之阳也；紧则不欲食者，阴入而痹其胃之阳也。卫阳与胃阳并衰，而外寒与内寒交盛，由是阴反无畏而上冲，阳反不治而下伏，所谓邪正相搏，即为寒疝者也。绕脐痛，发则白津出，手足厥冷，其脉沉紧，皆寒疝之证。白津，汗之淡而不咸者，为虚汗也，一作自汗，亦通。大乌头煎大辛大热，为复阳散阴之峻剂，故云不可一日更服。

（十八）寒疝，腹中痛，及胁痛里急者，当归生姜羊肉汤主之。

［当归生姜羊肉汤］方

当归三两　生姜五两　羊肉一斤

上三味，以水八升，煮取三升，温服七合，日三服。若寒多者，加生姜成一斤；痛多而呕者，加橘皮二两，白术一两。加生姜者，亦加水五升，煮取三升二合，服之。

【徐忠可】寒疝至腹痛胁亦痛，是腹胁皆寒气作主，无复界限，更加里急，是内之荣血不足，致阴气不能相荣，而敛急不舒。疝从山义，取根深重着而难拔，故《内经》有七疝，但彼乃在脉为病，此则寒结腹中，故曰寒疝，非病专下焦者比也，故连腹胁言之。故以当归、羊肉兼补兼温，而以生姜宣散其寒，然不用参而用羊肉，所谓形不足者，补之以味也。痛多而呕，加橘、术，胃虚多也。

【尤在泾】此治寒多而血虚者之法。血虚则脉不荣。寒多则脉绌急。故腹胁痛而里急也；当归、生姜温血散寒，羊肉补虚益血也。

（十九）寒疝，腹中痛，逆冷，手足不仁。若身疼痛，灸刺诸药不能治，抵当乌头桂枝汤主之。

139

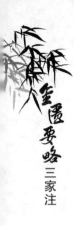

［乌头桂枝汤］方

乌头

上一味，以蜜二斤，煎减半，去滓，以桂枝汤五合解之，令得一升后，初服二合；不知，即服三合；又不知，复加至五合。其知者，如醉状，得吐者为中病。

［桂枝汤］方

桂枝三两，去皮　芍药三两　甘草二两，炙　生姜三两　大枣十二枚

上五味，锉，以水七升，微火煮取三升，去滓。

【徐忠可】起于寒疝腹痛，而至逆冷、手足不仁，则阳气大痹，加以身疼痛，荣卫俱不和，更灸刺诸药不能治，是或攻其内，或攻其外，邪气牵制不服，故以乌头攻寒为主，而合桂枝全汤，以和荣卫，所谓七分治里，三分治表也。如醉状，则荣卫得温而气胜，故曰知，得吐，则阴邪不为阳所容，故上出而为中病。

【尤在泾】腹中痛，逆冷，阳绝于里也；手足不仁或身疼痛，阳痹于外也。此为寒邪兼伤表里，故当表里并治。乌头温里，桂枝解外也。徐氏曰：灸刺诸药不能治者，是或攻其内，或攻其外，邪气牵制不服也。如醉状则荣卫得温而气胜，故曰知，得吐则阴邪不为阳所容而上出，故为中病。

（二十）其脉数而紧，乃弦，状如弓弦，按之不移。脉数弦者，当下其寒；脉紧大而迟者，必心下坚；脉大而紧者，阳中有阴，可下之。

【徐忠可】此言弦紧为寒疝主脉。然有数而紧，与大而紧，俱是阳中有阴，皆当下其寒，故以此总结寒疝之脉之变。谓紧本寒脉，数而紧，紧不离于弦，但如弓弦，按之不移，因其紧而有绷急之状也。如弓弦七字，注紧脉甚切，故下即言数弦，不复言紧，谓弦即紧也。然虽数，阴在阳中，故曰当下其寒。若紧大而迟，大为阳脉，挟紧且迟，则中寒为甚而瘕结，故曰必心下坚，即所谓心下

140

坚大如盘之类，若单大而紧，此明系阳包阴，故曰阳中有阴，可下之，即前大黄附子细辛汤下之是也。

【尤在泾】脉数为阳，紧弦为阴，阴阳参见，是寒热交至也。然就寒疝言，则数反从弦，故其数为阴凝于阳之数，非阳气生热之数矣。如就风疟言，则弦反从数，故其弦为风从热发之弦，而非阴气生寒之弦者，与此适相发明也。故曰脉数弦者，当下其寒。紧而迟，大而紧亦然。大虽阳脉，不得为热，正以形其阴之实也。故曰阳中有阴，可下之。

附方

《外台》［乌头汤］治寒疝腹中绞痛，贼风入攻五脏，拘急不得转侧，发作有时，使人阴缩，手足厥逆。方见上。

【徐忠可】此即前大乌头汤煎方也，《外台》亦用之，取其多验耳。但治症相仿，而注云贼风入攻五脏，则知此为外邪内犯至急，然未是邪藏肾中，但刻欲犯肾，故肾不为其所犯则不发，稍一犯之即发，发则阴缩，寒气敛切故也。肾阳不发，诸阳皆微，故手足厥逆。

《外台》［柴胡桂枝汤］方　治心腹卒中痛者。

柴胡四两　黄芩　人参　芍药　桂枝　生姜各一两半　甘草一两
半夏二合半　大枣六枚

上九味，以水六升，煮取三升，温服一升，日三服。

【徐忠可】外邪内入，与里之虚寒不同，故桂枝、柴胡汤合，则表邪之内入者，从内而渐驱之为便，故曰治腹卒中痛者，谓从表入者，从半表治也。

《外台》［走马汤］　治中恶心痛腹胀，大便不通。

巴豆二枚，去皮心，熬　杏仁二枚

141

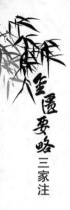

上二味，以绵缠捶令碎，热汤二合，捻取白汁，饮之当下，老小量之。通治飞尸鬼击病。

【徐忠可】中恶心痛，此客忤也。腹胀不大便，是正气不复能运，此时缓治，皆不暇及。故须以巴豆峻攻，杏仁兼利肺与大肠之气，一通则无不通，故亦主飞尸鬼击，总是阴邪不能留也。

（二十一）问曰：人病有宿食，何以别之？师曰：寸口脉浮而大，按之反涩，尺中亦微而涩，故知有宿食，大承气汤主之。

（二十二）脉数而滑者，实也，此有宿食，下之愈，宜大承气汤。

（二十三）下利不欲食者，有宿食也，当下之，宜大承气汤。

［大承气汤］方　见前痉病中。

【徐忠可】凡人不问表病里病，宿食之化不化，因乎其人之胃气，不必凡病尽有宿食，然而有者须别而治之。谓有形之邪不去，则无形之邪不能化耳。如寸口主阳，浮大阳脉也，非必主宿食，然谷气壅而盛，亦能为浮大，但饮食不节，则阴受之，阴受之，则血先伤，故按之反涩，然涩脉不专主宿食，知其宿食，涩在浮大中也，尺中尤阴之所主，阴生于阳，血中之阴，既为食伤，且中焦食阻，气不宣通，而下失化源之生，故亦微而涩，邪属有形，故宜大承气峻逐之。若数滑为阳脉，尤滑为内实，此非谷气有余而何？若下利，胃不和也，更不欲食，岂非伤食恶食而何？故不必察脉，而知宿食，皆宜大承气，总属有形，不容缓治也。

【尤在泾】寸口脉浮大者，谷气多也。谷多不能益脾而反伤脾。按之脉反涩者，脾伤而滞，血气为之不利也。尺中亦微而涩者，中气阻滞，而水谷之精气不能逮下也，是因宿食为病，则宜大承气下

142

其宿食。脉数而滑，与浮大同，盖皆有余之象，为谷气之实也。实则可下，故亦宜大承气。谷多则伤脾，而水谷不分，谷停则伤胃，而恶闻食臭，故下利不欲食者，知其有宿食当下也。夫脾胃者，所以化水谷而行津气，不可或止者也；谷止则化绝，气止则机息，化绝机息，人事不其顿乎？故必大承气速去其停谷，谷去则气行，气行则化续，而生以全矣。若徒事消克，将宿食未去，而生气已消，岂徒无益而已哉。

（二十四）宿食在上脘，当吐之，宜瓜蒂散。

［瓜蒂散］方

瓜蒂—分，熬黄　赤小豆—分，煮

上二味，杵为散，以香豉七合煮取汁，和散一钱匕，温服之，不吐者，少加之，以快吐为度而止。亡血及虚者，不可与之。

【徐忠可】宿食在胃中者多，然有骤食太多，而不能下，或气壅在上，则是食未下胃，在上者越之，故用瓜蒂合香豉以涌之，加赤小豆以去其阴分之滋。食伤则土郁，土郁则木气不伸，故加赤小豆以通利肝气。

【尤在泾】食在下脘者，当下；食在上脘者，则不当下而当吐。《经》云："其高者，因而越之"也。

（二十五）脉紧如转索无常者，有宿食也。

（二十六）脉紧，头痛，风寒，腹中有宿食不化也。一云：寸口脉紧。

【徐忠可】脉紧主寒，如转索亦可谓紧之状，然如转索无常，是转之甚，类于滑矣，故曰宿食也。但不浮大而紧，其为无表可知，其所伤之为寒饮食亦可知。若脉紧，头痛风寒，此不可以验宿食，谓人身有表邪，其上焦之阳，必不能如平人之运化如常，故人

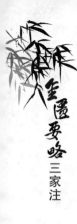

病表，凡三日，即不能食，乃表邪既盛，胃阳不运，则宿食必有不化，故曰：腹中有宿食不化也。听医家临证消息，虽曰食积，令人头必痛，然此处兼脉紧风寒为言，则头痛二字，不重在验食积，盖头痛实非宿食的据，故皆不出方，示不专重去宿食也。

【尤在泾】脉紧如转索无常者，紧中兼有滑象，不似风寒外感之紧，为紧而带弦也。故寒气所束者，紧而不移；食气所发者，乍紧乍滑，如以指转索之状，故曰无常。脉紧头痛风寒者，非既有宿食，而又感风寒也；谓宿食不化，郁滞之气，上为头痛，有如风寒之状，而实为食积类伤寒也。仲景恐人误以为外感而发其汗，故举以示人曰："腹中有宿食不化。"意亦远矣。

五脏风寒积聚病脉证并治第十一

论二首　脉证十七条　方二首

（一）肺中风者，口燥而喘，身运而重，冒而肿胀。

【赵以德】肺者，手太阴燥金，与足太阴同为湿化，内主音声，外合皮毛，居上焦阳部，行荣卫，在五行生克，畏火克木。今为风中之。夫风者，内应肝木之气，得火反侮所不胜之金。然木之子，火也，火必随木而至，风能胜湿，热能燥液，故为口燥；风火皆阳，二者合，则动摇不宁。动于肺，则燥其所液之湿；鼓其音声，有出难入，而作喘鸣；动于荣卫，鼓其脉络、肌肉，则身运、作肿胀。虽然，此特风中于肺，失其运用之一证耳。若《内经》所论：肺风者，多汗、恶风、色白、时咳，昼差暮剧。是又叙其邪在肺，作病状如是。各立一义，以为例耳。然后人自此而推，皆可得之其在脏、在舍、在经络。凡所见之病，不患其不备也。余脏皆然。

【徐忠可】大肠主津液，肺与大肠为表里，肺受邪，则大肠之气不化，故口燥。肺为气主，邪搏其呼吸，故喘，此实喘也。肺主周身之气，受邪则不能矫健如常度，故运而重，运者，如在车船之上，不能自主也。重者，肌中气滞，不活动，故重也。邪气实则清气滞，故清阳不升而冒，内外皆藉气为流动，肺本受邪，而内外皆壅，壅则外肿内胀矣。

【尤在泾】肺中风者，津结而气壅，津结则不上潮而口燥，气壅则不下行而喘也。身运而重者，肺居上焦，治节一身，肺受风邪，大气则伤，故身欲动而弥觉其重也。冒者，清肃失降，浊气反上，为蒙冒也。肿胀者，输化无权，水聚而气停也。

（二）肺中寒，吐浊涕。

【赵以德】肺者，阴也；居阳部，故曰阳中之阴；谓之娇脏，恶热复恶寒；过热则伤所禀之阴，过寒则伤所部之阳；为相傅之官，布化气液，行诸内外。阳伤则气耗，阴伤则气[1]衰。今寒中之，则气液蓄于胸，而成浊饮，唾出于口；蓄于经脉，乃成浊涕，流出于鼻，以鼻是肺脏呼吸之门也。

【徐忠可】寒为阴邪，阴主浊，故吐浊或涕，然吐浊则膈间亦变热，其本则寒也。

【尤在泾】肺中寒，吐浊涕者，五液在肺为涕，寒气闭肺窍而畜脏热，则浊涕从口出也。

（三）肺死脏，浮之虚，按之弱如葱叶，下无根者，死。

【赵以德】肺金主秋，当夏至四十五日后，阴气微上，阳气微下之时，《内经》论其平脉曰：气来轻虚以浮，来急去散。又曰：微毛为有胃气。又曰：厌厌聂聂，如落榆叶状。其阴阳微上下之象如此。又曰死脉，则为真肺脉至，大而虚，如毛羽中人肤。又曰：来如物之浮，如风吹毛。又曰：但毛无胃。则是阳气不下，阴气不

五脏风寒积聚病脉证并治第十一

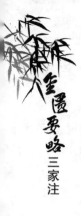

上，盛阳当变阴而不变，既不收敛，又不和缓，惟浮欲散，死可知已。因火克金而阴亡。《内经》谓其不过三日死，正与此同。盖阴者阳之根，浮者有之，沉者亦有之，根壮而后枝叶茂。叙平脉惟贵轻虚以浮，非全无沉着。但浮沉皆止三菽之重耳，不欲其如石之沉也。今浮之虚，按之又弱如葱叶，于三菽其有几哉？越人曰：肝与肺有生熟浮沉之异，生浮则熟沉，生沉则熟浮。盖阳极生阴，阴极生阳，更始体用之气在二脏，故二脏之气亦如之。缘肺居阳部，故体轻浮，主气以象阳，阳极变阴，故用收敛以象阴；肝居阴部，故体重沉，藏血以象阴，阴极变阳，故用升发以象阳。浮沉正此耳。五脏阴阳，各具一体用，不可不察。

【徐忠可】肺脉本浮涩，虚则元气亏而弱，葱体空软，按之如葱叶，则上之阳不下于阴矣。甚至下无根，则元气全脱，故死。论曰：按以上证，皆言肺本受病，则所伤在气，而凡身之藉气以为常者，作诸变证如此，乃详肺中风寒之内象也。若《内经》所云：肺风之状，多汗恶风，时咳，昼瘥暮甚，诊在眉上，其色白。此言肺感表邪之外象也。按：《水气论》云：胃虚则肿胀。此论肺中风，亦言肿胀，盖脾气散精，上归于肺，肺邪重，不受输，而脾不得伸，胃气亦滞，故亦能为肿胀。然肺之肿胀因于风，则视胃虚之肿胀，为虚中之实矣。

【尤在泾】肺死脏者，肺将死而真脏之脉见也。浮之虚，按之弱如葱叶者，沈氏所谓有浮上之气，而无下翕之阴是也。《内经》云：真肺脉至，大而虚，如以毛羽中人肤。亦浮虚中空，而下复无根之象尔。

（四）肝中风者，头目眩，两胁痛，行常伛，令人嗜甘。

【赵以德】五气在天为风，在地为木，在脏为肝，与筋合，肝之筋与经脉皆出足大指之端，过股内，上循两胁，出胸中，至于巅。今中于风，则动摇，上者为头目眩；风甚则亢，亢则害，承乃制，兼金之化，于是血液皆衰，经络尽从收敛而急束，故两胁痛，不能俯仰，伛而行。《经》曰：肝苦急，急食甘以缓之。故令嗜甘也。若《内经》肝风之状：多汗恶风，善悲色苍，嗌干，善怒吓，时憎女子。此又并其脏之性[①]用而言也。

【徐忠可】 高巅之上，唯风可到，风性上摇，故头目眴动；肝脉上贯膈，今胁肋有邪，故痛；肝主筋，风燥则筋急，故伛，犹树木受风而弯，本弱邪强，势不能御之也。后天以脾胃为本，木邪盛而土负，甘益脾，嗜甘所以自救也，《内经》曰：肝苦急，急食甘以缓之。乃缓木以济土也。

【尤在泾】 肝为木脏，而风复扰之，以风从风动而上行，为头目眴也。肝脉布胁肋，风胜则脉急，为两胁痛而行常伛也。嗜甘者，肝苦急，甘能缓之，抑木胜而土负，乃求助于其味也。

（五）肝中寒者，两臂不举，舌本燥，喜太息，胸中痛，不得转侧，食则吐而汗出也。《脉经》书无此二字、《千金》云：时盗汗咳，食已吐其汁。

【赵以德】 肝者，阴之阳，其气温和，启陈舒荣，而魂居之，并神出入；所畏者金也。金性凉，其气收敛、肃杀，故克之，今[①]更中寒，金乃水之母，母必从子而至，以害其木，凝泣气血，生化失职，不荣于上之筋脉，则两臂不举矣。

【徐忠可】 四肢虽属脾，为诸阳之本，然两臂如枝木之体也，中寒则木气困，故不举。寒为阴邪，则阴受之，阴受邪而热，肝气随经上注，循喉咙之后，上入颃颡，舌本为气脉所过，故舌本燥。且脾之脉系舌本，肝气盛，则脾之脉亦热也。胆主善太息，肝胆为表里，肝病则胆郁，郁则太息也，因而心胁痛，不得转侧，以胆之别脉，贯心循胁也。肝之脉，上行者，挟胃贯鬲，病则呕逆，故食

---

① 性：《二注》作"体"。似是。

① 今：《二注》作"令"。似是。

147

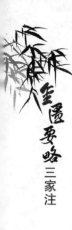

则吐，吐逆则热客之，乃少阳之气郁而汗出矣。

【尤在泾】肝中寒两臂不举者，肝受寒而筋拘急也。徐氏曰：四肢虽属脾，然两臂如枝木之体也。中寒则木气困，故不举。亦通。肝脉循喉咙之后，中寒者逼热于上，故舌本燥。肝喜疏泄，中寒则气被郁，故喜太息。太息，长息也。肝脉上行者，挟胃贯膈，故胸痛不能转侧，食则吐而汗出也。

（六）肝死脏，浮之弱，按之如索不来，或曲如蛇行者死。

【徐忠可】肝居下，浮之弱是木浮之象，按之如索不来，是有其象而不能成至矣。更曲如蛇行，《内经》所谓肝不弦，无胃气也，为本脏脉见，故死。

论曰：以上言风寒所感，肝之阴受伤，则木气不能敷荣，而凡身之藉阴以为养者，作诸变证如此，乃详肝中风寒之内象也。如《内经》所云：肝中于风，多汗恶风，善悲色苍，嗌干善怒，时憎女子，诊在目下，其色青。此言肝受表邪之外象也。

【尤在泾】浮之弱，不荣于上也，按之如索不来，有伏而不起，劲而不柔之象。曲如蛇行，谓虽左右奔引，而不能夭矫上行，亦伏而劲之意。按《内经》云：真肝脉至，中外急，如循刀刃，责责然，如按琴瑟弦。与此稍异，而其劲直则一也。

（七）肝著，其人常欲蹈其胸上，先未苦时，但欲饮热，旋覆花汤主之。臣亿等校诸本旋覆花汤，皆同。

【徐忠可】肝着者，如物之粘着而不流动，比风寒骤感而随时现证者不同矣。病气不移，故常欲掐胸，掐，按摩也。先未苦时，但喜饮热者，不动之邪，伏于其中，遇热略散，气冷益凝，故喜热饮溉之。然至大苦则病气发而热，又非热饮所能胜，故曰先未苦时，旋覆花汤，即后旋复花加葱及新绛少许也。盖旋复花咸温，能软坚下水，故胡洽以治痰饮在两胁胀满，仲景以治寒下后，心下痞

148

坚，噫气不除，有七物旋覆代赭汤。虽寇氏谓其冷利，大肠涉虚不用，然观仲景治半产漏下，虚寒相搏，其脉弦芤者，则知旋覆之行水下气，而通血脉，虽不可过用，然病在两胁，心下坚凝不移，虽虚非此不为功矣。其方义等不注，故阙之。论曰：前风寒皆不出方，此独立方，盖肝着为风寒所渐，独异之病，非中风家正病故也。

【尤在泾】肝脏气血郁滞，着而不行，故名肝着。然肝虽着，而气反注于肺，所谓横之病也，故其人常欲蹈其胸上。胸者肺之位，蹈之欲使气内鼓而出肝邪，以肺犹橐籥，抑之则气反出也。先未苦时，但欲饮热者，欲着之气，得热则行，迨既着则亦无益矣。旋覆花咸温下气散结，新绛和其血，葱叶通其阳，结散阳通，气血以和，而肝着愈，肝愈而肺亦和矣。

（八）心中风者，翕翕发热，不能起，心中饥，食即呕吐。

【徐忠可】心为君火，为五脏之主，本无为而治。风为阳邪，并之则发热翕翕，言骤起而均齐，即《论语》所谓始作翕如也。壮火食气，故不能起。饥者，火嘈也，食即呕吐，邪热不容谷也。《内经》曰：诸呕吐酸，皆属于热。然此皆风邪勾引火邪为患，以风属阳邪故也。

【尤在泾】翕翕发热者，心为阳脏，风入而益其热也；不能起者，君主病而百骸皆废也；心中饥，食则呕者，火乱于中，而热格于上也。

（九）心中寒者，其人苦病心如啖蒜状，剧者心痛彻背，背痛彻心，譬如蛊注，其脉浮者，自吐乃愈。

【徐忠可】若寒则为阴邪，外束之，则火内聚，故如啖蒜状，言其似辣而非痛也。剧则邪盛，故外攻背痛，内攻心痛，彻者相应也，邪据气道，正气反作使，故痛如相应然。譬如蛊蛀，状其绵绵

149

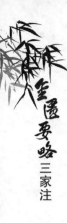

不息也。若脉浮，是邪未结，故可吐而愈。

【尤在泾】心中如啖蒜者，寒束于外，火郁于内；似痛非痛，似热非热，懊憹无奈，甚者心背彻痛也；如虫注者，言其自心而背，自背而心，如虫之往来交注也，若其脉浮，则寒有外出之机，设得吐则邪去而愈，然此亦气机自动而然，非可以药强吐之也，故曰其脉浮者，自吐乃愈。

（十）心伤者，其人劳倦，即头面赤而下重，心中痛而自烦，发热，当脐跳，其脉弦，此为心脏伤所致也。

【赵以德】《内经》曰：心者，君主之官，神明出焉；主明则下安，否则十二官危矣，形乃大伤。主不明则十二官危，况所安之宅乎？仲景谓心伤者，心之神因七情所伤也。盖神乃气之主帅，气乃神之从卒，情乱则神迁，迁则脏真之气应之而乱，久则衰，衰则心伤矣。心既伤，而复加之劳役，脏之真阴不能持守其火，而火乱动，动则上炎，其头目即发赤；脏真从火炎，不从下行，而阴独在下，故重；心虚则肾水乘之，内作心痛而烦；外在经络之阳，不得入与脏通，故发热；心脉络于小肠，火气不行，伏鼓而动作，故当脐跳。仲景以弦脉为阴、为虚，今见于心之阳脏[1]，皆因心伤，所以得是脉也。

【徐忠可】其心伤者，客邪内伤神明，或正气未复，即使表邪已尽，一有劳倦，相火并之，真阴不守，而心火上炎，头面发赤。脏真既从火而上，阴之在下者，无阳以举之，则下重。其卫外之阳，不得入通于心，则发热。人之气血交相养，心虚不能运其热，则痛而烦。脏气不交，郁而内鼓，则当脐跳。其脉弦，弦者减也，正气搏结而虚也。

【尤在泾】心伤者，其人劳倦，即头面赤而下重。盖血虚者，其阳易浮，上盛者下必无气也。心中痛而自烦发热者，心虚失养而

---

[1] 阳脏：《二注》作"阴脏"。

热动于中也。当脐跳者，心虚于上而肾动于下也。心之平脉累累如贯珠，如循琅玕，又胃多微曲曰心平，今脉弦，是变温润圆利之常而为长直劲强之形矣，故曰此为心脏伤所致也。

（十一）心死脏，浮之实，如丸豆，按之益躁疾者，死。

【赵以德】《内经》：心脉如钩，但钩无胃曰死；心脉来，前曲后居，如操带钩。又云：心脉至，坚而搏，如循薏苡子累累然，乃死。心死脉，不可一象言，心脏气来，象虽不一，阴阳之道，未之或异。何也？心脉主夏，阳气盛极于阴始生之时，极而不能生阴者死，阴极而反胜其阳者亦死。以动静往来候之而已。来者候其阳，去者候其阴，来盛而去衰如钩，终乏雍容和缓气象，其能久而不死乎？和平之钩者，则后曲，若前曲者，反之也[②]。所以如操带钩，无胃气故也。阴阳生化，从守其脏，若薏苡子短数而动，又能无死乎？动如麻豆，殆与薏苡子象同。益躁疾者，气脱亡阴也，故主死。

【徐忠可】故总结之曰：心脏伤所致。心脉本如琅玕，实如麻豆，则硬矣。见之脉浮，则焰高矣，按之益躁疾，势如方盛之火，阴气已绝，故死。论曰：生万物者火，杀万物者亦火，火之体在热，而火之用在温，故鼎烹则颐养，燎原则焦枯，以上证乃正为邪使，而心火失阳和之用，凡身之藉阳以暖者，其变证如此，乃详心中风之内象也。若《内经》云：心中于风，多汗恶风，焦绝，善怒吓，病甚，则言不可快，诊在口，其色黑。《千金》曰：诊在唇，其色赤，此言心中风之外象也。

【尤在泾】《经》云：真心脉至，坚而搏，如循薏苡子累累然。与此浮之实如麻豆，按之益躁疾者，均为上下坚紧，而往来无情也，故死。

---

② 则后曲，若前曲者，反之也：《二注》作"则前曲后居之反也"。

五脏风寒积聚病脉证并治第十一

151

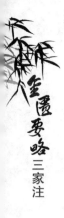

（十二）邪哭使魂魄不安者，血气少也；血气少者，属于心，心气虚者，其人则畏，合目欲眠，梦远行而精神离散，魂魄妄行。阴气衰者为癫，阳气衰者为狂。

【赵以德】神之所任物而不乱者，由气血维持而养之以静也。若气血衰少，则神失所养而不宁。并神出入者谓之魂，守神之舍者谓之魄，神不宁则悲，悲则魂魄不安矣。心与目内外相关，目开则神存于心中而应宁，目合则神散于外而妄行，故畏合目。《经》云：阳盛则梦飞，阴盛则梦坠。今以虚不以盛，故梦远而不飞坠耳。所言癫狂，非阴阳上下相并之病，乃独指心。脏分气血、阴阳相倾也。盖阴在内，为阳之守；阳在外，为阴之卫。若阴气衰，阳气并于内，神亦入于阴，故癫；癫病者，神与声皆闭藏而不发。若阳气衰，阳气并于外，神亦出于阳，故狂；狂病者，神与声皆散乱而妄动也。

【徐忠可】前心伤一段，言心因客邪而致伤，伤则证脉不同于初衰也。此又就人之血气虚，因心气不足而感邪者，别言之。谓邪入于身，当形体为病，何遂魂魄不安，乃有邪一入，即便魂魄不安，此因血气少，其少之故，又属于心之虚，欲人遇此证者，当以安神补心为主也。合目梦远，魂魄妄行，乃状其不安之象，精神离散，则又注妄行之本也。心为君主之官，一失其统御，而阴虚者，邪先乘阴则颠，阳虚者，邪先乘阳则狂，癫狂虽不同，心失主宰则一也。然此皆为余脏无病者言，见感邪之人，有互异不同如此，而非中风寒家正病也，故别言之。

【尤在泾】邪哭者，悲伤哭泣，如邪所凭，此其标有稠痰浊火之殊，而其本则皆心虚而血气少也。于是寤寐恐怖，精神不守，魂魄不居，为颠为狂，势有必至者矣。《经》云：邪入于阳则狂，邪入于阴则颠。此云阴气衰者为颠，阳气衰者为狂。盖必正气虚而后邪气入。《经》言其为病之故，此言其致病之原也。

（十三）脾中风者，翕翕发热，形如醉人，腹中烦重，皮目

152

瞤瞤而短气。

【赵以德】风，阳邪也，内应肝。在心脏者尚有翕翕发热，况脾属土，是贼邪乎？故外掣其皮目瞤瞤，内乱其意如醉人，而腹中烦也。脾受贼邪，气力散解，故重而短气，且《内经》：脾风者，身体怠惰，四肢不欲动。当不止腹中烦重而已。

【徐忠可】火之用一照即遍，故心火为风所扇，即翕翕发热，脾主周身之肌肉，故风入亦即翕翕然热遍周身，但肌肤之热发自本脏，则上输之精郁，故颓然如醉。腹中，脾所主也，邪胜正，正不用，故烦重，皮目瞤瞤，风在中也。短气者，肺赖脾精以为气，脾病则肺虚而气短矣。

【尤在泾】风气中脾，外淫肌肉，为翕翕发热；内乱心意，为形如醉人也；脾脉入腹而其合肉，腹中烦重，邪胜而正不用也；皮目瞤瞤而短气，风淫于外而气阻于中也。李氏曰：风属阳邪，而气疏泄。形如醉人，言其面赤而四肢软也。皮目、上下眼胞也。

（十四）脾死脏，浮之大坚，按之如覆杯，洁洁状如摇者死。臣亿等详：五脏各有中风中寒，今脾只载中风，肾中风、中寒俱不载者，以古文简乱极多，去古既远，无文可以补缀也。

【赵以德】《内经》：死脾脉至，脉来坚锐，如雀之啄[1]，如鸟之距，状其独阴独阳而不柔和也；如屋之漏，状其动止之不常也；如水之流，状其去之无节也；如弱而乍数乍疏，状其进退无度也。今浮之大坚，非类鸟喙乎？按之如覆杯，非类鸟距乎？洁洁如摇者，非类屋漏与乍数乍疏乎？

【徐忠可】脾属中州，其象缓，浮之大坚是上燥而翘，反其安敦之性，所谓如鸟之喙也。按如覆杯，则如颓土矣。至状如摇，是不能成至，而欲倾圮之象。故其动非活动，转非圆转，非脏气垂绝

---

[1] 雀之啄：《素问·平人气象论》作"鸟之喙"。

153

五脏风寒积聚病脉证并治第十一

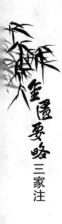

而何，故曰死。论曰：《金匮》缺脾中寒，然不过如自利腹痛，腹胀不食，可类推也。若以上脾中风诸证，则凡形体之待中土，以收冲和之益者，其变证如此，乃详脾中风之内象也。若《内经》云：脾中风状，多汗恶风，身体怠惰，四肢不欲动，色薄微黄不嗜食，诊在鼻上，其色黄。此言脾中风之外象也。

【尤在泾】又曰：脉弱以滑，是有胃气。浮之大坚，则胃气绝。真脏见矣，按之如覆杯，言其外实而中空无有也。徐氏曰：洁洁状如摇，是不能成至而欲倾圮之象。故其动非活动，转非圆转，非脏气将绝而何？故死。

（十五）趺阳脉浮而涩，浮则胃气强，涩则小便数，浮涩相搏，大便则坚，其脾为约，麻子仁丸主之。

［麻子仁丸］方

麻子仁二升　芍药半斤　枳实一斤　大黄一斤　厚朴一尺　杏仁一升，去皮尖

上六味，末之，炼蜜和丸梧子大，饮服十丸，日三，以知为度。

【徐忠可】趺阳，脾胃脉也。脾中素有燥热，外邪入之益甚，甚则增气，故脉浮。浮者，阳气强也。涩则阴气无余，故小便数，大便坚，而以麻仁润之，内芍药养阴，大黄下热，枳实逐有形，厚朴散结气，杏仁利大肠，加之以蜜，则气凉血亦凉，而燥热如失矣。然用丸不作汤，取缓以开结，不欲骤伤其元气也。要知人至脾约，皆因元气不充所致耳，但不用参芪，恐气得补而增热也。论曰：按仲景论历节，则曰趺阳脉浮而滑，滑则谷气实，浮则汗自出。论消渴，则曰趺阳脉浮而数，浮则为气，数即消谷而大坚，气盛则溲数，溲数即坚，坚数相搏，即为消渴。论水肿，则曰趺阳脉浮而数，浮脉即热，数脉即止，热止相搏，名曰伏。论谷疸，则曰趺阳脉紧而数，数则为热，热则消谷，紧则为寒，食则为满。论反胃，则曰趺阳脉浮而涩，浮则为虚，涩则伤脾，脾伤则不磨，朝食

154

暮吐，暮食朝吐。此论脾约，则曰趺阳脉浮而涩，浮则胃气强，涩则小便数，浮涩相搏，大便则坚，其脾为约。可知数证皆关脾胃，皆是阳强阴弱，弱则邪客之，元气不能运，而与阳热为比。故挟风湿，则历节痛而汗出，痛与汗出，风湿之体，其原由于中土不调，故气馁不足以胜肌肉之邪也。挟气则脾阴蓄热而为消渴，热结如坚石，虽水不足以济之也。因于水气相阻，则为水肿，水为气使，不能润下而为过颡也。因于食积，寒湿相蒸则为谷疸。因于脾阴亏损，则不能磨食而反胃也。因于客风变易，则为胃强而脾约，但浮数皆气热也，滑则为有余，涩则为阴耗，故脾约丸以润燥为主。而胃反即曰难治，此则微有分耳。至于论血分受邪，寒水相搏，则曰趺阳脉伏，水谷不化，脾气衰则鹜溏，胃气衰则身肿，论气分冷，心下坚大如盘，则曰趺阳脉微而迟，微则为气，迟则为寒，寒、气不足，则手足逆冷，逆冷则荣卫不利，不利则腹满胁鸣，相逐气转。论腹满，则曰趺阳脉微弦，法当腹满。以上皆言脾胃虚寒，则为肿为满，为鹜溏，为腹鸣，其脉不外于弦伏迟微耳。趺阳之辩证，最明且切，惜乎今人略此不讲，宜仲景有按手不及足之诮乎。

【尤在泾】浮者阳气多，涩者阴气少，而趺阳见之，是为胃强而脾弱。约，约束也，犹弱者受强之约束而气馁也；又约，小也，胃不输精于脾，脾乃干涩而小也。大黄、枳实、厚朴所以下令胃弱，麻仁、杏仁、芍药所以滋令脾厚，用蜜丸者，恐速下而伤及脾也。

（十六）肾著之病，其人身体重，腰中冷，如坐水中，形如水状，反不渴，小便自利，饮食如故，病属下焦。身劳汗出，衣—作表里冷湿，久久得之，腰以下冷痛，腹重如带五千钱，甘姜苓术汤主之。

［甘草干姜茯苓白术汤］方

白术二两　甘草二两　干姜四两　茯苓四两

上四味，以水五升，煮取三升，去滓，分温三服，腰中即温。

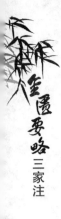

【徐忠可】肾着者，言黏着不流动也。但卫气出于下焦，肾有着邪，则湿滞卫气，故身体重。腰为肾之府，真气不贯，故冷如坐水中。形如水状者，盖肾有邪，则腰间带脉常病，故溶溶如坐水中，其不用之状，微胀如水也。然反不渴，则上焦不病，小便自利，饮食如故，则中焦用命而气化，故总曰病属下焦。湿从下受之，故知其身劳汗出，衣里冷湿，久久得之，必曰因劳者，肾非劳不虚，邪非肾虚不能乘之耳。然虽曰肾着，湿为阴邪，阴邪伤阴，不独肾矣。故概曰腰以下冷痛，腹重如带五千钱，谓统腰腹而为重也。总之，肾着乃湿邪伤阴，肾亦在其中，与冬寒之直中者不同。故药以苓、术、甘扶土渗湿为主，而以干姜一味温中去冷，谓肾之元不病，其病止在肾之外府，故治其外之寒湿而自愈也。若用桂、附，则反伤肾之阴矣。论曰：肾脏风寒皆缺。然观《千金》三黄汤，用独活、细辛治中风及肾者，而叙病状曰：烦热心乱恶寒，终日不欲饮食。又叙肾中风曰：踞坐腰痛。则知《金匮》所缺肾风内动之证，相去不远，至寒中肾即是直中，当不越厥逆下利，欲吐不吐诸条。若《内经》云：肾中风状，多汗恶风，面痝然如肿，脊痛不能正立，其色炲，隐曲不利，诊在肌上，其色黑。盖言风自表入，伤少阴经气，乃肾中风之外象也。

【尤在泾】肾受冷湿，着而不去，则为肾着。身重，腰中冷，如坐水中，腰下冷痛，腹重如带五千钱，皆冷湿着肾，而阳气不化之征也。不渴，上无热也；小便自利，寒在下也；饮食如故，胃无病也；故曰病属下焦，身劳汗出，衣里冷湿，久久得之。盖所谓清湿袭虚，病起于下者也。然其病不在肾之中脏，而在肾之外腑。故其治法，不在温肾以散寒，而在燠土以胜水。甘、姜、苓、术，辛温甘淡，本非肾药，名肾着者，原其病也。

（十七）肾死脏，浮之坚，按之乱如转丸，益下入尺中者，死。

【赵以德】《内经》：死肾脉来，发如夺索，辟辟如弹石。又

156

谓：搏而绝，如指弹石辟辟然。是皆无胃气，而天真之气已亡，惟真脏之残阴随呼吸而动，以形本脏所禀之象耳，今之所谓者亦然。浮以候外，外，阳也；坚者，犹弹石夺索，乃真阴出于阳也。按以候里，里，阴也；动则为阳，乱动如转丸，乃真阳将脱，动无伦序，不能去来，惟系息于其中。若益入尺，是阴阳离决，死兆彰彰矣。

【徐忠可】肾脉主石，浮之坚，则不沉而外鼓，阳已离于阴位，按之乱如转丸，是变石之体而为躁动，真阳搏激而出矣。至于益下入尺，乃按之尺后寸许，尚有脉形可见也。脉长似有余，不知肾脉本沉，平人尺下无脉形，乃上能制水，故安流于地中，今宜伏行者，反上出，是本气不固而外脱，肾欲绝矣，故死。论曰：五脏风寒之辨，欲人于治中风中寒时，详察施治，似补中风中寒论之未备，故皆不出方，唯肝着、肾着、脾约则有方，乃病之逡巡而特异者也。

【尤在泾】肾脉本石，浮之坚，则不石而外鼓；按之乱如转丸，是变石之体而为躁动，真阳将搏跃而出矣；益下入尺，言按之至尺泽，而脉犹大动也。尺下脉宜伏，今反动，真气不固而将外越，反其封蛰之常，故死。

（十八）问曰：三焦竭①，上焦竭，善噫，何谓也？师曰：上焦受中焦，气未和，不能消谷，故能噫耳；下焦竭，即遗溺失便，其气不和，不能自禁制，不须治，久则愈。

【赵以德】竭者，涸也。上焦属心肺，一阴一阳之部，肺主气，心主血，以行荣卫，为气为血。有一衰弱，则荣卫不能相持而行，上焦之化政竭矣；虽受中焦谷气，亦不消散而聚于胸中，必待噫而出之。下焦属肝肾，亦是一阴一阳之部，肾主闭藏，肝主疏泄，其气不和，则荣不能内守，卫亦不能外固；下焦如渎，气化之政竭

---

① 三焦竭：此下《金匮》有"部"字，《二注》有"者"字。

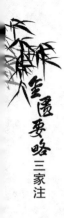
矣，故小便不禁而遗溺也。久则荣卫和，则自愈。尝考《伤寒论·脉法》中云：寸口脉微而涩，微者卫气不行，涩者荣不逮，荣卫不能相将，三焦无所仰，不归其部。上焦不归者，噫而吞酸；中焦不归者，不能消谷引食；下焦不归者，则遗溺。正此之谓。噫者，《内经》谓出于心；又以为出于胃。《灵枢》以为脾是动，痛为噫。如是，则噫不惟出于上焦，而中焦亦噫也。《内经》以督脉所生病为遗溺；《灵枢》以肝所生病为遗溺，则遗溺亦不惟此已。

【徐忠可】三焦者，水谷之道路，气之所终始也。上焦在胃上口，其治在膻中，中焦在胃中脘，其治在脐旁，下焦当膀胱上口，其治在脐下一寸。内病必分三焦为治，故有部名。部者，各司其事也。竭者，气竭也。噫者，如嗳而非餲酸，微有声如意字也。但噫乃脾家证，今入上焦竭部，故疑而问，不知中气实统乎三焦，故云上焦受气于中焦，气未和，不能消谷，则胃病，病则脾不能散精上输于脾，而上焦所受之气竭，病气乃上出而为噫矣，此噫病所以入上焦竭部也。因而论中焦不和，亦有累及下焦者，谓便溺虽下焦主之，其气不和，不能自禁制，亦能使失其常度，而遗溺失便。然下焦实听命于中焦，使中焦气和，则元气渐复，而二便调，故曰不须治，久则愈，谓不须治下焦也。若遗溺失便，果属下焦肾虚者，亟当益火之原以消阴翳，何云不须治也。论曰：按仲景论肺痿一证，吐涎沫而不咳，其人不渴，必遗尿，小便数，所以然者，以上虚不能制下故也，此为肺中冷云。则知此论不能禁便，亦上虚不能制下之意耳。但中焦既能致病于上下焦矣，上下之病不齐发，或为噫，或为遗溺失便，何也？岂非上焦果宗气强，则中焦不和之气，即不能侵上而单及于下，下焦实，则中焦不和之气，即不能侵下，而单及于上乎。故曰上焦竭，上亦先虚也。曰下焦竭，下亦先虚也。但非上下焦本病，故以中气不和，两申言之，以别于上下焦之自为病者。

【尤在泾】上焦在胃上口，其治在膻中，而受气于中焦，今胃未和，不能消谷，则上焦所受者，非精微之气，而为陈滞之气矣，故为噫。噫，嗳食气也。下焦在膀胱上口，其治在脐下，故其气乏

158

竭，即遗溺失便；然上焦气未和，不能约束禁制，亦令遗溺失便；所谓上虚不能制下者也。云不须治者，谓不须治其下焦，俟上焦气和，久当自愈。夫上焦受气于中焦，而下焦复受气于上焦，推而言之，肾中之元阳不正，则脾胃之转运不速，是中焦又复受气于下焦也。盖虽各有分部，而实相助为理如此。自造化自然之妙也。

（十九）师曰：热在上焦者，因咳为肺痿；热在中焦者，则为坚；热在下焦者，则尿血，亦令淋秘不通。大肠有寒者，多鹜溏；有热者，便肠垢。小肠有寒者，其人下重便血；有热者，必痔。

【赵以德】热在上焦为肺痿，义同肺痿条；热在中焦为坚满，亦与脾约同义；热在下焦尿血及淋闭者，三焦下输，入络膀胱，即与《内经》胞移热于膀胱，为癃溺意同。盖膀胱为州都之官，气化而溺出焉。热在血，则血渗入膀胱，尿而出之；热在气，气郁成燥，水液因凝，故小便赤而淋闭不通。虽淋闭属气郁，亦有属血者。气病溺色白，血病溺色赤。此论为热在下焦，下焦固不独膀胱，若肾、若肝、若小肠，皆居下焦，各能积热。如胞之移热膀胱者，入则必自其窍出之。亦有不因下焦而溺血者，如《内经》：悲哀太过，阳气内动，发则心下崩，数溲血之类。病各有标本，且治法曰：先病治其本，凡遇是证，未可独以下焦热一语，而更不求其所来。淋闭亦然。鹜溏者，大肠寒，则阳衰不能坚实糟粕，故屎薄而中有少结，如鹜屎也。肠垢者，大肠属金、主液，有热则就燥，郁滞其液，涩而不行，积为肠垢，若脓若涕，频并窘迫，后重下而不彻。亦有垢不因大肠移热而生者。小肠后重下血，正与《内经》所谓结阴下血相类。小肠属火，为心之腑；心主血，小肠寒，则阳不得越，因郁为下重，血亦不入于脉，随其所郁而便下。然亦有便血因火热而溢者，不惟小肠而已。小肠有热痔者，小肠从脐下入大肠、肛门，由肛门总为大小肠出入之门户也。然大肠筋脉横解者，亦为痔；督脉生病者，亦作痔。仲景举小肠寒热病中，因心及

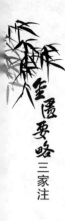

之耳。

【徐忠可】肺痿因于汗多，或消渴，或呕吐，或便闭，皆从重亡津液得之。然亡津液，则无不热，热则咳，咳久则肺痿矣。故曰上焦有热，久咳成肺痿。中焦者，脾胃所主也，气和则胃调脾健，热则气结，而为消渴，虽水不能止，血结而为便硬，虽攻不能下，皆坚之属也。下焦属阴，荣所主也，热则血不能归经，因尿而血出，气使之也。然此但热耳，若热而加以气燥，小便滴沥而不利，则为淋，加以血枯，大便坚闭，而不通则为闭，皆以热为主，故曰亦主之。鹜即鸭也，鸭之为物，一生无干粪，必水屑相杂，大肠为传导之官，变化出焉，有寒则化气不暖，而水谷不分，故杂出滓水，如鹜溏也。肠垢者，如猪肠中刮出之垢，即俗所谓便脓也。人之肠必有垢，不热则元气为主，故传导如常，垢随便减，有热则元气消而滞，故便肠垢，言其色恶而臭秽也。小肠受盛之官，化物出焉，与心火为表里，所谓丙小肠也，挟火以济阴，而阴不滞，挟气以化血，而血归经，有寒则气不上通而下重，血无主气而妄行矣。直肠者，大肠之头也，门为肛，小肠有热，则大肠传导，其热而气结于肛门，故痔。痔者，滞其丙小肠之热于此也。论曰：肺痿亦有吐涎沫而不咳，且遗尿及眩者，谓由肺中冷。尿血，有因心虚不足，有因胃家湿热诸不同，淋有五，闭亦有寒闭，而皆概以热者。要知数证，由于热者，其常也，仲景独言其常，谓知常则可以尽变耳。至于鹜溏，仲景言肺水，时时鸭溏，又言脾虚则鹜溏，此独主大肠有寒，可知手足太阴皆能移寒于大肠。若仲景有云：热利下重，又云：下重便脓血。此言小肠有寒，下重便血，盖血因中焦之汁，变化而赤，运于周身，小肠有火以蒸之，故血不得下，今有寒，血不及四布，而下坠矣。然但言血，则非有脓之比，脓者热所酿也。若痔多，因大肠湿热，而此独责小肠，盖小肠为火脏，主受盛，大肠不过传导所受盛之物，未有本热而未流不焦烂者矣，故曰必痔，谓即大肠有湿热，亦从小肠来也。

【尤在泾】热在上焦者，肺受之；肺喜清肃而恶烦热，肺热则咳，咳久则肺伤而痿也。热在中焦者，脾胃受之，脾胃者，所以化水谷而行阴阳者也，胃热则实而硬，脾热则燥而闷，皆为坚也。下焦有热者，大小肠膀胱受之；小肠为心之腑，热则尿血，膀胱为肾之腑，热则癃闭不通也。鹜溏如鹜之后，水粪杂下。大肠有寒，故泌别不职；其有热者，则肠中之垢，被迫而下也。下重，谓腹中重而下坠。小肠有寒者，能腐而不能化，故下重；阳不化则阴下溜，故便血；其有热者，则下注广肠而为痔。痔，热疾也。

（二十）问曰：病有积、有聚、有馨气，何谓也？师曰：积者，脏病也，终不移；聚者，腑病也，发作有时，展转痛移，为可治；馨气者，胁下痛，按之则愈，复发为馨气。诸积大法：脉来细而附骨者，乃积也。寸口，积在胸中；微出寸口，积在喉中。关上，积在脐傍；上关上，积在心下；微下关，积在少腹。尺中，积在气冲。脉出左，积在左；脉出右，积在右；脉两出，积在中央，各以其部处之。

【赵以德】仲景立积聚之名，盖以脏者阴也，腑者阳也。阳动而阴静。脏主血，脏病则血凝，凝故不移，而名曰积；腑主气，腑病则气停，停则终必动，而名曰聚。馨气者，即首章馨饪之邪，从口入，宿食之气也。胁下，脾之募，章门穴在其处，凡饮食入胃，输精于脾，脾若不胜其气之所宜者，则不布三阴，而积之于募，故按之则所积之气开，而痛暂愈，后集则又痛，是名馨气。盖饮食之气味，各有所喜入之脏，宁无从其所入之处而病者乎？及[1]胁下痛，亦非独馨气也，悬饮亦痛，寒邪泣血在肝亦痛，但按之散与不散为异耳。虽然，寒气之客于小络者，按之痛亦愈。及考《内经》、《灵枢》，有积、瘕，而无聚，仲景去瘕而名聚；《内经》不分积瘕、动静，仲景分属之；《灵枢》有著筋经之动静，仲景不言此，及《巢氏》又增之为四：曰积、曰聚、曰癥、曰瘕。积聚，脏腑虚弱，受风邪搏气之所致也；癥瘕，由饮食不消，聚结渐长所致。盘

① 及：《二注》作"故"，似是。

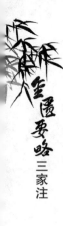

牢不移者，癥也；可以推移者，瘕也。陈无择遂以积聚气结者属肺，癥瘕血结者属肝，更有五脏相传之积。此与仲景所名又不同矣。《内经》、《灵枢》以风寒、饮食、七情杂然[②]为积瘕之邪，巢氏、陈氏分之如此；仲景独以动静立名，又不关于《内经》、《灵枢》，巢氏或因仲景不言其邪，遂有四者之名，陈氏又从而立肺肝之名，吁！名愈分而理愈不明。名以人立，固从时迁可也，邪可迁乎哉？《内经》、《灵枢》未尝以风寒不病血，饮食不病气，而乃纷纷若是，古之然耶？今之然耶？

【徐忠可】古人病名必有义，同是三焦中之痛，而或曰积，或曰聚，或曰谷气。盖积者，迹也，恶气之属阴者也，脏属阴，两阴相得，故不移，不移者，有专痛之处，而无迁改也。聚则如市中之物，偶聚而已，病气之属阳者也，腑属阳故相比，阳则非如阴之凝，故寒气感则发，否则已，所谓有时也，既无定着，则痛无常处，故曰辗转痛移，其根不深，故比积为可治。若檗气，檗者，谷也，乃食之气也，食伤太阴敦阜之气，抑遏肝气，故痛在胁下，病不由脏腑，故按之可愈。然病气虽轻，按之不能绝其病原，故复发，中气强，不治自愈，病最轻，故并不曰可治。论曰：此积非癥瘕之类，亦非必有形停积，天下之物，皆从无中生有，乃气从阴结，阴则黏著也。观下文云：积在喉中。则结阴可知，不然则喉中当能容有形之物耶？积病坚久难治。故必详其脉与地，以示人辨证法。盖积属阴，细小而沉，阴象也，故曰诸积大法，脉来细者，荣气结，结则为积，附骨者，状其沉之甚，非谓病在骨也。寸口主上焦，胸中为上焦，故曰积在胸中。微者稍也，稍出寸口，则胸之上为喉，故曰积在喉中，如喉痹之类也。关主中焦，中焦之治在脐旁，故曰积在脐旁。上关上，为上焦之下，中焦之上，故曰积在心下。微下关，则为下焦，少腹主之，故曰积在少腹，气冲近毛际，在两股之阴，其气与下焦通，故曰尺中，积在气冲。脉出左，积在左，谓脉见左手，则积在内之左也。脉出右，积在右，谓脉见右

---

② 杂然：《二注》作"俱"，考之文义，作"俱"似是。

手，积在内之右也。脉两出，两手俱见，积无两跨之理，明是中央之气，两两相应，故曰积在中央。既所在不一，则处治不同，故曰各以其部处之。

【尤在泾】积者，迹也。病气之属阴者也，脏属阴，两阴相得，故不移；不移者，有专痛之处而无迁改也。聚则如市中之物，偶聚而已，病气之属阳者也，腑属阳，两阳相比，则非如阴之凝，故寒气感则发，否则已，所谓有时也；既无定着，则痛无常处，故辗转痛移，其根不深，故比积为可治。谷气者，食气也，食积太阴，敦阜之气抑遏肝气，故病在胁下，按之则气行而愈。复发者，饮食不节，则其气仍聚也。徐氏诸积，该气、血、痰、食而言；脉来细而附骨，谓细而沉之至，诸积皆阴故也。又积而不移之处，其气血荣卫不复上行而外达，则其脉为之沉细而不起，故历举其脉出之所，以决其受积之处，而复益之曰，脉两出积在中央，以中央有积，其气不能分布左右，故脉之见于两手者，俱沉细而不起也。各以其部处之，谓各随其积所在之处而分治之耳。

痰饮咳嗽病脉证并治第十二

论一首　脉证二十一条　方十九首

（一）问曰：夫饮有四，何谓也？师曰：有痰饮、有悬饮、有溢饮、有支饮。

【徐忠可】饮非痰，乃实有形之水也，其所因不同，所居不同，故有悬、溢、支之分。悬者，如物空悬，悬于膈上而不下也；溢者，如水旁渍满盈，而偏溢肢体也；支者，如果在枝，偏旁而不正中也，所以《伤寒论》有支结之条。痰饮者，亦即饮与涎相杂，久留不去者，其间或凝或不凝，凝者为痰，不凝者为饮也。痰与饮本二物，合言之者，人无时不饮，中有湿痰者，日用之饮与痰并留膈

163

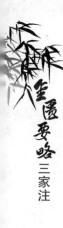

中不下。故后条以利反快为欲下之征也，但人有火盛而气化者，则痰自凝，饮自下，甚者，为咳不出之燥痰。稍挟寒饮留□□□有痰盛而无饮者，有痰饮兼行者。论曰：后人不明四饮之义，遂于四饮，加留饮为五饮。不知留饮，即痰饮也，俱在心下、膈中，但留饮者，暂留也，元气稍充，即自去。痰饮，则久住不去，甚则溢满于胃，有妨肌肉。然则有痰饮而未妨肌肉，皆止可谓之留饮，非若悬偏结于肺、大肠络脉之交，有碍于气，能使阳明逆不得从其道，而不卧者，其与痰饮因同地同，但有久暂之分，既将痰饮列为四饮之一，何得另列留饮，以滋认证之惑。留饮中亦或有些少痰，未至伤正气，则不可谓痰饮也。

（二）问曰：四饮何以为异？师曰：其人素盛今瘦，水走肠间，沥沥有声，谓之痰饮；饮后水流在胁下，咳唾引痛，谓之悬饮；饮水流行，归于四肢，当汗出而不汗出，身体疼重，谓之溢饮；咳逆倚息，气短不得卧，其形如肿，谓之支饮。

【赵以德】水性走下，而高原之水流入于川，川入于海，塞其川则洪水泛溢。而人之饮水亦若是。《内经》曰：饮入于胃，游溢精气，上输于脾，脾气散精，上归于肺，通调水道，下输膀胱，水精四布，五经并行。今所饮之水，或因脾土壅塞而不行，或因肺气涩滞而不通，以致流溢，随处停积。水走肠间者，大肠属金，主气；小肠属火。水与火气相搏，气火皆动，故水入不得，流走肠间，沥沥有声，是名痰饮。然肠胃与肌肤为合，素受水谷之气，长养而肥盛，今为水所病，故肌肉消瘦也。水入胁下者，属足少阳经，少阳经脉从缺盆下胸中，循胁里，过季胁之部分。其经多气，属相火，今为水所积，其气不利，从火上逆胸中，遂为咳吐，吊引胁下痛，是名悬饮。水泛溢于表，表，阳也；流入四肢者，四肢为诸阳之本，十二经脉之所起。水至其处，若不胜其表之阳，则水散当为汗出。今不汗，是阳不胜水，反被阻碍经脉、荣卫之行，故身体疼重，是名溢饮。水流入肠间，宗气不利，阳不得升，阴不得降，呼吸之息，与水逆于其间，遂作咳逆倚息、短气不得卧；荣卫皆不利，故形如肿也。是名支饮。

【徐忠可】脾胃证，有忽肥忽瘦，乃肥与瘦互换不常，非若此之一瘦不复也，故曰素盛今瘦，谓素肥盛，今忽瘦削也。肠鸣，有气虚者，有火嘈者，有寒气者，若痰饮，则实有溢下之饮，故曰水走肠间，沥沥有声，谓如微水在囊，而沥出作响也。饮后水流在胁下，此则因水多而气逆者矣，譬如倒山龙，水为气吸不能下，肺主布气，气逆则肺气不行，故咳唾，气不行，而欲行相攻击，故引痛。凡饮入于胃，游溢精气，上输于脾，脾气散精，上归于肺，通调水道，下输膀胱，水精四布，五经并行。若饮水多，水则性冷，多则气逆，逆则溢，故流于四肢，然汗出则亦散矣。不汗则身得湿气，卫气不行而重复得冷，邪与正相争而疼，此由水气骤溢，故曰溢饮。《内经》曰：肝脉软而散，色泽者，当病溢饮。盖水泛木浮而泽也，并色脉而详之矣。若饮邪偏注，停留上焦曲折之处，则肺之支脉络大肠，大肠经脉从柱骨之会上，下入缺盆，络肺下膈，有饮停之。外既不通于表，内不循于饮食之道，而碍于肺、大肠交通之气道，肺主气，气喜顺下，碍则逆，逆则咳，息因呼吸而名，气逆而咳，则倚息矣。倚者，若有停倚而小促也，有停倚，则宗气不布而短矣。阳明之气，顺则下行，逆则上行，逆而上行则不得卧，所谓阳明逆，不得从其道也。形如肿，非肿也，气逆暂浮，喘定即平。论曰：悬饮、溢饮，此骤病也。悬饮主内，故痛而可下；溢饮主外，故重而可汗；若痰饮，则有微甚久暂之不同，故不必主痛重；若支饮，概不言及痛，而脉主弦。胸痹亦云喘息咳唾，短气，或不得卧，但多胸背痛而脉沉，可知胸痹与支饮之辨，全在痛与脉弦矣。盖支饮，病势偏而微，故脉弦不痛，各随现证而治；胸痹，病势虚而大，且邪结，故脉沉而且痛，治唯以开结行阳为主也。若支饮，亦有脉沉弦者，重在兼证，即非正支饮，详后各条下。

【尤在泾】谷入而胃不能散其精，则化而为痰，水入而脾不能输其气，则凝而为饮。其平素饮食所化之精津，凝结而不布，则为痰饮。痰饮者，痰积于中，而饮附于外也。素盛今瘦，知其精津尽

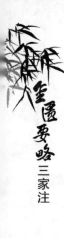

为痰饮，故不复外充形体而反下走肠间也。饮水流溢者，水多气逆，徐氏所谓水为气吸不下者是也。其流于胁下者，则为悬饮，其归于四肢者，则为溢饮。悬者，悬于一处，溢者，溢于四旁，其偏结而上附心肺者，则为支饮。支饮者，如水之有派，木之有枝，附近于脏而不正中也。咳逆倚息不得卧者，上迫肺也。

（三）水在心，心下坚筑^①，短气，恶水，不欲饮。

【赵以德】心属火，火，阳也，阳主动；肾属水，水，阴也，阴主静。静则坚，今水在心下，水克火，水守于外，故坚。火内郁不宁，故筑筑然动而短气；水既外停，故恶水不欲饮也。

【徐忠可】前辨四饮，现证既已划然，但人之五脏，或有偏虚，虚则病邪乘之，故皆曰在，自当随证分别为治，不得胶柱也。心主火，水逼之，故气收而筑，如相攻然，坚者凝阴之象，短气，心气抑而宗气弱，则呼气自短也。恶水不欲饮，水本为火仇，水多则恶增益矣。

【尤在泾】水即饮也。坚筑，悸动有力，筑筑然也；短气者，心属火而畏水，水气上逼，则火气不伸也。

（四）水在肺，吐涎沫，欲饮水。

【赵以德】仲景凡出病候，随其脏气变动而言之，不拘定于何邪也。如吐涎沫属肺脏，在肺痿证中者，上焦有热者，肺虚冷者，皆吐涎沫。今水在肺亦然。盖肺主气，行荣卫，布津液，诸邪伤之，皆足以闭塞气道，以致荣卫不行，津液不布，气停液聚，变成涎沫而吐出之。若咳若渴者，亦肺候也，皆无冷热之分。但邪与气相击则咳，不击则不咳；津液不燥其^①玄府则不渴，燥之则渴。随

---

① 筑：敲击，舂捣。
① 燥其：《二注》作"充其"。

所变而出其病，亦不止于是也。而在他证方后更立加减法，便见仲景之意。

【徐忠可】肺体清肃，行荣卫，布津液，水邪遏之，则气郁而涩聚，有如肺痿，所吐涎沫，然气郁而热，重亡津液，故仍引水自救。

【尤在泾】吐涎沫者，气水相激而水从气泛也；欲饮水者，水独聚肺，而诸经失溉也。

（五）水在脾，少气身重。

【赵以德】脾居中焦，与胃为表里，受谷化精，输于五脏百骸。脾实则中气强盛，体肉轻健。今水在脾而脾病矣。中虚则少气，肌肉不得所养，唯受水气。水，阴也，故身重。

【徐忠可】脾主肌肉，且恶湿，得水气则濡滞而重。脾精不运，则中气不足，而倦怠少气。

【尤在泾】脾为水困，故少气，水淫肌肉，故身重，土本制水，而水盛反能制土也。

（六）水在肝，胁下支满，嚏而痛。

【赵以德】肝有两叶，布在胁下，经脉亦循于是，与少阳胆为表里。今水客于肝，表里气停，故支满；嚏者，气喷出也。少阳属火，火郁则有时而发，邪虽发动，不得布散，惟上冲于鼻额，故作嚏，吊引胁下气结而痛。《原病式》曰：嚏以鼻痒，喷而作声。鼻为肺窍，痒为火化，火干阳明，痒为嚏也。

【徐忠可】肝与少阳胆为表里，所以主半表里者，其经脉并行于胁，水气乘之，阴寒内束，故胁下支满。而少阳气上出，故冲击而嚏，如伤风然，然相攻吊动则痛矣，支满者，胸不全满而偏满也。

【尤在泾】肝脉布胁肋，水在肝，故胁下支满，支满犹偏满也。

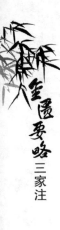

嚏出于肺，而肝脉上注肺，故嚏则相引而痛也。

（七）水在肾，心下悸。

【赵以德】心属火而宅神，畏水者也。今水在肾，肾水愈盛，上乘于心，火气内郁，神灵不安，故作悸动，筑筑然惧也。

【徐忠可】肾本水脏，加水则重强，故凌心不安而为悸也。悸亦有心虚者，然支饮者兼见此证，则当泻水。脏中非真能蓄有形之水，不过饮气侵之，不可泥。论曰：水既所在不定，言脏不及腑者，腑属阳，在腑则行矣，脏属阴，水与阴为类，故久滞也。痰饮在胸，似不属脏，然虚则受邪，病各有着，故相援不去也。按此水分五脏，与《水气篇》心水、肺水五条不同，互宜参看。盖彼处论水，通身之水也，乃脏真先有病，而使水道壅塞妄行，故以水肿为主病，而直曰心水等，谓其由心也，但水气，上下焦俱受之，而水之来由分则证别，故脾肾在下焦，则皆腹满，皆小便不利，而唯肝有续通时。心肺在上焦，则因脏气作使，渐及中下，因而由心，为身重、少气、阴肿；由肺，为身肿、鸭溏、小便难，皆浸淫脾肾之象也。此处言水内入之饮也。适五脏有偏虚，而饮气袭之，故以饮为主病，而曰水在，谓饮气及之也。但饮虽在上焦，而水所往有异，则证殊，其在心肺者，固应是之上焦；其在肝者，肝在下，而肝之府在胁，病因腑而气流于脏，故胁满、嚏而痛也。脾在下，而脾主中气及肌肉，饮气有余，病气干脾，则为水在脾，而身重少气。肾在下，然心肾本交通，心本先虚，痰饮客之，病气干肾，则为水在肾，而凌心为悸。仲景明言水流胁下，又言饮水流行，又言水流肠间，流者自上而下也，既无在下之理，即支饮条亦言咳逆倚息不得卧，是亦在上。故知五脏水皆因上饮既盛而后乘之也。

【尤在泾】心下悸者，肾水盛而上凌心火也。

（八）夫心下有留饮，其人背寒冷如掌大。

168

【赵以德】心之俞出于背。背，阳也。心有留饮，则火气不行，惟是寒饮注其俞，出于背。寒冷如掌大，论其俞之处，明其背之非尽寒也。

【徐忠可】留饮者原在往来之道，可去而暂留，乃痰饮之不甚者，非若支饮之偏而不易去者也。故四饮中，不列留饮而必另言之，以示别也。观曰心下，曰胸中，则与痰饮为类可知矣。支饮似亦可谓之留饮，然观仲景注证截然不同，故知与痰饮相类而不甚也。背寒冷如掌大，此其饮之近背者，妨督脉上升之阳而为背寒，然饮气有限，故仅如掌大也。

【尤在泾】留饮，即痰饮之留而不去者也。背寒冷如掌大者，饮留之处阳气所不入也。魏氏曰：背为太阳，在《易》为艮止之象，一身皆动，背独常静，静处阴邪常客之，所以风寒自外入，多中于背，而阴寒自内生，亦多踞于背也。

（九）留饮者，胁下痛引缺盆，咳嗽则辄已。一作：转甚。

【赵以德】胁下为厥阴之支络，循胸出胁下；足厥阴脉布胁肋，而缺盆是三阳俱入，然独足少阳从缺盆过季胁。饮留胁下，阻碍厥阴、少阳之经络不得疏通，肝苦急，气不通，故痛；少阳上引缺盆，故咳嗽则气攻冲其所结者，通而痛辄已。注以"辄已"作"转甚"，于义亦通，如上条悬饮咳而痛者同也。

【徐忠可】留饮不必尽痛，然胁下为肝胆之府，少阳脉由缺盆过季胁，饮近于胁，邪袭肝，侵少阳，故胁下痛引缺盆，然痛属气郁，咳嗽则少舒，故暂已。

【尤在泾】胁下痛引缺盆者，饮留于肝而气运于肺也，咳嗽则辄已者，饮被气击而欲移，故辄已。

（十）胸中有留饮，其人短气而渴，四肢历节痛；脉沉者，有留饮。

169

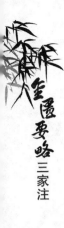

【赵以德】胸中者，肺部也；肺主气以朝百脉，治节出焉。饮留胸中，宗气之呼吸难以布息，故短气；气不布则津液不化而膈燥，是以渴也；足厥阴肝脏主筋、束骨而利关节，其经脉上贯于膈，而胆之经亦下胸中，贯膈。夫饮者，即湿也，其湿喜流关节，从经脉流而入之，作四肢历节痛。留饮，水类也，所以脉亦沉也。

【徐忠可】其有饮留在胸中，妨心气则气为之短，肺不行气，脾不输精，则邪聚在膈而渴。四肢历节痛者，有寒邪从表入也，而脉沉，故当责饮。论曰：仲景叙历节，曰脉沉而弱，由汗出入水中浴，水气侵心，故黄汗出，历节痛。则知留饮中，历节痛一条乃亦为邪从表入者言之，若更加黄汗，竟当从历节治矣。水气侵心，是明有水入，要知此水不必有形，因无形而化为有形，伤寒伤风，故每多痰耳。

【尤在泾】一作咳嗽则转甚，亦通。盖即水流胁下，咳唾引痛之谓。气为饮滞，故短；饮结者津液不周，故渴。四肢历节痛，为风寒湿在关节。若脉不浮而沉，而又短气而渴，则知是留饮为病，而非外入之邪矣。

（十一）膈上病痰，满喘咳吐，发其寒热，背痛腰疼，目泣自出，其人振振身𥆧剧，必有伏饮。

【赵以德】膈上，表分也，病痰满喘咳，乃在表之三阳，皆郁而不伸，极则化火，冲动膈上之痰吐发。然膈间之伏饮则留而不出，因其不出，则三阳之气虽动，尚被伏饮所抑，足太阳经屈而不伸，乃作寒热、腰背疼痛。其经上至目内眦，故目泣自出。足少阳经气属风火之化，被抑不散，并于阳明，屈在肌肉之分，故振振身𥆧而剧也。是条首以痰言，末以饮言，二者有阴阳水火之分：痰从火而上，熬成其浊，故名曰痰；饮由水湿留积不散而清，故名曰饮。亦是五行水清火浊之义。

【徐忠可】膈有留饮，湿聚则为痰为满，射肺则为喘为咳，此其常也。乃有不时吐发，即为寒热背痛腰疼，目泣自出，其人振振身瞤剧者，盖谓因吐则诸病俱发也。寒热背痛腰疼，俱太阳表证，目泣者，风气与阳明俱入，人瘦则外泻而寒，则为寒中而泣出也。振振身瞤剧者，荣气为痰所虚，表里俱不足，身体不能自主而瞤瞤者，肉动也，剧者，变证零杂也。然必待吐乃发，则知不吐即不发，有伏而为病根者矣。故曰必有伏饮，谓初亦痰满喘咳，支饮无异，唯不即发，知其所处稍僻，故为伏也。论曰：四饮中，悬饮、溢饮，皆猝感猝发，非逡巡难辨之证。唯痰饮、支饮，因循不已，则伏饮岂非二饮之不即发者乎。然不言留而言伏，则义有不同矣，盖痰饮深者入胃，浅者留胸中，每与中气相干，而与表气不相及，支饮袭人偏旁，既不与表气相干，亦不与中气相碍。唯伏饮，则居常能为痰满喘咳，吐则表证俱发，可知伏饮为实邪，乃在近背高处，内与中气相通，外与表气相接，故邪动即大队俱起，义如伏兵。此当从表里并治，如小青龙及木防己汤去石膏加芒硝茯苓之类，非从小便可去矣。

【尤在泾】伏饮亦即痰饮之伏而不觉者，发则始见也。身热、背痛、腰疼，有似外感，而兼见喘满、咳唾，则是《活人》所谓痰之为病，能令人憎寒发热，状类伤寒者也。目泣自出，振振身瞤动者，饮发而上逼液道，外攻经隧也。

（十二）夫病人饮水多，必暴喘满，凡食少饮多，水停心下，甚者则悸，微者短气。脉双弦者寒也，皆大下后喜虚；脉偏弦者饮也。

【赵以德】饮水多留于膈，膈气不行，则喘满，食少；胃气虚复多饮，胃土不能运水，水停心下，心火畏水，甚则神不安，为怔忡惊悸；微者，阳独郁而为短气。夫脉弦者，为虚、为水。若两寸皆弦，则是大下之后，阳气虚寒所致；若偏见弦，则是积水之处也。

【徐忠可】饮水多二条，乃悬饮之类而不成悬饮者，盖非停蓄在胁引痛，则不可谓悬耳。然病人饮水多，必喘满水逆也，暴者势

171

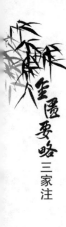

骤，在欲悬未悬之界也。至食少饮多而为悸，为短气，则真痰饮之渐矣。故曰凡则知中气不强，气壅作渴之人，概须防此，欲人知饮所由来，非专液聚为涎，实有外入之水，但多则凌心故悸，水为火仇也。微则短气，心气为阳，水为阴，阳为阴所抑也。双弦者，两手皆弦，寒则卫气结也。然以上虽为饮为寒，非元气虚不至此，故又注其因曰：皆大下后土虚。若偏弦则饮无疑，以关前皆主中气，而有弦有不弦，明是饮偏而脉亦偏耳。论曰：又有一手两条脉，亦曰双弦。此乃元气不壮之人，往往多见此脉，亦属虚边。愚概温补中气，兼化痰，应手而愈。

【尤在泾】饮水过多，水溢入肺者，则为喘满。水停心下者，甚则水气凌心而悸，微则气被饮抑而短也。双弦者，两手皆弦，寒气周体也。偏弦者，一手独弦，饮气偏注也。

（十三）肺饮不弦，但苦喘短气。

【赵以德】脉弦为水、为饮。今肺饮而曰不弦，何也？水积则弦，未积则不弦，非谓肺饮尽不弦也。此言饮水未积，犹得害其阳，虽不为他病，亦适成其苦喘短气也。

【徐忠可】上既曰偏弦者饮，然肺与脉道远，有饮在肺本，则肺自病而为喘，阻气不布而为短气，乃肺之形病，不妨脉，故不弦。

【尤在泾】肺饮，饮之在肺中者。五脏独有肺饮，以其虚而不能受也。肺主气而司呼吸，苦喘短气，肺病已著，脉虽不弦，可以知其有饮矣。

（十四）支饮亦喘而不能卧，加短气，其脉平也。

【赵以德】脉平当无病，何以有病而反平也？正与上条不弦意同，明其虽有支饮尚不留伏、不停积，以其在上焦，未及胸中，不伤经脉，故脉平。然终碍其阴阳升降，故喘不能卧、短气耳。

172

【徐忠可】支饮属实邪而偏为喘，为不能卧，为短气，乃饮邪停膈，而阳明气逆，或不妨脉，而脉不弦，故曰平。恐人因脉不弦，而并疑喘与短气、不能卧三证，以为非饮也。饮脉本弦，故两举特异者言之。

【尤在泾】支饮上附于肺，即同肺饮，故亦喘而短气，其脉亦平而不必弦也。按后第十四条云：咳家其脉弦，为有水，夫咳为肺病，而水即是饮。而其脉弦，此云肺饮不弦，支饮脉平，未详何谓。

（十五）病痰饮者，当以温药和之。

【赵以德】痰饮由水停也，得寒则聚，得温则行；况水行从乎气，温药能发越阳气，开腠理，通水道也。

【徐忠可】老人痰火，概多属火，乃阴气亏而火冲，胸中之清阳又不足以御之，故纠缠不已，治以清凉养阴为主。若痰饮，乃有形之饮，因循不去，湿结为痰，本挟寒湿为主病，假使中气健运，则不能容之矣，故曰当以温药和之，取其温中健脾，化气行痰也。

【尤在泾】痰饮，阴邪也，为有形，以形碍虚则满，以阴冒阳则眩。苓桂术甘温中去湿，治痰饮之良剂，是即所谓温药也。盖痰饮为结邪，温则易散，内属脾胃，温则能运耳。

（十六）心下有痰饮，胸胁支满，目眩，苓桂术甘汤主之。
［茯苓桂枝白术甘草汤］方
茯苓四两　桂枝　白术各三两　甘草二两
上四味，以水六升，煮取三升，分温三服，小便则利。

【赵以德】心包络脉循胁出胸下，《灵枢》曰：包络是动则胸胁支满。此痰饮积其处而为病也。目者，心之使，心有痰水，精不上注于目，故眩。《本草》：茯苓能治痰水，伐肾邪。痰，水类也；治水必自小便出之。然其水淡渗，手太阴引入膀胱，故用为君；桂

173

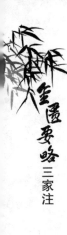

枝乃手少阴经药，能调阳气，开经络，况痰水得温则行，用之为臣；白术除风眩，燥痰水，除胀满，以佐茯苓；然中满勿食甘，用甘草何也？盖桂枝之辛，得甘则佐其发散，和其热而使不僭也；复益土以制水，甘草有茯苓则不支满而反渗泄。《本草》曰：甘草能下气，除烦满也。

【徐忠可】若心下有痰饮，心下非即胃也，乃胃之上，心之下，上焦所主，唯其气挟寒湿，阴邪冲胸及胁而为支满，支者，撑定不去，如痞状也。阴邪抑遏上升之阳，而目见玄色，故眩。按《立斋医案》：头晕目眩，皆主脾气不升。苓桂术甘汤，正所谓温药也，桂、甘之温化气，术之温健脾，苓之平而走下，以消饮气，茯苓独多，任以为君也。

（十七）夫短气有微饮，当从小便去之，苓桂术甘汤主之；方见上。肾气丸亦主之。方见妇人杂病中。

【赵以德】微饮而短气，由水饮停蓄，致三焦之气升降呼吸不前也。二方各有所主：苓桂术甘汤主饮在阳，呼气之短；肾气丸主饮在阴，吸气之短。盖呼者出心肺，吸者出肾肝。茯苓入手太阴，桂枝入手少阴，皆轻清之剂，治其阳也；地黄入足少阴，山萸入足厥阴，皆重浊之剂，治其阴也。一证二方，岂无故哉？

【徐忠可】短气有微饮，即上文微有短气也。然支饮、留饮、水在心，皆短气，总是水停心下，故曰当从小便去之。乘肺则喘，乘脾则满，两相乘则喘且满，或病气稍平，则微喘似短气。痰饮不言短气，盖痰饮势大，水走肠间，有不止于妨气者矣。苓桂术甘能健胃下水，肾气丸之力尤大。盖使饮留不行，土之力弱也，似病属水胜，不知土实藉真水以滋燥化物，故曰太阴湿土，水者肾也，今以地黄养其真阴，山茱益肝，苓、药调脾，丹皮凉肝肾之气，使相火自伏，泽泻泻膀胱以通肾气，桂能化气，附益真阳以运动下焦阳气，使肾之关门，利而不壅，则脾气自调，调则健运。古人所谓脾肾之气通，则三焦俱泰者此也，故能使饮从小便去耳。然调阴阳、

174

滋根本，实为虚损主方，驱饮又其剩技矣。

【尤在泾】气为饮抑则短，欲引其气，必蠲其饮。饮，水类也。治水必自小便去之，苓桂术甘益土气以行水，肾气丸养阳气以化阴，虽所主不同，而利小便则一也。

（十八）病者脉伏，其人欲自利，利反快，虽利，心下续坚满，此为留饮欲去故也。甘遂半夏汤主之。

[甘遂半夏汤] 方

甘遂_{大者，三枚}　半夏_{十二枚　以水一升，煮取半升，去滓}　芍药_{五枚}
甘草_{如指大一枚，炙　一本作无。}

上四味，以水二升，煮取半升，去滓，以蜜半升，和药汁，煎取八合，顿服之。

【赵以德】仲景尝谓：天枢开发，胃和脉生。今留饮之塞中焦，以致天真不得流通，胃气不得转输，脉隐伏而不显。留饮必自利，自利而反快者，中焦所塞暂通也。通而复积，续坚满，必更用药尽逐之。然欲其达其积饮，莫若甘遂快利，用之为君；欲和脾胃，除心下坚，又必以半夏佐之；然芍药停湿，何留饮用之乎？甘草相反甘遂，何一方兼用之？盖芍药之酸，以其留饮下行，甘遂泄之，《本草》谓其独去水气也。甘草缓甘遂之性，使不急速，徘徊逐其所留；入蜜亦此意也。然心下者，脾胃部也，脾胃属土，土由木郁其中，而成坚满，非甘草不能补土；非芍药不能伐木，又可佐半夏和胃消坚也。雷公炮炙法有甘草汤浸甘遂者也。

【徐忠可】仲景谓脉得诸沉，当责有水。又曰：脉沉者，为留饮。又曰：脉沉弦者，为悬饮。伏者亦即沉之意，然有饮而痛者为胸痹，彼云寸口脉沉而迟，则知此脉字指寸口矣。欲自利者，不由外感内伤，亦非药误也。利反快，饮减人爽也。然病根未拔，外饮加之，仍复坚满，故曰续坚满，虽坚满而去者自去，续者自续，其势已动，故曰欲去。甘遂能达水所而去水，半夏燥水，兼下逆气，故以为君，乘其欲去而攻之也。甘草反甘遂而加之，取其战克之力

175

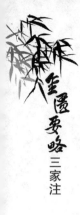

也。蜜能通三焦，调脾胃，又制其不和之毒，故加之。利则伤脾，故以芍药协甘草以补脾阴，固其本气也。

【尤在泾】脉伏者，有留饮也；其人欲自利，利反快者，所留之饮从利而减也；虽利，心下续坚满者，未尽之饮，复注心下也。然虽未尽而有欲去之势，故以甘遂、半夏因其势而导之。甘草与甘遂相反，而同用之者，盖欲其一战而留饮尽去，因相激而相成也。芍药、白蜜不特安中，抑缓药毒耳。

（十九）脉浮而细滑，伤饮。

【赵以德】脉之大小，皆从气血虚实变见者也。伤于饮，则气虚而脉浮，血虚则脉细；阳火被郁，则微热而脉滑也。

【徐忠可】细脉不专属饮，合滑则为水之象矣。浮者，客水自表入，故脉未沉也。浮而细滑，谓浮木非饮，浮而细滑，则为饮耳。不曰有饮，而曰伤饮，见为外饮所骤伤，而非停积之水也。

【尤在泾】伤饮，饮过多也。气资于饮，而饮多反伤气，故脉浮而细滑，则饮之征也。

（二十）脉弦数，有寒饮，冬夏难治。

【赵以德】此言其脉邪之不相应也。寒饮反见数脉，数脉是热。《内经》有用热远热，有①用寒远寒之戒。在夏用热药治饮，则数脉愈增；在冬用寒药治热，则寒饮愈盛。皆伐天和，所以在冬夏难也。在春秋或可适其寒温而消息之。

【徐忠可】仲景尝谓脉弦数者，当下其寒，可知弦数之脉，为阳中有阴，故曰有寒饮。病既阳中有阴，值大寒大热，病气复因时令而变，东垣所谓复病也，复病深而易惑，故曰冬夏难治。难以骤治，非不可治也。

---

① 有：康本无此字，似是。

【尤在泾】脉弦数而有寒饮，则病与脉相左，魏氏所谓饮自寒而挟自热是也。夫相左者必相持，冬则时寒助饮，欲以热攻，则脉数必甚；夏则时热助脉，欲以寒治，则寒饮为碍，故曰难治。

（二十一）脉沉而弦者，悬饮内痛。

【徐忠可】脉沉为有水，故曰悬饮，弦则气结，故痛。
【尤在泾】脉沉而弦，饮气内聚也，饮内聚而气击之则痛。

（二十二）病悬饮者，十枣汤主之。
［十枣汤］方
芫花_熬　甘遂　大戟_{各等分}

上三味，捣筛，以水一升五合，先煮肥大枣十枚，取八合，去滓，内药末，强人服一钱匕，羸人服半钱，平旦温服之，不下者，明日更加半钱，得快之后，糜粥自养。

【赵以德】脉沉，病在里也。凡弦者，为痛、为饮、为癖。悬饮结积在内作痛，故脉见沉弦。此条言病脉而不言药，后出一条，言药而不言病脉，可知悬饮之痛[1]不止上条。《伤寒》中悬饮亦用是汤，则知十枣汤之治悬饮之证最多也。予故将下条粘连上条。成注谓：芫花之辛，以散饮；甘遂、大戟之苦，以泄水；大枣之甘，益脾而胜水也。

【徐忠可】主十枣汤者，甘遂性苦寒，能泻经隧水湿，而性更迅速直达，大戟性苦辛寒，能泻脏腑之水湿，而为控涎之主；芫花性苦温，能破水饮窠囊，故曰破癖须用芫花。合大枣用者，大戟得枣，即不损脾也。盖悬饮原为骤得之证，故攻之不嫌峻而骤，若稍缓而为水气喘急浮肿，《三因方》以十枣汤药为末，枣肉和丸以治之，可谓善于变通者矣。

---

① 痛：康本作"病"，似是。

痰饮咳嗽病脉证并治第十二

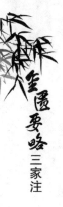

【尤在泾】十枣汤蠲饮破癖，其力颇猛，《三因方》以三味为末，枣肉和丸，名十枣丸，亦良。

（二十三）病溢饮者，当发其汗，大青龙汤主之；小青龙汤亦主之。

[大青龙汤] 方

麻黄_{六两，去节} 桂枝_{二两，去皮} 甘草_{二两，炙} 杏仁_{四十个，去皮尖} 生姜_{三两} 大枣_{十二枚} 石膏_{如鸡子大，碎}

上七味，以水九升，先煮麻黄，减二升，去上沫，内诸药，煮取三升，去滓，温服一升，取微似汗，汗多者温粉粉之。

[小青龙汤] 方

麻黄_{去节，三两} 芍药_{三两} 五味子_{半升} 干姜_{三两} 甘草_{三两，炙} 细辛_{三两} 桂枝_{三两，去皮} 半夏_{半升，汤洗}

上八味，以水一斗，先煮麻黄，减二升，去上沫，内诸药，煮取三升，去滓，温服一升。

【赵以德】《伤寒论》寒邪伤荣，麻黄汤；风邪伤卫，桂枝汤；风寒两伤荣卫者，大青龙汤；稍迫心肺证，小青龙汤。今溢饮，亦从荣卫两伤治之，何也？出方不出证，又何也？盖溢饮之证，已见篇首，故不重出。水饮溢出于表，荣卫尽为不利，犹伤寒荣卫两伤，故必发汗以散水，而后荣卫行，经脉行则四肢之水亦消矣。

【徐忠可】溢饮者，水已流行归四肢，以不汗而致身体疼重，盖表为寒气所侵而疼，肌体着湿而重。全乎是表，但水寒相杂，犹之风寒两伤，内有水气，故以大青龙、小青龙主之。然大青龙合桂麻而去芍加石膏，则水气不甚，而挟热者宜之。倘咳多而寒伏，则必小青龙为当。盖麻黄去杏仁，桂枝去生姜，而加五味、干姜、半夏、细辛，虽表散而实欲其寒饮之下出也。论曰：观仲景论太阳中暍，谓身热疼重，而脉微弱，乃夏月伤冷水，水行皮中所致，一物瓜蒂汤主之。然曰发其汗则恶寒甚，而此独主二汤，发表为急，岂非以溢饮所犯，其源非中暍，且腠理稍固，不若夏月之易汗乎？彼在夏月，腠理本疏，又中暍在先，故主吐，然则夏月身不热，非中暍而得是证，其亦宜二汤可知也。

【尤在泾】水气流行，归于四肢，当汗出而不汗出，身体重痛，谓之溢饮。夫四肢阳也，水在阴者宜利，在阳者宜汗，故以大青龙发汗去水，小青龙则兼内饮而治之者耳。徐氏曰：大青龙合桂、麻而去芍药，加石膏，则水气不甚而挟热者宜之。倘饮多而寒伏，则必小青龙为当也。

（二十四）膈间支饮，其人喘满，心下痞坚，面色黧黑，其脉沉紧，得之数十日，医吐下之不愈，木防己汤主之，虚者即愈，实者三日复发，复与不愈者，宜木防己汤去石膏加茯苓芒硝汤主之。

［木防己汤］方
木防己三两　石膏十二枚，鸡子大　桂枝二两　人参四两
上四味，以水六升，煮取二升，分温再服。
［木防己加茯苓芒硝汤］方
木防己　桂枝各二两　芒硝三合　人参　茯苓各四两
上五味，以水六升，煮取二升，去滓，内芒硝，再微煎，分温再服，微利则愈。

【赵以德】心肺在膈上。肺主气，心主血。今支饮在膈间，气血皆不通利。气为阳，主动；血为阴，主静。气不利，则与水同逆于肺而为喘满；血不利，则与水杂揉，结于心下而为痞坚。肾气上应水饮，肾气之色黑，血凝之色亦黑，故黧黑之色亦见于面也。脉沉为水，紧为寒，非别有寒邪，即水气之寒也，医虽以吐下之法治，然药不切于病，故不愈。用木防己者，味辛温，能散留饮结气，又主肺气喘满，所以用为主治；石膏味辛甘微寒，主心下逆气，清肺定喘；人参味甘温，治喘，破坚积，消痰饮，补心肺气不足，皆为防己之佐；桂枝味辛热，通血脉，开结气，且支饮得温则行，又宣导诸药，用之为使。若邪之浅，在气分多而虚者，服之即

179

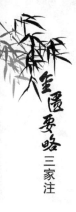

愈；若邪客之深，在血分多而实者，则愈后必再发。故石膏是阳中之治气者，则去之；加芒硝，味咸寒，阴分药也，治痰实结，赖之去坚消血癖；茯苓伐肾邪，治心下坚满，佐芒硝则行水之力益倍。

【徐忠可】膈在膜之上，比心下稍高，盖心下当胃管上口，而膈更在上，不可按之处也。曰膈间，则在肺部而非肺饮矣，然胸为肺之府，气迫肺，故亦喘。膈间清虚，如天之空，饮气乘之，故满。心下痞坚者，因误吐下，客气动膈而痞塞乃在心下也。面色鳌黑者，胃之精华在面，阴邪夺其正气，故面不荣而黑，黑者阴象也，水则为沉，寒则为紧，故脉沉紧，误在吐下无疑矣。更得之数十日之久，其虚可知，故以木防己汤主之。木防己为君，通水气壅塞也。人参为佐，恐虚不能运邪也。然膈属太阳之分，非桂则气不化，故加桂枝。痞则胸中必郁虚热，故加石膏。彼汉防己能泻血中湿热，而通其壅滞，故下焦湿肿，及皮水淋涩，除膀胱积热宜之，而上焦气分热证禁用。若木防己则通湿壅，而兼主虚风，故与石膏并用以治膈。若中有实热，非硝之急暴冲散不去，石膏性寒而缓，不能除在胃之结热，故曰实者复发，复与不愈，宜去石膏加芒硝，谓实有邪热与气分虚热不同也。后己椒苈黄丸下云：口中有津液，渴者加芒硝亦然。又加茯苓导其水也。

【尤在泾】支饮上为喘满，而下为痞坚，则不特碍其肺，抑且滞其胃矣。面色鳌黑者，胃中成聚，营卫不行也。脉浮紧者为外寒，沉紧者为里实。里实可下，而饮气之实，非常法可下；痰饮可吐，而饮之在心下者，非吐可去，宜其得之数十日，医吐下之而不愈也。木防己、桂枝，一苦一辛，并能行水气而散结气，而痞坚之处，必有伏阳，吐下之余，定无完气，书不尽言，而意可会也。故又以石膏治热，人参益虚，于法可谓密矣。其虚者外虽痞坚，而中无结聚，即水去气行而愈；其实者中实有物，气暂行而复聚，故三日复发也。魏氏曰：后方去石膏加芒硝者，以其既散复聚，则有坚定之物，留作包囊，故以坚投坚而不破者，即以软投坚而即破也。加茯苓者，亦引饮下行之用耳。

（二十五）心下有支饮，其人苦冒眩，泽泻汤主之。

[泽泻汤]方

泽泻五两　白术二两

上二味，以水二升，煮取一升，分温再服。

【赵以德】《明理论》：眩为眼黑，冒为昏冒。《伤寒》之冒眩以阳虚，中风亦有眩冒，乃风之旋动也。《原病式》以昏冒由气热冲心也；目暗黑亦火热之郁。二论曰虚、曰风、曰火，各一其说。三者相因，未始相离，风火不由阳虚则不旋动；阳虚不由风火则不冒眩。盖伤寒者以寒覆其阳，阳郁化火，火动风生故也。风火之动，散乱其阳，则阳虚。湿饮者亦如伤寒之义。虽然，阳虚风火所致，然必各治其所主，寒者治寒，湿者治湿；察三者之轻重，以药佐之。此乃支饮之在心者，阻其阳之升降，郁而不行，上不充于头目，久则化火，火动风生而作旋运，故苦冒眩也。利小便以泄去支饮，和其中焦，则阳自升而风火自息矣。泽泻能开胃关，去伏水，泄支饮从小便出之；佐以白术和中益气，燥湿息风。药不在品味之多，惟要中病耳。

【徐忠可】支饮在心下，虽不正中而近心，则心火为水气所蚀，心者君火，为阳气之宗，所谓火明外视，阳气有权也。饮气相蚀，阴气盛而清阳阻抑，又适与气道相干，故冒眩。冒者如有物蒙之也，眩者目见黑也。肾为水之源，泽泻味咸入肾，故以之泻其本而标自行；白术者，壮其中气，使水不复能聚也。然以泽泻泻水为主，故曰泽泻汤。论曰：时珍以伏饮合四饮为五饮，谓伏饮在心下，则为心水，而见冒眩寒热等证云，似乎傍此一条为言。不知仲景前既曰心下有留饮，其人背寒冷如掌大；又曰心下有痰饮，其人胸胁支满，目眩。此复云：心下有支饮，冒眩。岂非留饮之近背者，则见背寒证，而位居中，故仅可谓之留饮，不得谓支饮乎。痰饮位居中而势大，故使膈胁支满而兼目眩，不得谓支饮乎。支饮之在心下者，因其近心，阻抑清阳，而证见眩冒，位稍偏，不得以留饮概之，势不甚，不得以痰饮名之乎。若谓饮在心下为伏，则留饮

181

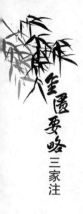

亦在心下，何以不言伏也，况心下为孔道，则何可言伏。观仲景叙伏饮只一条，特以"吐发"二字别之。其为留饮而稍僻，义如埋伏然，不若支饮之偏胁可知矣。至若《千金》有大五饮丸，主留饮、痰饮、澼饮、溢饮、流饮。其注溢饮，谓溢在膈上，流饮，谓流在大肠，名愈杂而难稽，岂若仲景之命名切磋，不可移易耶。

【尤在泾】水饮之邪，上乘清阳之位，则为冒眩。冒者，昏冒而神不清，如有物冒蔽之也；眩者，目眩转而乍见玄黑也。泽泻泻水气，白术补土气以胜水也。高鼓峰云：心下有水饮，格其心火不能下行，而但上冲头目也。亦通。

（二十六）支饮胸满者，厚朴大黄汤主之。

［厚朴大黄汤］方

厚朴一尺　大黄六两　枳实四枚

上三味，以水五升，煮取二升，分温再服。

【赵以德】凡仲景方，多一味，减一药，与分两之更重轻，则异其名，异其治，有如转丸者，若此三味加芒硝，则谓之大承气，治内热腹实满之甚；无芒硝，则谓之小承气，治内热之微甚；厚朴多，则谓之厚朴三物汤，治热痛而闭。今三味以大黄多，名厚朴大黄汤，而治是证。上三药皆治实热而用之。此支饮胸满，何亦以是治之？倘胸满之外，复有热蓄之病，变迁不一，在上在下，通宜利之耶。胸满者下之，然此水饮也，不有热证，况胸满未为心下实坚，且胸中痞硬，脉浮，气上冲咽喉者，则半表半里和解之；至有医误下，为心下硬痛，名结胸者，以大陷胸汤下之；不甚痛，犹不可下，以小陷胸汤利之。今支饮之胸满，遽用治中焦实热之重剂乎？是必有说，姑阙之。

【徐忠可】言支饮则必稍偏矣，然不引痛胁下，亦不言胁支满，而只胸满，是虽偏而不甚偏，故可直驱之，而用小承气，气顺则自下也。论曰：此即小承气，治腹满之痛而闭者，即曰三物汤。盖此重散结气，故以厚朴为主，彼乃与七物汤对照言之也。

【尤在泾】胸满疑作腹满，支饮多胸满，此何以独用下法？厚朴、大黄与小承气同，设非腹中痛而闭者，未可以此轻试也。

（二十七）支饮不得息，葶苈大枣泻肺汤主之。方见肺痈中。

【赵以德】支饮留结，气塞胸中，故不得息。葶苈能破结、利饮，大枣通肺气、补中。此虽与肺痈异，而方相通者，盖支饮之与气未尝相离，支饮以津液所聚，气行则液行，气停则液聚，而气亦结。气，阳也；结亦化热，所以与肺痈热结者同治。

【徐忠可】言支饮，则非肺饮矣。然而不得息，是肺因支饮满而气闭也。一呼一吸曰息，不得息，是气既闭，而肺气之布，不能如常度也。葶苈苦寒，体轻象阳，故能泻阳分肺中之闭，唯其泻闭，故善逐水，今气水相扰，肺为邪实，以葶苈泻之，故曰泻肺；大枣取其甘能补胃，且以制葶苈之苦，使不伤胃也。

【尤在泾】不得息，肺满而气闭也。葶苈入肺，通闭泻满，用大枣者，不使伤正也。

（二十八）呕家本渴，渴者为欲解；今反不渴，心下有支饮故也，小半夏汤主之。《千金》云：小半夏加茯苓汤。

［小半夏汤］方

半夏一升　生姜半斤

上二味，以水七升，煮取一升半，分温再服。

【赵以德】呕家为有痰饮动中而欲出也；饮去尽而欲解矣。反不渴，是积饮所留。夫支饮者，由气不畅，结聚津液而成耳。半夏之味辛，其性燥；辛可散结，燥可胜湿；用生姜以制其悍。孙真人云：生姜，呕家之圣药。呕为气逆不散，故用生姜以散之。

【徐忠可】呕乃胃家病，非支饮本证，然可以验心下之有支饮者。呕家本渴，谓诸呕皆属火，又呕多则亡津液，渴乃常理。呕家必寒，为木火为标，呕至于渴，寒邪去矣，故曰：渴者为欲解。反

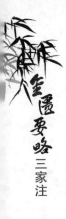

不渴，是胃中客邪可尽，而偏旁之水饮常存，饮气能制燥也，故曰必有水饮。然饮所居，偏而不正中，故曰支饮，假使在中，与呕俱出矣。半夏、生姜，止呕去逆，燥湿下饮，故主之。曰小半夏汤者，另有人参、半夏与蜜三味，为大半夏汤，故以小字别之。

【尤在泾】此为饮多而呕者言。渴者饮从呕去，故欲解；若不渴，则知其支饮仍在，而呕亦未止。半夏味辛性燥，辛可散结，燥能蠲饮，生姜制半夏之悍，且以散逆止呕也。

（二十九）腹满，口舌干燥，此肠间有水气，己椒苈黄丸主之。

[防己椒目葶苈大黄丸] 方

防己　椒目　葶苈_熬　大黄_{各一两}

上四味，末之，蜜丸如梧子大，先食饮服一丸，日三服，稍增，口中有津液，渴者加芒硝半两。

【赵以德】肺与大肠合为表里，肺本通调水道，下输膀胱，今不输膀胱，仅从其合，积于肠间。水积则金气不宣，膹郁成热为腹满；津液遂不上行，以成口燥舌干。用防己、椒目、葶苈，皆能利水，行积聚结气。而葶苈尤能利小肠。然肠胃受水谷之器，若邪实腹满者，非轻剂所能治，必加芒硝以泻之。

【徐忠可】中脘以下曰腹，腹满自不得责上焦，口舌在上，上焦无病，何以干燥，则知腹满为大肠病，口舌干燥乃水气伤阴，大肠主津液，阴伤而津液不得上达，口舌乃干燥矣，故曰：此肠间有水气。药用防己，不言木，汉防己也，肠间为下焦，下焦，血主之，汉防泻血中湿热，而利大肠之气；椒目，椒之核也，椒性善下，而核尤能利水，葶苈泻气闭而逐水；大黄泄血闭而下热，故主之。若口中有津液，是大肠之阴不为饮伤，故阴津不亡。而胃家之津反为壅热所耗，故渴，乃热在胃，为实邪，故加芒硝急下之，以救胃耳。渴不应有津液，今津多而反渴，故知胃有实热也。先服一小丸起，尤巧，所谓峻药缓用也。

184

【尤在泾】水即聚于下，则无复润于上，是以肠间有水气而口舌反干燥也。后虽有水饮之人，只足以益下趋之势，口燥不除而腹满益甚矣。防己疗水湿，利大小便，椒目治腹满，去十二种水气，葶苈、大黄泄以去其闭也。渴者知胃热甚，故加芒硝。《经》云：热淫于内，治以咸寒也。

（三十）卒呕吐，心下痞，膈间有水，眩悸者，半夏加茯苓汤主之。

［小半夏加茯苓汤］方

半夏一升　生姜半斤　茯苓三两　一法四两

上三味，以水七升，煮取一升五合，分温再服。

【赵以德】心下痞，膈间有水；胀吐①者，阳气必不宣散也。《经》云：以辛散之。半夏、生姜皆味辛。《本草》：半夏可治膈上痰、心下坚、呕逆者；眩，亦上焦阳气虚，不能升发，所以半夏、生姜并治之；悸，则心受水凌，非半夏可独治，必加茯苓去水、下肾逆以安神，神安则悸愈也。

【徐忠可】无物曰呕，有物曰吐。卒呕吐，谓原无病，猝然而呕吐也。乃有饮之人，偶为寒触，但邪尽，宜即松，仍然心下痞，是初之呕吐，因胃不受邪，若胃受邪，即作利矣。是呕吐而痞，外不因表邪，内不因胃伤，乃膈间有水，故为水逆也。至于眩、悸，阴邪不能下注而上冒，故侵于目为眩，凌于心为悸，水在膈间益明矣。故治之，不若误下之痞，而但以小半夏加茯苓，去饮下逆为主。

【尤在泾】饮气逆于胃则呕吐；滞于气则心下痞；凌于心则悸；蔽于阳则眩。半夏、生姜止呕降逆，加茯苓去其水也。

（三十一）假令瘦人，脐下有悸，吐涎沫而癫眩，此水也，

---

① 胀吐：《二注》作"眩悸"。

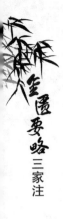

五苓散主之。

　　[五苓散] 方

　　泽泻一两一分　　猪苓三分，去皮　　茯苓三分　　白术三分　　桂二分，去皮

　　上五味，为末，白饮服方寸匕，日三服，多饮暖水，汗出愈。

　　【赵以德】人瘦有禀形，有因病瘦者。金、土、水形之人肥，火、木形之人瘦。今云瘦人者，必非病瘦，乃禀形也。朱丹溪云：肥人多虚，瘦人多热。盖肥人由气不充于形，故虚多；瘦人由气实，故热多。肥人不耐热者，为热复伤气；瘦人不耐寒者，为寒复伤形。各损其不足故也。《巢氏病源》谓：邪入于阴则癫。瘦人火、木之盛，为水邪抑郁在阴，不得升发，鼓于脐下作悸；及至郁发，转入于阳，与正气相击，在头为眩；在筋脉为癫、为神昏；肾液上逆为涎沫吐出。故用五苓散治之。茯苓味甘，淡渗，泄水饮内蓄，故为君；猪苓味甘平，用为臣；白术味甘温，脾恶湿，水饮内蓄，则脾气不治，益脾胜湿，故为佐；泽泻味咸寒，为阴，泄泻导溺，必以咸为助，故为使；桂味辛热，肾恶燥，水蓄不利，则肾气燥，以辛润之，故亦为使；多饮暖水，令汗出愈者，以辛散水气，外泄得汗而解也。

　　【徐忠可】瘦人则腹中原少湿也，然而脐下有悸，悸者，微动也。此唯伤寒发汗后，欲作奔豚者，有脐下悸，或心气伤者，劳倦则发热，当脐跳。今内无积湿，外无表陷，又非心气素伤，而忽脐下悸，论理，上焦有水，不宜证见于脐，乃上仍吐涎沫，甚且颠眩，明是有水在中间，故能上为涎沫，为颠眩，下为脐下悸。盖心为水逼，肾乘心之虚，而作相凌之势，故曰：此水也。因以桂、苓伐肾邪，猪苓、泽泻、白术泻水而健胃，比痰饮之苓桂术甘汤去甘草，加猪、泽，彼重温药和胃，此则急于去水耳。且云饮暖水，汗出愈，内外分消其水也。

　　【尤在泾】瘦人不应有水，而脐下悸，则水动于下矣，吐涎沫

186

则水逆于中矣，甚而颠眩，则水且犯于上矣。形体虽瘦，而病实为水，乃病机之变也。颠眩即头眩。苓、术、猪、泽甘淡渗泄，使肠间之水从小便出；用桂者，下焦水气非阳不化也。曰多服暖水汗出者，盖欲使表里分消其水，非挟有表邪而欲两解之谓。

附方

《外台》［茯苓饮］　治心胸中有停痰宿水，自吐出水后，心胸间虚，气满不能食，消痰气，令能食。

茯苓　人参　白术各三两　枳实二两　橘皮二两半　生姜四两

上六味，以水六升，煮取一升八合，分温三服，如人行八九里进之。

【赵以德】此由上中二焦气弱，水饮入胃，脾不能转归于肺，肺不能通调水道，以致停积，为痰、为水。吐之则下气因而上逆，积于心胸，是谓虚，气满不能食。当先补益中气，以人参、白术下逆气，行停水；以茯苓逐积，消气满；以枳实调诸气，开脾胃；而宣扬推布上焦，发散凝滞，赖陈皮、生姜为使也。

【徐忠可】此为治痰饮善后最稳当之方。心胸之间，因大吐而虚，故加参，设非大吐，无参，减枳实亦可。俗医谓用陈皮即减参之力，此不唯用陈皮，且加枳实二两，补泻并行，何其妙也。

（三十二）咳家，其脉弦，为有水，十枣汤主之。方见上。

【赵以德】《脉经》以弦为水气、为厥逆、为寒、为饮。风脉亦弦。若咳者，如水气，如厥逆，如寒，如风，皆能致咳。欲于弦脉而分诸邪，不亦难乎？设谓水邪之弦稍异，果何象乎？前条悬饮者沉弦，别论支饮者急弦，二者有沉、急之不同；而咳脉之弦，岂一字可尽？仲景尝论：水蓄之脉曰沉潜，今谓弦为水，其弦将仿佛有沉潜之象乎？将有沉急之象乎？凡遇是证是脉，必察色、闻声、问所苦，灼然合脉之水象，然后用是方下之。独据脉，恐难凭也。

187

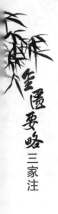

【徐忠可】《脉经》谓关上脉微为咳，又肺脉微急，为咳而唾血，脉弦为水。故曰咳家，脉弦为有水。然《脉经》又曰：偏弦为水，脉沉为留饮，洪滑多痰。则此云弦，知必偏弦，而脉之不沉，亦不滑可知也。但咳而弦，则为有水也。十枣汤者，水饮为有形之物，故逐之不嫌骏耳。论曰：咳嗽一条，为虚损大关头，仲景不另立门，而仅附于痰饮之后，又杂见之肺痿门，可知治咳嗽，当以清痰饮为主，但其中有挟寒挟气之不同耳。

【尤在泾】脉弦为水，咳而脉弦，知为水饮渍入肺也。十枣汤逐水气自大小便去，水去则肺宁而咳愈。按：许仁则论饮气咳者，由所饮之物停滞在胸，水气上冲，肺得此气便成咳嗽。经久不已，渐成水病，其状不限四时昼夜，遇诸动嗽物即剧，乃至双眼突出，气如欲断。汗出，大小便不利，吐痰饮涎沫无限，上气喘急肩息，每旦眼肿，不得平眠，此即咳家有水之证也。著有干枣三味丸方亦佳。大枣六十枚，葶苈一斤，杏仁一升，合捣作丸，桑白皮饮下七八丸，日再，稍稍加之，以大便通利为度。

（三十三）夫有支饮家，咳烦，胸中痛者，不卒死，至一百日或一岁，宜十枣汤。方见上。

【赵以德】心肺在上，主胸中阳也；支饮乃水类，属阴。今支饮上入于阳，动肺则咳，动心则烦，搏击膈气则痛。若阳虚不禁其阴之所逼者，则荣卫绝而神亡，为之卒死矣。不卒死，犹延岁月，则其阳不甚虚，乃水入于肺，子乘母气所致也。

【徐忠可】夫有支饮家，乃追原之词也。谓支饮本不痛，蔓延至胸痹而痛，气上逆为咳，火上壅为烦，已有死道矣。不猝死，甚至一百日或经年之久，其虚可知，幸元气未竭也。原其病，支饮为本，病本不拔，终无愈期，逡巡不愈，正坐医家以虚故畏缩，故曰宜十枣汤，以见攻病不嫌峻，不得悠悠以待毙也。

【尤在泾】胸中支饮扰乱清道，赵氏所谓动肺则咳，动心则烦，搏击阳气则痛者是也。其甚者荣卫遏绝，神气乃亡，为卒死矣，否则延久不愈，至一百日或一岁，则犹有可治，为其邪差缓而正得持也。然以经久不去之病，而仍与十枣攻击之药者，岂非以支饮不去，则其咳烦胸痛，必无止期。与其事敌以苟安，不如悉力一决之，犹或可图耶，然亦危矣。

（三十四）久咳数岁，其脉弱者，可治；实大数者，死；其脉虚者，必苦冒。其人本有支饮在胸中故也，治属饮家。

【徐忠可】久咳数岁三句，此概言久咳者，邪气少，则可治，邪气盛则难治也。即所谓咳脉浮软者生，浮直者死也。又古人合证而断之，云咳而羸瘦，脉形坚大者死；咳而脱形、发热，脉小紧急者死；咳而呕，腹胀且泻，其脉弦急者死。要知坚急直大，皆实大之象，邪盛也。然彼处反不言数，可知咳家所畏在坚急，则真邪盛正虚，若数则不足以尽之也，但数而合实大，则坚急可知，故曰死。数止为病脉耳。内有脉虚者，此软之类，即实之反也，使非因饮而咳，则久必脏真有伤，何以能不死，故曰：脉虚者，必苦冒，冒者，饮象也。因申言其人本有支饮在胸中，以见向来医治之误，故久病由支饮，故不死。然则虽久，岂可舍病本而图之，故曰治属饮家见亦宜十枣汤，但恐虚极，听人酌量，然终不出驱饮为治耳。

【尤在泾】久咳数岁不已者，支饮渍肺而咳，饮久不已，则咳久不愈也。咳久者其气必虚，而脉反实大数，则其邪犹盛，以犹盛之邪，而临已虚之气，其能久持乎？故死。若脉虚者，正气固虚，而饮气亦衰，故可治。然饮虽衰而正不能御，亦足以上蔽清阳之气，故其人必苦冒也。此病为支饮所致，去其饮则病自愈，故曰治属饮家。

（三十五）咳逆倚息不得卧，小青龙汤主之。方见上。

【徐忠可】咳逆倚息不得卧，即前支饮的证也。不用十枣汤，而用小青龙汤，必以其挟表也。然此必病发未久，而不得卧，见势

189

亦孔亟，故暂以桂、麻治表，姜、半治饮耳。

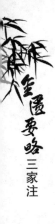

【尤在泾】倚息，倚几而息，能俯而不能仰也。肺居上焦而司呼吸，外寒内饮，壅闭肺气，则咳逆上气，甚则但坐不得卧也。麻黄、桂枝散外入之寒，半夏消内积之饮，细辛、干姜治其咳满，芍药、五味监麻、桂之性，使入饮去邪也。

（三十六）青龙汤下已，多唾口燥，寸脉沉，尺脉微，手足厥逆，气从小腹上冲胸咽，手足痹，其面翕热如醉状，因复下流阴股，小便难，时复冒者，与茯苓桂枝五味甘草汤，治其气冲。

　［桂苓五味甘草汤］方

　茯苓四两　桂枝四两，去皮　甘草炙，三两　五味子半升

　上四味，以水八升，煮取三升，去滓，分温三服。

【徐忠可】前咳逆倚息，明知是饮邪侵肺，但使其人下实不虚，则饮去病除。设虚多，正气不足以御邪，得药，上饮未能去，而下先不堪发散，动其冲气，以致肺燥如痿而多唾，唾者，其痰薄如唾也。又口燥，燥者，觉口干，非渴也。寸脉沉，水未去也。尺脉微，下元骤虚也。虚则寒气下并，手足厥逆，于是肾邪乘心，而气从小腹上冲胸咽，自腹及胸，自胸及咽，高之至也。手足痹者，不止于厥，而直不用也。面翕热如醉状，所谓面若妆朱，真阳上浮也。然未至于脱，则阳复下流阴股，谓浮于面之阳，旋复在两股之阴，作热气也。阳复归于下，似较浮出时稍可，然不归于肾，而或上熏于面，或下征于股，是狂阳无主，故小便得其燥气而难。又复随经犯上而为冒、为眩，总是肾邪动，而龙雷之火无归，如电光之闪烁无主。故以桂、苓伐肾邪，加五味敛其肺气，恐咳甚而火愈不能辑，则冲气愈不能下也。甘草调其中土以制水也。肾邪去而气自不冲，故曰治其冲气，是初时以去饮止咳为主，既冲气发，其病大，即不得旁图以分其药力也。

【尤在泾】服青龙汤已，设其人下实不虚，则邪解而病除；若

190

虚则麻黄、细辛辛甘温散之品，虽能发越外邪，亦易动人冲气。冲气，冲脉之气也。冲脉起于下焦，挟肾脉上行至喉咙。多唾口燥，气冲胸咽，面热如醉，皆冲气上入之候也。寸沉尺微，手足厥而痹者，厥气上行，而阳气不治也。下流阴股，小便难，时复冒者，冲气不归，而仍上逆也。茯苓、桂枝能抑冲气使之下行，然逆气非敛不降，故以五味之酸敛其气，土厚则阴火自伏，故以甘草之甘补其中也。

（三十七）冲气即低，而反更咳，胸满者，用桂苓五味甘草汤去桂加干姜、细辛，以治其咳满。

　　［苓甘五味姜辛汤］方

　　茯苓_{四两}　甘草　干姜　细辛_{各三两}　五味_{半升}

　　上五味，以水八升，煮取三升，去滓，温服半升，日三服。

【徐忠可】冲气即低，乃桂、苓之力，单刀直入，肾邪遂伏，故低也。反更咳满，明是肺中伏匿之寒未去，但青龙汤已用桂，桂苓五味甘草汤又用桂，两用桂而邪不服，以桂能去阳分凝滞之寒，而不能驱脏内沉匿之寒，故从不得再用桂枝之例而去之。唯取细辛入阴之辛热，干姜纯阳之辛热，以泻满驱寒而止咳也。

【尤在泾】服前汤已，冲气即低，而反更咳胸满者，下焦冲逆之气既伏，而肺中伏匿之寒饮续出也。故去桂枝之辛而导气，加干姜、细辛之辛而入肺者，合茯苓、五味、甘草消饮驱寒，以泄满止咳也。

（三十八）咳满即止，而更复渴，冲气复发者，以细辛、干姜为热药也。服之当遂渴，而渴反止者，为支饮也。支饮者，法当冒，冒者必呕，呕者，复内半夏以去其水。

　　［桂苓五味甘草去桂加干姜细辛半夏汤］方

　　茯苓_{四两}　甘草　细辛　干姜_{各二两}　五味子　半夏_{各半升}

　　上六味，以水八升，煮取三升，去滓，温服半升，日三服。

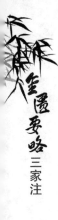

【徐忠可】寒得热而消，故咳满即止。然热则津耗，津耗则渴，热伤元气，元气伤而阴乃侮阳，故冲气复发，故曰：以细辛、干姜为热药也。因而津耗胃干，当遂渴，遂者，不止也。今不应止而止，故曰反，明是素有支饮，故火不胜水。但支饮必有的据，故曰：支饮者，法当冒，冒者必呕，呕者，有水故也。故复纳半夏以去之。同是冲气，而此不用桂枝者，盖冒而呕，则重驱饮，以半夏为主，桂枝非所急也。论曰：此亦冲气，前何独郑重而专治之，盖前乃肺之客寒未去，药峻而寒邪乘肾，逼迫真阳浮出，上下狂奔，不能复返，故须以桂之至阳者入阴而伐之。若此之复发，乃肺被热伤，而元气不能御阴，况有支饮以援之，故亦相冲，然无面热等证，则非真阳上浮之比矣，故专去其水而冲自止，谓水去而肺肾当自调耳。

【尤在泾】冲脉之火，得表药以发之则动；得热药以逼之亦动。而辛热气味，既能劫夺胃中之阴，亦能布散积饮之气。仲景以为渴而冲气动者，自当治其冲气，不渴而冒与呕者，则当治其水饮，故内半夏以去其水。而所以治渴而冲气动者，惜未之及也。约而言之，冲气为麻黄所发者，治之如桂、苓、五味、甘草，从其气而导之矣；其为姜、辛所发者，则宜甘淡咸寒，益其阴以引之，亦自然之道也。若更用桂枝，必捍格不下，即下亦必复冲，所以然者，伤其阴故也。

（三十九）水去呕止，其人形肿者，加杏仁主之。其证应内麻黄，以其人遂痹，故不内之。若逆而内之者，必厥。所以然者，以其人血虚，麻黄发其阳故也。

　　［苓甘五味加姜辛半夏杏仁汤］方

　　茯苓四两　甘草三两　五味半升　干姜三两　细辛三两　半夏半升
杏仁半升，去皮尖

　　上七味，以水一斗，煮取三升，去滓，温服半升，日三服。

【徐忠可】形肿谓身肿也。肺气已虚，不能遍布，则滞而肿，故以杏仁利之，气不滞则肿自消也。其证应内麻黄者，《水肿篇》云：无水虚肿者，谓之气。水，发其汗则自已。发汗宜麻黄也。以其人遂痹，即前手足痹也，咳不应痹而痹，故曰逆。逆而内之，谓误用麻黄，则阴阳俱虚而厥。然必厥之意尚未明，故曰所以必厥者，以其人因血虚不能附气，故气行涩而痹，更以麻黄阳药发泻其阳气，则亡血复汗，温气去而寒气多，焉得不厥。正如新产亡血复汗，血虚而厥也。

【尤在泾】水在胃者，为冒，为呕；水在肺者，为喘，为肿。呕止而形肿者，胃气和而肺壅未通也，是惟麻黄可以通之。而血虚之人，阳气无偶，发之最易厥脱，麻黄不可用矣。杏仁味辛能散，味苦能发，力虽不及，与证适宜也。

（四十）若面热如醉，此为胃热上冲熏其面，加大黄以利之。

［苓甘五味加姜辛半杏大黄汤］方

茯苓四两　甘草三两　五味半升　干姜三两　细辛三两　半夏半升　杏仁半升　大黄三两

上八味，以水一斗，煮取三升，去滓，温服半升，日三服。

【赵以德】此首篇支饮之病也。以饮水，水性寒，下应于肾，肾气上逆于肺，肺为之不利，肺主行荣卫，肺不利则荣卫受病，犹外感风寒，心中有水证也，故亦用小青龙汤治。服后首变者，为水停未散，故多唾；津液未行，故口燥；水在膈上，则阳气衰，寸口脉沉；麻黄发阳，则阴血虚，故尺脉微；尺脉微，则肾气不得固守于下，冲、任二脉相挟，从小腹冲逆而起矣。夫冲、任二脉与肾之大络同起肾下，出胞中，主血海；冲脉上行者至胸，下行者并足少阴入阴股，下抵足跗上，是动则厥逆；任脉至咽喉，上颐循面，故气冲胸咽；荣卫之行涩，经络时疏不通，手足不仁而痹，其面翕

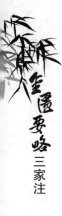

热^①如醉状，因复下流阴股，小便难；水在膈间，因火冲逆，阳气不得输上，故时复冒也。《内经》曰：诸逆冲上，皆属于火。又曰：冲脉为病，气逆里急。故用桂苓五味甘草汤先治冲气与肾燥。桂味辛热，散水寒之逆，开腠理，致津液以润之；茯苓甘淡，行津液，渗蓄水，利小便，伐肾邪，为臣；甘草味甘温，补中土，制肾气之逆；五味酸平，以收肺气；《内经》曰：肺欲收，急食酸以收之。服此汤，冲气即止。因水在膈间不散，故再变而更咳、胸满，即用前方去桂加干姜、细辛散其未消之水寒，通行津液。服汤后咳满即止。三变而更复渴，冲气复发，以细辛、干姜乃热药，服之当遂渴。反不渴，支饮之水蓄积胸中故也。支饮在上，阻遏阳气，不布于头目，故冒；且冲气更逆，必从火炎而呕也。仍用前汤加半夏去水止呕。服汤后水去呕止。四变，水散行出表，表气不利，其人形肿，当用麻黄发汗散水；以其人遂痹，且血虚，麻黄发其阳，逆而内之，必厥，故不内，但加杏仁。杏仁微苦温，肾气上逆者，得之则降下；在表卫气，得之则利于行，故肿可消也。服汤后五变，因胃有热，循脉上冲于面，热如醉，加大黄以泄胃热。盖支饮证，其变始终不离小青龙之加减，足为万世法也。

【徐忠可】面属阳明，胃气盛，则面热如醉，是胃气之热上熏之也。既不因酒而如醉，其热势不可当，故加大黄以利之。虽有姜、辛之热，各自为功而无妨矣。论曰：前既云以干姜、细辛为热药故也，本方止加半夏，不去姜、辛，及形肿又不去姜、辛，及面热又不去姜、辛，何也？盖支饮久渴之人，胸中之宗气久为水寒所蚀，故极易咳满，逮咳满而籍姜、辛以泻满止咳，则姜、辛自未可少，谓饮气未即去，则肺之寒侵，刻刻须防之也。至面热如醉，与首条翕热如醉不同，前因冲气，病发在下，此不过肺气不利，乃滞外而形肿，滞内而胃热，故但以杏仁利其胸中之气，复以大黄利其胃中之热耳。

【尤在泾】水饮有挟阴之寒者，亦有挟阳之热者。若面热如醉，

---

① 热：此上疑脱"故面"二字。

则为胃热随经上冲之证，胃之脉上行于面故也。即于消饮药中加大黄以下其热。与冲气上逆，其面翕热如醉者不同。冲气上行者，病属下焦阴中之阳，故以酸温止之；此属中焦阳明之阳，故以苦寒下之。

（四十一）先渴后呕，为水停心下，此属饮家，小半夏茯苓汤主之。方见上。

【徐忠可】饮又久暂不同，此云先渴后呕，渴必多饮，从无呕证，而忽于渴后见之，其为水饮无疑矣，故曰此属饮家，暂时伤饮也。小半夏，止呕专方，加茯苓，则水从小便出矣。不用止渴及健脾药，水去即无病，倘凉之则伤阳，燥之则伤胃也。

【尤在泾】先渴后呕者，本无呕病，因渴饮水，水多不下而反上逆也，故曰此属饮家。小半夏止呕降逆，加茯苓去其停水。盖始虽渴而终为饮，但当治饮，而不必治其渴也。

消渴小便不利淋病脉证并治第十三

脉证九条　方六首

（一）厥阴之为病，消渴，气上冲心，心中疼热，饥而不欲食，食即吐。下之不肯止。

【赵以德】是证《伤寒论》厥阴证中，但曰吐蛔，下之利不止；此曰食即吐，下不止，岂食入便至于利下不止乎？成注曰：邪传厥阴，则热已深也。邪自太阳传至太阴，止咽干，未成渴；传少阴，止口燥舌干而渴，未成消；传至厥阴，热甚，多饮水，乃成消渴也。饮水多而小便少，谓之消渴。火生于木，厥阴客热，气上冲心，心中疼热。伤寒至厥阴受病时，为传经尽，当入腑，胃虚热

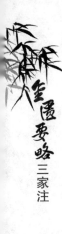

客，饥不欲食；蛔在胃中，无食则动，闻食臭即出，得食吐蛔。此热在厥阴经。若便下之，虚其胃气，厥阴木邪相乘，必吐下不止。伤寒，杂症，病起之由虽异，至成六气之热邪则一。五脏传来之热，与色欲、劳役、饮食之热，客于厥阴，其热皆无异也。

【徐忠可】厥阴之为病消渴七字，乃消渴病之大原。盖消渴者，善消而大渴也，然或单渴不止，或善食而渴，或渴而小便反多，后人乃有上消、中消、下消之分，不知上、中、下，虽似不同，其病原总属厥阴。盖肝之脉为厥阴，厥阴者，风木之脏也，与风相得，故凡风病必先中肝，然风善行而数变，故在经络，在血脉，在肌肉，各各不同。而又有郁于本脏者，则肝得邪而实，因而乘其所胜，阳明受之，乘其所生，足少阴受之。于是上中下，或有偏胜，现证稍殊，皆为消渴，皆由厥阴风郁火燔，故曰：厥阴之为病消渴。《内经》亦有风消二字，消必兼风言之，亦此意也。肝既邪实，木气喜上扬，故气上冲心，心受邪逼，故疼且热。肝得热而燥，于是子盗母气，则肾亦病，故饥不欲食，食则吐者，上受邪气之冲，且肝主呕逆也。下之不肯止，乃病不由于胃实，而反攻胃，故仍不肯止也。论曰：《内经》谓二阳结，谓之消。此独主厥阴，似乎互异，不知邪气浸淫病深，肠胃气聚不散，故曰结。其使肠胃之气不能健运而成三消，则厥阴实为病之本，如果病专肠胃，则下之为中病，消渴宜无不止矣。然多食而饥不止为中消，此又云饥不欲食，则知消渴之病，亦有不欲食者。但能食而渴者，全重二阳论治，饮一溲二，重在肾虚论治，其不能食而气冲者，重在厥阴论治，此又临证时，微细之辨乎。

【尤在泾】此邪热入厥阴而成消渴，成氏所谓邪愈深者热愈甚也。气上冲心，心中疼热者，火生于木，肝气通心也；饥而不欲食者，木喜攻土，胃虚求食，而客热复不能消谷也；食即吐蛔者，蛔无食而动，闻食臭而出也；下之利不止者，胃气重伤，而邪热下注也。夫厥阴风木之气，能生阳火而烁阴津，津虚火实，脏燥无液，求救于水，则为消渴。消渴者，水入不足以制火，而反为火所消也。

（二）寸口脉浮而迟，浮即为虚，迟即为劳；虚则卫气不足，劳则荣气竭。趺阳脉浮而数，浮即为气，数即消谷而大坚—作紧；气盛则溲数，溲数则^①坚，坚数相搏，即为消渴。

【赵以德】《内经》云：有所劳倦，形气衰少，谷气不盛，上焦不行。胃气热，热气熏胸中，故内热。寸口为上焦，趺阳候中焦。寸口迟为劳者，即劳役致伤也，劳即阳气退下，谷气不得升举以充上焦，上焦主行荣卫，谷气不充，则卫虚而脉浮，荣竭而脉迟；盖谷气不输于上下，壅而盛于中；数即消谷者，壅盛之气郁而为热，即消谷，数即热也；大坚者，水谷虽入，不化津液，中焦遂燥，坚即燥也。《内经》所谓：味过于苦，脾气不濡，胃气乃厚，正此谓也。以一作紧着，误。中焦热甚，火性疾速，水谷不得留停，下入膀胱而溲，水去，其内即燥而又热，即为消渴，近世谓消中也。

【徐忠可】此段论消渴之脉，当从寸口趺阳合而证之也。此与水气不同，是寸口脉浮而迟，趺阳脉浮而数，与证迥异，可悟合证论脉之法。病消渴者，虽非形病，然中气不纯，运化促急，元气不厚，荣卫自虚，故寸口脉浮而迟，浮不因表，是属气不敛矣，故曰浮即为虚。迟不因寒，是属荣不充盛矣，故曰迟即为劳，劳者，犹言罢劳也。凡渴属热，故知不因寒也。气既不敛，则不能并力内入而循运度之常，故曰虚则卫气不足。荣不充盛，则不能辅气健运，而见迟慢之状，故曰劳则荣气竭。盖消渴症，本属热边，而寸口脉但见虚状，不见数脉，可知消渴为结热在下，不必见之寸口脉也。若趺阳则专主二阳之脉，乃浮而数，浮则为气鼓不下，故曰浮则为气，数则脾强而约，谷易消而热愈坚，故曰数即为消谷而大坚。溲者溺也，气有余即是火，火性急速故溲数，溲数而阴气耗，阳亢无制故坚，坚者热结甚也。热不为溲解，阳亢阴亡，故曰相搏，阴亡而阳愈亢，故曰即为消渴。此言消渴之病，结在二阳，脉当全责趺

① 则：《金匮》作"即"，义同。

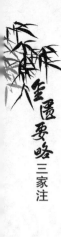

阳也。然前云饥不欲食，此言消谷，则似与邪结厥阴者，微有虚实之不同矣。

【尤在泾】诊寸口而知荣卫之并虚，诊趺阳而知胃气之独盛。合而观之，知为虚劳内热而成消渴也。夫所谓气盛者，非胃气盛也，胃中之火盛也。火盛则水谷去而胃乃坚，如土被火烧而坚硬如石也，故曰数即消谷而大坚。胃既坚硬，水入不能浸润，但从旁下转，而又为火气所迫而不留，故曰气盛则溲数，溲数则坚。愈数愈坚，愈坚愈数，是以饮水多而渴不解也。

（三）男子消渴，小便反多，以饮一斗，小便一斗，肾气丸主之。方见妇人杂病中。

【赵以德】医和云：女子，阳物也。晦淫则生内热惑蛊之疾，仲景独称男子，倘亦此意？肾者主水，主志，藏精以施化。若惑女色以丧志，则泄精无度，火扇不已，所主之水，所藏之精无几，水无几，何以敌相火？精无几，何以承君火？二火乌得不炽而为内热惑蛊之疾耶？二火炽则肺金伤，肺金伤则气燥液竭，内外腠理因之干涩而思饮也。且肾乃胃之关，通调水道，肺病则水不复上归下输，肾病则不复关键，不能调布五经，岂不饮一斗而出一斗乎？用八味丸补肾之精，救其本也。不避桂附之热，为非辛不能开腠理，致五脏[1]精输之于肾，与其施化四布以润燥也。每恨古今论消渴者，多集其证而不举其所自者有之，举其端而不明其源者有之。仲景因当时失第六卷论六气之详，故止就经气而言病，不及乎火。惟张子和论君相二火，可补仲景之手足。相火游行五脏间，火主动，动之和者，则助本脏气生化之用；动之不和者，即为害之火也。妄动之火势盛，必挟本脏气同起，当时脏气，有虚有实，有阴有阳，主气主血，升降浮沉，各一体用。是故治火之中，必当先审脏气，虚则补之，实则泻之；在阳则调其气，在阴则理其血；当升而反降者必

---

① 脏：《二注》作"行"，似是。

举之，当降而反升者必抑之；须兼五脏金、木、水、火、土之性，从而治之，使无扞格之患，则火有所归宿而安矣。肾气丸内有桂、附，治消渴恐有水未生而火反盛之患？不思《内经》王注：火自肾起为龙火，当以火逐火，则火可灭；以水治之，则火愈炽？如是，则桂、附亦可用作从治者矣。

【徐忠可】阴不能制阳，而肾失开阖之权，故便多无制，然非真阳有余，实邪气亢甚，所谓气盛则溲数也。故既以六味丸料，壮水之主以制阳光，仍藉桂、附以复其真阳，则燔火息而阴阳平耳。

【尤在泾】男子以肾为事，肾中有气，所以主气化，行津液，而润心肺者也。此气既虚，则不能上至，气不至，则水亦不至，而心肺失其润矣。盖水液属阴，非气不至，气虽属阳，中实含水，水之与气，未尝相离也。肾气丸中有桂、附，所以斡旋肾中颓堕之气，而使上行心肺之分，故名曰肾气。不然，则滋阴润燥之品，同于饮水无济，但益下趋之势而已。驯至阳气全消，有降无升，饮一溲二而死不治。夫岂知饮入于胃，非得肾中真阳，焉能游溢精气，而上输脾肺耶。按：消渴证有太阴、厥阴、阳明、少阴之异。系太阴者，心热移肺也；系厥阴者，风胜则干，抑火从木出也；系阳明者，火燔而土燥也；系少阴者，水虚不能制火也。然此不言水虚不能制火，而言火虚不能化水，则法之变而论之精也。惟火不化水，故饮一斗，水亦一斗，不然，未有不为火所消者矣。推而言之，厥阴内热之渴，水为热所消，其小便必不多；阳明内坚之渴，水入不能内润而从旁转，其小便虽数，而出亦必少也。

（四）脉浮，小便不利，微热，消渴者，宜利小便，发汗，五苓散主之。

【赵以德】《伤寒论》：太阳病，发汗后，大汗出，胃中干，烦躁不得眠，欲得饮水者，少少与之，令胃气和则愈；若脉浮，小便不利，微热消渴者，五苓散主之。注曰：若脉浮者，表未解也；饮水多而小便少者，谓之消渴，里热甚实也；微热消渴者，热未成

199

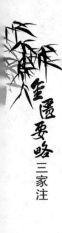

实，上焦燥也。与是药生津液，和表里。

【徐忠可】脉浮、微热是表未清也，消渴、小便不利是里有热也。故以桂枝主表，白术、苓、泽主里，而多以热水，助其外出下达之势，此治消渴之浅而近者也。按：此与上条，同是消渴，上条小便多，知阴虚热结，此条小便不利而微热，即为客邪内入，故治法迥异。然客邪内入，非真消渴也，合论以示辨耳。

【尤在泾】热渴饮水，水入不能已其热，而热亦不能消其水，于是水与热结，而热浮水外，故小便不利，而微热消渴也。五苓散利其与热俱结之水，兼多饮暖水取汗，以去其水外浮溢之热，热除水去，渴当自止。

（五）渴欲饮水，水入则吐者，名曰水逆，五苓散主之。方见上。

【赵以德】《伤寒论》：中风发热，六七日不解而烦，有表里证，渴欲饮水，水入吐[1]，名曰水逆。注曰：六七日发热不解，烦者，邪在表也；渴欲饮水，邪传里也。里热盛则能消水，水入则不吐；里热少则不能消水，停积不散，饮而吐也。与此药和表里，散停水。

【徐忠可】因渴饮水，水太多而骤，以致水入即吐，此病中之病也。故不复重其消渴，而但曰水逆，见当急治其新病，然药亦不过五苓，五苓固主双解表里，而下水之功尤速也。

【尤在泾】热渴饮水。热已消而水不行，则逆而成呕，乃消渴之变证。曰水逆者，明非消渴而为水逆也，故亦宜五苓散去其停水。

（六）渴欲饮水不止者，文蛤散主之。

---

① 水入吐：《注解伤寒论》作"水入则吐者"五字。

［文蛤散］方

文蛤五两

上一味，杵为散，以沸汤五合，和服方寸匕。

【赵以德】文蛤散治伤寒冷水洗若灌，其热不去，肉上粟起，意欲饮反不渴者。此治表之水寒。今不言表，而曰饮不止，属里者亦用之，何也？尝考《本草》，文蛤、海蛤治浮肿，利膀胱，下小便，则知内外之水皆可用之。其味咸冷，咸冷本于水，则可益水；其性润下，润下则可行水。合咸冷，润下，则可退火，治热证之渴饮不止。由肾水衰少，不能制盛火之炎燥而渴，今益水治火，一味两得之。《内经》曰：心移热于肺，传为膈消者，尤宜以咸味，切入于心也。

【徐忠可】渴欲饮水，此里有热也，不止，则其热之结坚矣。文蛤性盐，而为至阴之物，能软坚，能润燥，能除热，故主之。然只一味，取其专而下入，以清中下焦之燥热也。已上治消渴三方，药皆以治中下焦为急，可知消渴之病，本由厥阴，甚则二阳结而累及于肾，治不宜轻动其上焦矣。论曰：渴欲饮汤，与渴欲饮水不同。渴欲饮汤，乃胃家燥热；渴欲饮水，乃是气壅阴燥。故有水，似不宜渴，而反渴欲饮水，则治法迥别。今人见渴，即混同论治，所误多矣。观仲景前后治法，不晓然乎。又人有夜卧则唇口干燥，坐起阳升，即口中津润，唯阴燥，故得阳而气化，则干燥即止也，但比日间亦渴欲饮水者，不甚耳。

【尤在泾】热渴饮水，水入不能消其热，而反为热所消，故渴不止。文蛤味咸性寒，寒能除热，咸能润下，用以折炎上之势，而除热渴之疾也。

（七）淋之为病，小便如粟状，小腹弦急，痛引脐中。

【赵以德】淋如粟状者，因脾胃不足，流浊下入胞中，而膀胱属水，湿浊下流，土克之也，土克则水气不行，郁化为热，煎熬胞

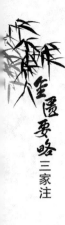

中，浊结如粟，尿出则胞之下系与溺窍皆滞涩不利；且厥阴之脉循阴器，主疏泄，胞涩不利，则厥阴之气亦不利，故攻克于膀胱之分，作急痛引脐中。脐中者，两肾间，膀胱上口也。《巢氏病源》云：膀胱有热者，水涩淋涩，小腹弦急，痛引脐中。盖本此耳。

【徐忠可】此三条总论淋证。首一段，谓淋之为病，全在下焦，故前十一卷内，言下焦有热，亦主淋闭不通。此言小便如粟状，粟者，色白而滴沥，甚则如米屑也。然气血不同，故后人有五淋之名。小腹气不和，失其浑厚之元，则弦急矣，热邪上乘，则痛引脐中矣。

【尤在泾】淋病有数证，云小便如粟状者，即后世所谓石淋是也。乃膀胱为火热燔灼，水液结为滓质，犹海水煎熬而成咸碱也。小腹弦急，痛引脐中者，病在肾与膀胱也。按巢氏云：淋之为病，由肾虚而膀胱热也。肾气通于阴，阴，水液下流之道也。膀胱为津液之府，肾虚则小便数，膀胱热则水下涩，数而且涩，淋沥不宣，故谓之淋，其状小便出少起多，小腹弦急，痛引于脐。又有石淋、劳淋、血淋、气淋、膏淋之异，详见本论，其言颇为明晰，可补仲景之未备。

（八）跌阳脉数，胃中有热，即消谷引食，大便必坚，小便即数。

【赵以德】消万物者莫甚于火，胃有热即消谷，消谷则饥，饥则引食；食虽入，以火燥其玄府，水津不布，下入膀胱，肠胃津液不生，故大便坚；膀胱内热，则损肾阴，阴虚则水不得固藏，故数数出之。《巢氏病源》云：肾虚则小便数也。

【徐忠可】跌阳一段，是言淋之病，虽不必尽由于胃，而有跌阳脉数者，乃属胃中有热，即另见消谷引饮、大便坚、小便数之证，此淋病之近于消渴者也。

【尤在泾】胃中有热，消谷引饮，即后世所谓消谷善饥，为中消者是也。胃热则液干，故大便坚；便坚则水液独走前阴，故小便数。亦即前条消渴胃坚之证。而列于淋病之下，疑错简也。

（九）淋家，不可发汗，发汗则必便血。

【赵以德】淋者，膀胱与肾病热也。肾属于阴，阴血已不足，若更发汗，则动其荣，荣动则血泄矣。

【徐忠可】淋家一段，谓淋为下焦内症，故以汗为戒，误汗则便血，发其阳则动血也。不出方者，淋病，下焦主之，而胃热则近消渴，肾热则类小便不利，前后方，可相通酌用耳。

【尤在泾】淋家热结在下，而反发其汗，热气乘心之虚而内扰其阴，则必便血。

（十）小便不利者，有水气，其人苦渴，栝蒌瞿麦丸主之。

［栝蒌瞿麦丸］方

栝蒌根二两　茯苓三两　薯蓣三两　附子一枚，炮　瞿麦一两

上五味，末之，炼蜜丸梧子大。饮服三丸，日三服。不知，增至七、八丸。以小便利，腹中温为知。

【赵以德】《内经》云：肺者，通调水道，下输膀胱。又谓：膀胱藏津液，气化出之。盖肺气通于膀胱，上通则下行，下塞则上闭，若塞若闭，或有其一，即气不化，气不化则水不行而积矣；水积则津液不生而胃中燥，故苦渴。用栝蒌根生津液，薯蓣以强肺阴，佐以茯苓治水，自上渗下，瞿麦逐膀胱癥结之水；然欲散水积之寒，开通阳道，使上下相化，又必附子善走者为使。服之小便利，腹中温为度。若水积冷而方用之，否则不必用也。

【徐忠可】小便不利，此膀胱有热也，膀胱通周身之水道，既艰涩难出，则水停而逆，故曰有水气。然使不渴，则热止膀胱，若渴，是气化之原亦热。故以瞿麦、茯苓逐水；而以瓜蒌根清上焦之热；脾肾之元气不可不养，故以山药培其本；膀胱虽热，由肾实虚而开阖失职，故以附子补其元阳，且膀胱既为湿热所困，气馁不

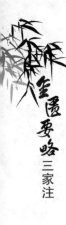

行，故须附子大力，为瞿麦、茯苓之先锋耳。

【尤在泾】此下焦阳弱气冷，而水气不行之证，故以附子益阳气，茯苓、瞿麦行水气。观方后云"腹中温为知"可以推矣。其人若渴，则是水寒偏结于下，而燥火独聚于上，故更以薯蓣、栝蒌根，除热生津液也。夫上浮之焰，非滋不熄；下积之阴，非暖不消；而寒润辛温，并行不悖，此方为良法矣。欲求变通者，须于此三复焉。

（十一）小便不利，蒲灰散主之，滑石白鱼散、茯苓戎盐汤并主之。

［蒲灰散］方

蒲灰七分　滑石三分

上二味，杵为散，饮服方寸匕，日三服。

［滑石白鱼散］方

滑石二分　乱发二分，烧　白鱼二分

上三味，杵为散，饮服半钱匕，日三服。

［茯苓戎盐汤］方

茯苓半斤　白术二两　戎盐弹丸大一枚

上三味，先将茯苓、白术煎成，入戎盐再煎，分温三服。

【赵以德】小便不利，为膀胱气不化也。气不化，由阴阳不和。阴阳有上下，下焦之阴阳，肝为阳，肾为阴。肾亦有阴阳，左为阳，右为阴。膀胱亦有阴阳，气为阳，血为阴。一有不和，气即不化。由是一方观之，悉为膀胱血病涩滞，致气不化而小便不利也。蒲灰、滑石者，《本草》谓其利小便，消瘀血。蒲灰治瘀血为君，滑石利窍为佐；乱发、滑石、白鱼者，发乃血之余，能消瘀血，通关利小便，《本草》治妇人小便不利，又治妇人无故溺血；白鱼去水气，理血脉，可见是[①]血剂也；茯苓、戎盐者，戎盐即北海盐。

———————————

① 是：《二注》作"皆"。

膀胱乃水之海，以气相从，故咸味润下，佐茯苓利小便。然盐亦能走血，白术亦利腰脐间血，故亦治血也。三方亦有轻重，乱发为重，蒲灰次之，戎盐又次之。

【徐忠可】蒲灰，即蒲席烧灰也。能去湿热，利小便；滑石能通九窍，去湿热，故主之；白鱼能开胃下气，去水气；发为血余入阴，故合滑石，则阴分之湿热去，而小便利也。若茯苓戎盐汤，内有白术健脾，茯苓渗湿，戎盐出山坡阴土石间，不经煎炼，入肾除阴火，兼清热，故以为使，然此方较前二方，则补养多矣。

【尤在泾】蒲，香蒲也。宁原云：香蒲去湿热，利小便，合滑石为清利小便之正法也。《别录》云：白鱼开胃下气，去水气，血余疗转胞，小便不通，合滑石为滋阴益气，以利其小便者也。《纲目》：戎盐即青盐，咸寒入肾，以润下之性，而就渗利之职，为驱除阴分水湿之法也。仲景不详见证，而并出三方，以听人之随证审用，殆所谓引而不发者欤。

（十二）**渴欲饮水，口干舌燥者，白虎加人参汤主之。**方见中暍中。

【赵以德】《伤寒论》：阳明脉浮而紧，咽燥口苦，发热汗出，不恶寒，反恶热，身重云云。若渴欲饮水，口干舌燥者，白虎加人参汤主之。成注：以若下之，热客中焦，是谓干燥烦渴。凡病属阳明热甚在表里之间者，即可用之。阳明为水谷之海，气血俱盛，热易归之，伤寒、杂病饮食之热，与夫五邪之相传，俱客之耳。

【徐忠可】此亦消渴之类也。但渴欲饮水而口干燥，则肺气既热，更阳虚而阴燥见于外，其热浮，故以白虎汤治其火，清其热，复以人参补其虚，与专治中下焦，而散其结热者迥异。

【尤在泾】此肺胃热盛伤津，故以白虎清热，人参生津止渴。盖即所谓上消膈消之证，疑亦错简于此也。

（十三）**脉浮发热，渴欲饮水，小便不利者，猪苓汤主之。**

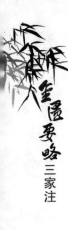

[猪苓汤] 方

猪苓_{去皮}　茯苓　阿胶　滑石　泽泻_{各一两}

上五味，以水四升，先煮四味，取二升，去滓，内胶烊消。温服七合，日三服。

【赵以德】前条有脉浮，小便不利，微热消渴，用五苓散利小便取汗。利小便与此证无异，何药之不同也？前条太阳证发汗，复大汗出，胃中干，欲得饮水，少少与之，令胃中和即愈；脉若浮，小便不利，微热消渴者，与五苓散。此乃阳明证，咽喉燥，发热汗出，身重，下后若脉浮，发热，渴欲饮水，小便不利者，猪苓汤。脉浮同也，而有太阳、阳明之异；热同也，而有微甚之异；邪客入里同也，而有上焦下焦之异；邪本太阳，入客上焦，所以宜取汗利小便；邪本阳明，虽脉浮，发热，然已经下之，其热入客下焦，津液不得下通，而小便不利矣。惟用茯苓、猪苓、泽泻，渗泄其过饮所停之水；滑石利窍；阿胶者，成注谓其功同滑石。不思此证既不可发汗，下之又耗其气血，必用参、芪手太阴、足少阴药，补其不足，助其气化而出小便也。须参之。

【徐忠可】此即五苓散，而以滑石、阿胶易去桂、术也。谓脉浮发热，热似在表，渴欲饮水，小便不利，内热复甚，则已衰之表热不足虑，而阴热水停，变将无穷。故既以苓、泽导水，而加阿胶、滑石，则滋阴荡热为急耳。然独以猪苓名汤，盖猪苓善去胃中水饮，则知此方以去水饮为主也。

【尤在泾】此与前五苓散病证同，而药则异。五苓散行阳之化，热初入者宜之；猪苓汤行阴之化，热入久而阴伤者宜之也。按：渴欲饮水，本文共有五条，而脉浮发热，小便不利者，一用五苓，为其水与热结故也；一用猪苓，为其水与热结，而阴气复伤也；其水入则吐者，亦用五苓，为其热消而水停也；渴不止者，则用文蛤，为其水消而热在也；其口干燥者，则用白虎加人参，为其热甚而津伤也。此为同源而异流者。治法亦因之各异，如此，学者所当细审也。

206

水气病脉证治第十四

论七首　脉证五条　方八首

（一）师曰：病有风水、有皮水、有正水、有石水、有黄汗。风水其脉自浮，外证骨节疼痛，恶风；皮水其脉亦浮，外证胕肿，按之没指，不恶风，其腹如鼓，不渴，当发其汗；正水其脉沉迟，外证自喘；石水其脉自沉，外证腹满不喘；黄汗其脉沉迟，身发热，胸满，四肢头面肿，久不愈，必致痈脓。

【赵以德】风水者，肾本属水，因风而水积也。《内经·大奇论》曰：并浮为风水。注以浮脉为风，水脉浮[①]，下焦主水，风薄于下，故曰风水。《水热穴论》曰：肾，至阴；勇而劳甚则肾汗出，逢于风，内不入于脏腑，外不越于肌肤，客于玄府，行于皮里，传为胕肿，本之于肾，名曰风水。《评热病论》曰：肾风，面胕瘫然[②]壅，害于言。虚不当刺而刺，后五日其气必至，至必少气时热，热从胸背上至头，汗出，手热，口干，小便黄，目下肿，腹中鸣，身重难以转侧，月事不来，烦不能正偃，正偃则咳，名曰风水。今止言外证骨节痛，恶风，不言胕肿者，节文也。肾外合于骨，水则病骨；肝外合于筋，风则筋束关节，故骨节痛。脉浮恶风者，知其风水之证在表耳。皮水者，皮肤胕肿也。《灵枢》曰：肤胀者，寒气客于皮肤间，鼕鼕然不坚，腹大，身尽肿，皮厚，按其腹，窅而不起，腹色不变。《巢氏病源》则以皮水者腹如故而不渴，与《灵枢》异。盖肺主气以行荣卫，外合皮毛，皮毛病甚，则肺气膹郁；荣卫停滞不行，则身腹得不病乎？然肺气之满，异于他邪，气虽成

---

① 水脉浮：考《素问·大奇论》王冰注无此三字。

② 瘫然，肿起貌。

207

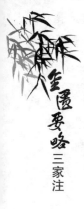

水，终本轻清，故鏊鏊然不坚，按之没指，腹亦窅而不起；玄府闭塞而不恶风，郁未燥其液而不渴。当发其汗，散皮毛之邪，外气通而内郁解矣。此开鬼门也。正水者，肾主水，肾经之水自病也。《内经》曰：肾者，胃之关。关不利，故聚水成病，上下溢于皮肤，胕肿腹大，上为喘呼，不得卧，标本俱病也。石水者，乃水积小腹，胞内坚满如石。《内经》曰：阴阳结邪③，阴多阳少，名曰石水。又曰：肾肝并沉为石水。注曰：肝脉入阴，内贯小腹；肾脉贯脊中，络膀胱，两脏并，脏气薰冲脉，自肾下入于胞，今④水不行，故坚而结；然肾主水，水冬冰，水宗于肾，肾象水而沉，名曰石水。因水积胞内，下从足手少阴上逆于肺而为喘。《巢氏病源》：石水者，引两胁下胀痛，或上至胃脘则死。看来上条虽同为石水，与此条少异。此偏于肾气多，肾为阴，阴主静，故病止在下而不动；彼则偏于肝气多，肝为阳，主动，故上行克胃脘也。黄汗者，病水身黄，汗出如柏汁。自后条诸证观之，其因不一，各有所致。大抵黄色属土，由阳明胃热，故色见于外。今之发热胸满，四肢头面肿者，正属足阳明经脉之证也。热久在肌肉，故化痈脓。若《巢氏》云：疸水，因脾胃有热，流于膀胱，小便涩而身面尽黄，腹满如水状，此亦黄汗之一也。

【徐忠可】《内经》止有水胀及石水二条，仲景特列五条，示人水病有浅深，欲人因名思义，而处治无误耳。《水气篇》无一字及痰饮，可知肿胀症见痰饮症即须慎，考《痰饮篇》却及五脏水，然通篇无一肿胀字，可知有先病痰饮而后变水气者，有先病水气而渐有痰饮者，当分重轻施治矣。故以水从外邪而成，其邪在经络者，别之曰风水，谓当从风治也。或水虽从外邪而成，其邪已渗入于皮，不在表不在里者，别之曰皮水，谓在皮而不脱于风也。其有不因风，由三阴结而成水者，别之曰正水，谓当正治其水也。其阴邪多而沉于下者，别之曰石水，谓病全在下也。其有亦因风邪或水

———————————

③ 邪：《素问·阴阳别论》作"斜"。

④ 今：《素问·大奇论》王注作"令"。

邪，虽为外邪内伤于心，热郁而为黄汗，状如风水，而脉不浮者，别之曰黄汗，谓病邪同水，而所入在心也。凡水病相去不远，故《内经·水胀篇》概曰：目窠上微肿，如新卧起之状，其颈脉动，时咳，阴股间寒，足胫肿，腹乃大，水已成矣。以手按其腹，随手而起，如裹水之状。而不分别为言。然而病因不同，则治法迥异。故仲景先从脉别之则浮者为风，风邪相薄则骨节疼痛，风尚在表则恶风，合三者，他证所不能同，故以此主风水之辨。若脉浮为风，而身胕肿。胕者，浮也。甚且按之没指，其浮何如，是邪已去经而在皮间。去经故不恶风，在皮间故腹皮如鼓。《千金》"胕"字竟易"浮"字，正水即里水也，里水中有石水，故以正字别之。《千金》此下尚有"不满"二字，乃外虽似胀，而病不在内，故不满也。风在皮，内不燥，故不渴。治之亦宜从风，故曰当发其汗。是皮水与风水，脉不异而证异也。证虽异，治仍不异，风未入里也。若正水，则三阴结而非风，结则脉沉，水属阴故迟。三阴结，而下焦阴气不复，与胸中之阳相调，故水气格阳在上而喘，即《内经》"颈脉动喘疾咳曰水"也。其目窠如蚕，两胫肿，腹大不问可知。然与石水相辨不在此，故只举喘言之。若石水亦沉，但不迟，《内经》曰：阴阳结邪，多阴少阳，曰石水，少腹肿。则知此所谓腹满乃少腹肿也。病专在下焦，非全体病，故不喘。其颈脉动，咳，目窠如蚕，亦或与正水等，微甚不同可知矣。石水病在下，未伤中气，中未虚冷，故脉不迟。若黄汗，乃从汗出入水，水邪伤心，或汗出当风所致。汗与水总属水气，因其入内而结，结则热郁而黄，故脉亦沉迟。水属阴，阴寒在上，故脉迟。心受邪郁，故身发热。伤在上，故胸满。阳部之邪从阳，故走四肢，并夹面肿。若久不愈，邪气侵阴，荣气热，故凝滞而为痈脓。

【尤在泾】风水，水为风激，因风而病水也。风伤皮毛而湿流关节，故脉浮恶风而骨节疼痛也。皮水，水行皮中，内合肺气，故其脉亦浮，不兼风，故不恶风也。其腹如鼓，即《内经》鼕鼕然不坚之意，以其病在皮肤而不及肠脏，故外有胀形而内无满喘也。水在皮者，宜从汗解，故曰当发其汗。正水，肾脏之水自盛也。石

209

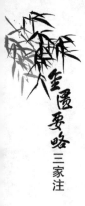

水，水之聚而不行者也。正水乘阳之虚而侵及上焦，故脉沉迟而喘；石水因阴之盛而结于少腹，故脉沉腹满而不喘也。黄汗，汗出沾衣如柏汁，得之湿热交病，而湿居热外，其盛于上而阳不行，则身热胸满，四肢头面肿，久则侵及于里而荣不通，则逆于肉理而为痈脓也。

（二）脉浮而洪，浮则为风，洪则为气，风气相搏，风强则为瘾疹，身体为痒，痒为泄风，久为痂癞。气强则为水，难以俯仰。风气相击，身体洪肿，汗出乃愈，恶风则虚，此为风水。不恶风者，小便通利，上焦有寒，其口多涎，此为黄汗。

【赵以德】风者，外感之风也；气者，荣卫之气也。风乃阳邪，从上受之，故脉浮；荣卫得风而热，故脉洪。洪，大也。《内经》曰：脉大则病进。由风邪之盛耳。荣行脉中，主血；卫行脉外，主气。风强者，风得热而强也。风热入搏于卫，客于皮里，气滞郁聚，而风鼓之为瘾疹；火复助风，腠理开，毫毛摇，则身体痒。痒为泄风。《内经》曰：诸痛疮疡，皆属于火。又曰：风气外在腠理，则为泄风。久之不解，风入分肉间，相搏于脉之内外，气道涩而不利，与卫相搏，则肌肉膹膜而疮出；风入脉中，内攻荣血，风气合热而血胕①坏，遂为痂癞也。《内经》曰：风气与太阳俱入，行诸脉俞，散于分肉之间，与卫气相干，其道不行，使肌肉膹膜之而有疡。又曰：脉风成为疠。疠，即癞也。所谓气强者，卫因热则怫郁，停而不行；气水同类，气停则水生，所聚之液、血皆化水也。不惟荣卫不能和筋骨肌肉关节，且以郁热之邪禁固之因，难俯仰也。至于风气复行相击，荣卫之热与水皆散溢于肌表而为洪肿。及风气两解，则水散卫行，汗出乃愈。恶风者，卫气不敌于风，与水同为汗散而表虚，因名风水。不恶风者，卫气不从汗散，外得固腠理，则不恶风；内得固三焦，则小便通利。所谓上焦有寒者，因风

① 胕：音义同"腐"。

210

邪在上焦,非真有寒冷也。如伤寒证,邪客上焦,则中焦之谷气不得上输于肺,郁为内热。津液凝积为胃热,热则廉泉开,廉泉者,津液之道也,开则发涎,出流于唇口也。此黄汗由身倦浮肿,胃热发出土色也。

【徐忠可】此段详风之所以成水,并与黄汗分别之。因谓脉得浮,而洪浮为风是矣,洪乃气之盛也。风气相搏,是风与气,两不相下也。其有风稍强者,则风主其病,故侵于血为瘾疹,因而火动则痒,然风稍得疏泄,故曰泄风。久则荣气并风而生虫,为痂癞厉风之属,不成水也。若气强则风为气所使,不得泻于皮肤,逆其邪乘阴分,以致阴络受病而为水,难以俯仰者,成水后,肿胀之状也。然气虽强,风仍不去,故曰相击,风气无所不到,故身体洪肿,洪肿者,大肿也。汗出则风与气皆泻,故愈。恶风为风家本证,既汗而仍恶风,则当从虚,而不当从风,故补注一句曰:恶风则虚,而总结之曰此为风水,谓水之成,虽由于气,而实源于风也。其有不恶风者,表无风也。小便通利者,非三阴结也。更口多涎,是水寒之气缠绵上焦也。此唯黄汗之病,因汗出而伤水,则内入于胸膈,故即别之曰:上焦多寒,其口多涎,此为黄汗,不脱前黄汗证中胸满之意也。

【尤在泾】风,天之气;气,人之气,是皆失其和者也。风气相搏,风强则气从风而侵淫肌体,故为瘾疹;气强则风从气而鼓涌水液,故为水;风气并强,两相搏击,而水液从之,则为风水,汗之则风去而水行,故曰汗出乃愈。然风水之病,其状与黄汗相似,故仲景于此复辨其证,以恶风者为风水,不恶风者为黄汗,而风水之脉浮,黄汗之脉沉,更不必言矣。

(三)寸口脉沉滑者,中有水气,面目肿大,有热,名曰风水。视人之目窠上微拥,如蚕新卧起状,其颈脉动,时时咳,按其手足上,陷而不起者,风水。

【赵以德】《内经》:脉沉曰水,脉滑为风。面肿曰风,目肿如

211

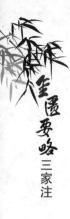

新卧起之状，曰水；颈脉动，喘咳，曰水。又肾风者，面胕瘲然，少气时热。其有胕肿者，亦曰本于肾，名风水，皆出《内经》也。

【徐忠可】此二段，从风水中之变异者，而仍正其名而示其别也。谓风水脉本浮，今沉滑，是中有水气相结，似属正水。然而面目肿大有热，高颠之上，唯风可到。风为阳邪，故热，是脉虽沉，不得外风而言之，故仍正其名曰风水。若目窠微拥如蚕，而且颈脉动咳，此正水之征也。乃按手足上陷而不起，则随手而起者水也，今不起，知非正水而为气水矣。风气必相击，故亦正其名曰风水。

【尤在泾】风水其脉自浮，此云沉滑者，乃水脉，非风脉也。至面目肿大有热，则水得风而外浮，其脉亦必变而为浮矣。仲景不言者，以风水该之也。目窠上微肿，如蚕新卧起状者，《内经》所谓水为阴而目下亦阴，聚水者必微肿先见于目下是也。颈脉动者，颈间人迎脉动甚，风水上凑故也。时时咳者，水渍入肺也。按其手足上陷而不起，与《内经》以手按其腹，随手而起，如裹水之状者不同。然腹中气大，而肢间气细，气大则按之随手而起，气细则按之窅而不起，而其浮肿则一也。

（四）太阳病，脉浮而紧，法当骨节疼痛，反不疼，身体反重而酸，其人不渴，汗出即愈，此为风水。恶寒者，此为极虚，发汗得之。渴而不恶寒者，此为皮水。身肿而冷，状如周痹，胸中窒，不能食，反聚痛，暮躁不得眠，此为黄汗，痛在骨节。咳而喘，不渴者，此为脾胀，其状如肿，发汗即愈。然诸病此者，渴而下利，小便数者，皆不可发汗。

【赵以德】《伤寒论》脉浮而紧者，为风寒。风伤卫，寒伤荣，荣卫俱病也。荣卫者，胃之谷气所化，从肺手太阴所出，循行表里，在外则荣筋骨，温皮肉；在内则贯五脏，络六腑，故浮沉迟数善恶之脉[①]皆见于寸口。此条首言太阳病脉紧，为太阳属表，荣卫

①　迟数善恶之脉：《二注》作"变脉"二字。

所受风水，随在诸经四属隶于太阳之表者，分出六等，于肝肾本部②所合，则骨节痛。若风水挟木克土，脾合肌肉，则肌肉不利，骨节反不痛，身体重而酸。《内经》曰：土不及，则体重而筋肉瞤酸也。因不渴，则可发汗，汗则邪散乃愈，此由风胜水也，亦名风水。其汗皆生于气，气生于精，精气若不足，辄发其汗，风水未散而荣卫之精先从汗散，遂致虚极，不能温腠理，故恶寒也。若发汗，辛热之味上冲于肺，亡其津液，则肺燥而渴。荣卫不虚，则不恶寒。风水之邪从肺气不足入，并于所合之皮毛，遂为皮水；皮水久不解，荣卫与邪并，外不得温分肉，至于身肿冷，状如周痹，内窒胸膈，脾胃气郁成热，故不能食。胃热复上与外入之水寒相击，故痛聚胸中，暮躁不得眠也。脾土之色发于外，是为黄汗。若骨节疼痛而胕肿者，是肾之候也；咳而喘者，是肺之候也。二脏之病俱见，由肾脉上贯肝、入肺，乃标本俱病，言脾胀，恐肺字之误，《灵枢》曰：肺是动病则肺胀满，膨膨而喘咳是也。然病虽变更不一，尽属在表，故浮紧之脉皆得汗之。但渴与下利，小便数，亡津液者，不可汗耳。

【徐忠可】 此一段，言风水中，有类太阳脉，而不出太阳证者；又有相似而实为皮水者；有相似而实为黄汗者；有相似而并非皮水、黄汗，实为肺胀者。如太阳病脉浮紧，在法当骨节疼痛，所以前叙风水，亦曰外证骨节疼痛，此反不疼，又太阳病不重，今得太阳寒脉，身体反重而酸，却不渴，汗出即愈。明是风为水所柔，故不疼而重，风本有汗，乃因自汗而解，故正其名曰：此为风水。然既汗不宜恶寒，复恶寒，明是人为汗虚，故曰：此为极虚，发汗得之。若前证，更有渴而不恶寒者，渴似风水，然不恶寒，则非风水矣，故又别之曰：此为皮水。但皮水身不热，故又注其证曰：身肿而冷，状如周痹。周痹之状，寒凝汁沫，排分肉而痛。周痹者，通身皮肤，受邪而不用，即前所谓外证胕肿，按之没指也。若前证更有胸中窒，不能食，反聚痛，暮躁不得眠者，明是入水以伤心，致

---

② 肝肾本部：《二注》作"肝藏"二字。

水气病脉证治第十四

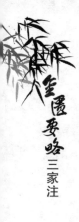

胸中受邪而窒，邪高妨食，又邪聚而痛，又心烦而暮躁不得眠，此唯黄汗证都在胸，故曰此为黄汗。若前证之脉浮紧而骨节仍痛，且咳而喘，但不渴，则类于皮水，然而不甚胕肿，又非皮水，故曰：此为肺胀。乃肺主气，受邪而咳，其状如肿，实非肿也，此亦风之淫于肺者，旧本"脾"字，然下承曰：发汗则愈。在脾无汗之理，故知是"肺"字。故总曰发汗则愈，见证异而治宜同也。诸病此者四句，谓证虽不同，似皆可发汗，然遇有渴者、下利者、小便数者，即为邪气内入，即非一汗所能愈，故曰：皆不可发汗。

【尤在泾】太阳有寒，则脉紧骨疼；有湿则脉濡身重；有风则脉浮体酸，此明辨也。今得伤寒脉而骨节不疼，身体反重而酸，即非伤寒，乃风水外胜也。风水在表而非里，故不渴。风固当汗，水在表者亦宜汗，故曰汗出即愈。然必气盛而实者，汗之乃愈。不然则其表益虚，风水虽解，而恶寒转增矣。故曰恶寒者，此为极虚发汗得之，若其渴而不恶寒者，则非病风而独病水，不在皮外而在皮中，视风水为较深矣。其证身肿而冷，状如周痹，周痹为寒湿痹其阳，皮水为水气淫于肤也。胸中窒，不能食者，寒袭于外而气窒于中也。反聚痛，暮躁不得眠者，热为寒郁，而寒甚于暮也。寒湿外淫，必流关节，故曰此为黄汗，痛在骨节也。其咳而喘不渴者，水寒伤肺，气攻于表，有如肿病，而实同皮水，故曰发汗则愈。然此诸病，若其人渴而下利，小便数者，则不可以水气当汗而概发之也。仲景叮咛之意，岂非虑人之津气先亡耶。或问前二条云：风水外证，骨节疼。此云骨节反不疼，身体反重而酸；前条云：皮水不渴，此云渴，何也？曰：风与水合而成病，其流注关节者，则为骨节疼痛；其浸淫肌体者，则骨节不疼而身体酸重。由所伤之处不同故也。前所云皮水不渴者，非言皮水本不渴也，谓腹如鼓而不渴者，病方外盛而未入里，犹可发其汗也；此所谓渴而不恶寒者，所以别于风水之不渴而恶风也。程氏曰：水气外留于皮，内薄于肺，故令人渴是也。

（五）里水者，一身面目黄肿，其脉沉，小便不利，故令病

水。假如小便自利，此亡津液，故令渴也，越婢加术汤主之。方见中风。

【赵以德】《内经》：三阴结谓之水。三阴乃脾肺太阴经①也。盖胃为五脏六腑之海，十二经皆受气焉。脾为之行津液者，脏腑经络必因脾，乃得禀水谷气。今脾之阴不与胃之阳和，则阴气结伏，津液凝聚不行，而关门闭矣。关门闭则小便不利，不利则水积，积则溢面目一身，水从脾气所结，不与胃和，遂从土色发黄肿。结自三阴，故曰里水，其脉沉也。如小便自利，则中上焦之津液从三阴降下而亡，故渴也。是汤见后。

【徐忠可】此言正水而兼色黄为异者，以其别于风水、皮水之在外，故曰里水。然水病多面目鲜泽，此独一身面目黄肿，则久郁为热矣。又水病，小便必难，不渴，或郁久而津亡，热壅为渴，小便反自利，热在上焦气分，故以越婢行阳化热，加术以胜其水。

【尤在泾】里水，水从里积，与风水不同，故其脉不浮而沉，而盛于内者必溢于外，故一身面目悉黄肿也。水病小便当不利，今反自利，则津液消亡，水病已而渴病起矣。越婢加术，是治其水，非治其渴也。以其身面悉肿，故取麻黄之发表，以其肿而且黄，知其湿中有热，故取石膏之清热与白术之除湿。不然，则渴而小便利者，而顾犯不可发汗之戒耶。或云此治小便利、黄肿未去者之法，越婢散肌表之水，白术止渴生津也。亦通。

（六）趺阳脉当伏，今反紧，本自有寒，疝瘕，腹中痛，医反下之，下之即胸满短气。

【赵以德】趺阳脉当伏者，非趺阳胃气之本脉也，为水蓄于下，其气伏，故脉亦伏。《脉法》曰：伏者为水，急者为疝瘕，小腹痛。脉当伏而反紧，知其初有寒疝瘕痛。先病者治其本，先当温其疝

---

① 肺太阴经：《二注》作"少阴肾"。

水气病脉证治第十四

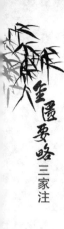

痕，治寒救阳而后行可也。若反下之，是重虚在上之阳，阳气不布化，而成胸满短气也。

【徐忠可】此二条，言水病入，别有宿病，人各不同，当从趺阳脉，与其旧疾见证别之。谓人有水病，水寒相搏，趺阳脉当伏，今犯水病，趺阳脉反紧，此因本自有寒，疝瘕，腹中痛病，故脉加紧，治当兼顾其寒，而医反下之，则元气受伤，水病未除，寒邪上乘，胸中之宗气弱，不能御之，为胸满、为短气矣。

【尤在泾】趺阳虽系胃脉而出于阴部，故其脉当伏。今反紧者，以其腹中宿有寒疾故也。寒则宜温而反下之，阳气重伤，即胸满短气。

（七）趺阳脉当伏，今反数，本自有热，消谷，小便数，今反不利，此欲作水。

【赵以德】此与上条一寒一热，互举其因。此为热消谷，不能上化精微，热渴下流，致膀胱不化，小便蓄成积水，故脉不伏而从热反数也。

【徐忠可】或趺阳脉当伏，今反数，此因本自有热，应消谷、小便数，今反不利，是有热而健运之人，因水而气反不化，知其邪结三阴矣，故曰此欲作水。

【尤在泾】其反数者，以其胃中有热故也。热则当消谷而小便数。今反不利，则水液日积，故欲作水。夫阴气伤者，水为热蓄而不行；阳气竭者，水与寒积而不下。仲景并举二端，以见水病之原有如此也。

（八）寸口脉浮而迟，浮脉则热，迟脉则潜，热潜相搏，名曰沉。趺阳脉浮而数，浮脉即热，数脉即止，热止相搏，名曰伏。沉伏相搏，名曰水。沉则络脉虚，伏则小便难，虚难相搏，水走皮肤，即为水矣。

【赵以德】寸口、跌阳合诊者何？寸口者，肺脉所过；跌阳者，胃脉所过。候脾肺合病，必是寸口、跌阳也。寸口脉浮而迟，浮脉即热者何？浮为卫，卫为阳，卫不与荣和，其阳独在脉外，故浮脉即热矣。迟脉即潜者何？迟为荣，荣，阴也，荣不从卫，匿行脉中，阴行迟，故迟脉即潜矣。热潜相搏，名曰沉者何？脉者，气藏也，荣卫之出阳入阴，皆肺脏主之，故百脉朝之也。今荣卫不和，热潜之邪相搏而至，则肺脏之气不得布，故结而沉矣。跌阳脉浮而数，浮脉即热者何？脾土①中焦，与胃为表里，脾，阴也；胃，阳也。脾与胃，行津液、化气血者也。胃经之阳不与脾经之阴合，失阴之阳独在表，故脉浮即热矣。数脉即止者何？脉者，血之府。血，阴也。血实则脉实，阴实②则脉缓，今脾经之阴血虚不足，脉被气促而数，数则阴血不得周流于脉数即止矣。热止相搏，名曰伏者何？脏之与经表里相资者也。脏在里，以藉经脉之运动，今二经以热止之邪相搏③，名曰水者何？脾肺手足太阴经之脏也。夫阳为火，阴为水，今手足两太阴持所结沉伏之阴相搏，故化为水矣。《内经》曰：三阴结，为水也。沉则络脉虚者何？肺合皮毛，络脉之在皮肤者，因肺气沉，不发于外，荣血又潜不入于内，络脉虚矣。伏则小便难者何？小便以通行津液，今脾气伏，不为胃行津液，则津液不入膀胱，故小便难矣。虚难相搏，水走皮肤，即为水者何？小便难则水积，积则溢，溢则乘络脉之虚而走注于皮肤，故为水病矣。在《内经》则曰：三阴结，谓之水。仲景则举经络荣卫之变而条析之，以核病之源。察脉论证，其可不究心而消息之乎？

【徐忠可】此段论正水所成之由也，谓人身中健运不息，所以成云行雨施之用，故人之汗，以天地之雨名之，人之气，以天地之疾风名之。故寸口脉主上，犹之天道，必下济而光明，故曰阴生于阳。跌阳脉主下，犹之地轴，必上出而旋运，故曰卫气起于下焦。

---

① 土：康本作"主"，似是。

② 实：《二注》作"失"，似是。

③ 相搏：此下语意未了，疑有脱漏。

水气病脉证治第十四

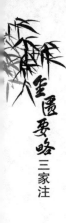

今寸口脉浮而迟，浮主热，乃又见迟，迟者元气潜于下也。既见热脉，又见潜脉，是热为虚热，而潜为真潜，故曰热潜相搏，名曰沉，言其所下济之元气沉而不复举也。今趺阳脉浮而数，浮主热，乃又见数，数者卫气止于下也，既见热脉，又见止脉，是于客气为热，而真气为止，故曰热止相搏，名曰伏。言其宜上出之卫气，伏而不能升也，从上而下者，不返而终沉，从下而上者，停止而久伏，则旋运之气，几乎熄，熄则阴水乘之，故曰沉伏相搏，名曰水。见非止客水也，恐人不明沉伏之义，故又曰络脉者，阴精阳气所往来也，寸口阳气沉而在下，则络脉虚。小便者，水道之所从出也，趺阳真气止而在下，气有余即是火，火热甚，则小便难，于是上不能运其水，下不能出其水，又焉能禁水之胡行而乱走耶？故曰：虚难相搏，水走皮肤，即为水矣。水者，即身中之阴气合水饮而横溢也。沉伏二义，俱于浮脉见之，非真明天地升降阴阳之道者，其能道只字耶，此仲景所以为万世师也。

【尤在泾】热而潜，则热有内伏之势，而无外发之机矣，故曰沉。热而止，则热有留滞之象，而无运行之道矣，故曰伏。热留于内而不行，则水气因之而蓄。故曰沉伏相搏，名曰水。热留于内，则气不外行而，络脉虚，热止于中，则阳不下化，而小便难，以不化之水，而当不行之气，则惟有浸淫躯壳而已，故曰虚难相搏，水走皮肤，即为水矣。此亦所谓阴气伤者，水为热蓄不下者也。

（九）寸口脉弦而紧，弦则卫气不行，紧即恶寒，水不沾流，走于肠间。

【赵以德】脉弦为水，紧为寒。卫气喜温而恶寒，水寒则卫气无以温分肉，肥腠理，故恶寒也。然肺者，荣卫之主，通调水道，下输膀胱，气化出溺。今卫气不行，即肺之治节不行，治节不行，则输水之职废，故不得沾流水道，反走肠间。肠，大肠也。大肠与肺合，若上条之走皮肤，皮肤亦肺所主，两者对出，以明肺之不

218

调，则随其所属之内外①耳。

【徐忠可】此言水病将成之脉，有挟弦紧者，以明水不循故道之由。谓紧脉属寒，弦而紧，乃即弦状如弓弦，按之不移者，弦则卫气为寒所结而不行，外无卫气，所以恶寒，不能运水，故随其所至，不复沾流走于肠间，水既不直走于肠间，自不能不横出于肌肤矣。

（十）少阴脉紧而沉，紧则为痛，沉则为水，小便即难。脉得诸沉，当责有水，身体肿重，水病脉出者，死。

【赵以德】脉可一法取之乎？不可也。此脉沉有水，脉出为死者，是脉不可出而浮大也。试以气强为水者观之，非脉之浮大者乎？而风水、皮水脉皆浮，怀孕妇病水亦浮，水病岂独取沉脉为例哉。此条之论，盖独为少阴病水耳。少阴者，至阴，盛水也，合四时主冬，故脉沉，水之象当然也，少阴经气当然也。当沉故不可出，出则少阴经气外绝，死之征矣。凡言浮沉迟数之脉，为其各有所由，故不可以一法取之也。虽然，肾脏独病，其水则沉，兼风则不沉。所谓出者，非独为浮也，为经气离出其脏，沉之亦无有也。

【徐忠可】此言水气已成，亦或于少阴脉见之也。少阴者，尺脉也，紧而沉，紧属寒，故主痛，沉为阴结，故属水。小便即难，言因肾病水，而小便即为之不利，非小便难，故成水病也。此除风水及皮水言之也。谓水属阴，沉脉亦属阴，故脉得诸沉，当责有水。然亦必合身体肿重而断之，诸云者，言脉部不同，则病原异，然概以沉为断耳。水病脉既沉，则浮出为阳气上脱，故主死。

【尤在泾】此二条并阳衰阴胜之证，而寸口则主卫气，少阴则主肾阳。主卫气者，寒从外得，而阳气被抑；主肾阳者，寒自内生，而气化不速，亦即所谓阳气竭者，水与寒积而不行者也。水为阴，阴盛故令脉沉。又，水行皮肤，荣卫被遏，亦令脉沉。若水病

---

① 之内外：《二注》作"而为病"。

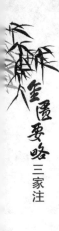

而脉出，则真气反出邪水之上，根本脱离而病气独盛，故死。出与浮迥异，浮者盛于上而弱于下，出则上有而下绝无也。

（十一）夫水病人，目下有卧蚕，面目鲜泽，脉伏。其人消渴，病水腹大，小便不利；其脉沉绝者，有水，可下之。

【赵以德】《内经》：色泽者，当病溢饮。溢饮者，渴暴多饮，易入肌皮肠胃之外。注云：是血虚中湿。又曰：水，阴也；目下，亦阴也；腹者，至阴之所居也。故水在腹，使目下肿也。《灵枢》曰：水始起也，目下微肿如蚕，如新卧起之状。其人初由水谷不化津液，以成消渴，必多饮，多饮则水积，水积则气道不宣，故脉浮矣。所积之水，溢于肠胃之郭，则腹大；三焦之气不化，则小便难。若脉沉绝者，知其水积在内已甚，脉气不发故也，必下其水乃可愈。

【徐忠可】此为正水言之。谓凡水病人，脾胃为水气所犯，故目之下包曰寘，胃脉之所至，脾脉之所主，病水，则有形如卧蚕，水气主润，故面目鲜华而润泽，不同于风燥也。脉伏即沉也。其人消渴，水在皮肤，内之真气耗，耗则渴，然非骤至之热，故直消渴，不若偶渴。病水也，在下则必腹大，小便不利，盖非痞塞，则不能成水耳。至于脉沉绝，则沉之甚也，水病不尽可下，沉甚则水甚，故可下之，以去其标。水病可下，惟此一条，"沉绝"二字妙。

【尤在泾】目下有卧蚕者，目下微肿，如蚕之卧，《经》所谓水在腹者，必使目下肿也。水气足以润皮肤壅荣卫，故面目鲜泽，且脉伏不起也。消渴者，阳气被郁而生热也。病水，因水而为病也。夫始因水病而生渴，继因消渴而益病水，于是腹大，小便不利，其脉沉绝。水气淤壅而不行，脉道被遏而不出，其势亦太甚矣，故必下其水，以通其脉。

（十二）问曰：病下利后，渴饮水，小便不利，腹满因肿者，何也？答曰：此法当病水，若小便自利及汗出者，自当愈。

【赵以德】下利血虚液少，故渴；渴而暴饮，水停不散，故小便不利；溢于内外，以成肿满。若小便利而汗出，则所停之水行，而肿满愈矣。

【徐忠可】此言下利后，有可以成水而易愈者。谓下利后，渴液暴脱也，以土弱而气不化，小便反不利，又恣饮水以伤脾土，因而有入无出，腹为之满，气浮为肿，然水入不出，满乃常事，肿则可疑，故问。咎在饮水，利后饮汤，则与胃相得，何至不化。不知胃气既虚，水乃侮土，土主肌肉，土虚水溢，则未有不肿者，故曰：此法当病水。然在下利后，非三阴结之比，故小便通而汗即自愈也。

【尤在泾】下利后阴亡无液，故渴欲饮水，而土虚无气，不能制水，则又小便不利，腹满因肿，知其将聚水为病矣。若小便利，则从下通，汗出则从外泄，水虽聚而旋行，故病当愈。然其所以汗与利者，气内复而机自行也，岂辛散淡渗所能强责之哉。

（十三）心水者，其身重而少气，不得卧，烦而躁，其人阴肿。

【赵以德】心，君火也。其气蕃茂，遇寒水则屈伏。今水客于心，火气郁烦，不得发于分肉，则身重；不充盛于气海，则少气；烦热内作，则躁不得眠也。火气不舒，其味从郁所化，而过于苦；水积于外，其味从湿所化，而过于咸。咸味归阴，苦乃从咸润下，入于胞囊，故阴肿也。如下病肾水者，止以咸渗泄，但阴下湿而已。此因苦与咸相合，因火与水相搏，所以咸味不得渗泄，而结为阴肿矣。

【徐忠可】此亦为正水者，微细分别以为治疗地也。谓人病水，久则相传而概病，然其初，有心独虚而致者，水自心，即为心水。心为君火，主一身之阳，水困之，则君火不申，而通身之阳无所禀，故不能矫健而重。火为气之原，火困则少气，水逆卫气，不得入于阴，则不得卧，君火愈郁，则阴火愈动，故烦而躁。心肾本相

221

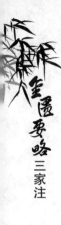

交，今心为水所抑，不能交于肾，所交者，即心外之余湿，故阴肿即势肿也。

【尤在泾】心，阳脏也，而水困之，其阳则弱，故身重而少气也。阴肿者，水气随心气下交于肾也。

（十四）肝水者，其腹大不能自转侧，胁下腹痛，时时津液微生，小便续通。

【赵以德】足厥阴之脉，过阴器，抵少腹，挟胃，属肝，络胆，布胁肋。今水客于经，伤其生发之气，肝脏之阳以竭，故病如此。然肝在下，主疏泄，虽受水郁，终有时而津可微生，则小便得以暂通也。

【徐忠可】有肝独虚而致者，水自肝，即为肝水。木不能泻水以助土，故阴盛而腹大。木气上扬，病则横肆而强直，故不能自转侧。肝之府在胁，而气连小腹，故胁下腹痛。大肠主津液，肝木侮土，则土衰而水浊且涩，然非大肠本病，肝气少舒，舒则阳明气畅，津液微生，而小便续通。以肝主疏泄，此其独异于肺、脾、肾者也。

【尤在泾】肝病喜归脾，脾受肝之水而不行，则腹大不能转侧也。肝之腑在胁，而气连少腹，故胁下腹痛也。时时津液微生，小便续通者，肝喜冲逆而主疏泄，水液随之而上下也。

（十五）肺水者，其身肿，小便难，时时鸭溏。

【赵以德】肺主皮毛，行荣卫，与大肠合。今有水病，是荣泣卫停，其魄独居，阳竭于外，则水充满皮肤。肺本通水道，下输膀胱为尿溺，今既不通，水不得自小便出，反从其合，与糟粕混成鸭溏也。

【徐忠可】有肺独虚而致者，水自肺，即为肺水。肺主气，以运于周身，病则正气不布，故身肿，小便必因气化而出，气不化，

222

故小便难。肺气病，则不能受脾气之上输，肺脾交困而鸭溏，鸭溏者，如鸭粪之清而不实也。

【尤在泾】肺主气化，治节一身，肺以其水行于身则肿；无气以化其水，则小便难。鸭溏，如鸭之后，水粪杂下也。

（十六）脾水者，其腹大，四肢苦重，津液不生，但苦少气，小便难。

【赵以德】脾居中，及四维，与胃合，其脉自足入腹，属脾络胃，为阴脏也；阴主藏物，今水在脾，而脾胃之气不行，蓄积于中，故腹大；四肢不得禀水谷，故苦重；谷精不布，故津液不生；胃之贲门不化，则宗气虚而少气；胃之幽关不通，则水积而小便难。

【徐忠可】有因脾虚而致者，水自脾，即为脾水。脾为至阴主腹，故脾病则腹大。四肢属脾，脾困故苦重。脾为太阴湿土，得湿而化生，又恶湿而喜燥，今水以困之，则土郁而津液不生，但苦少气。脾土不能制水，则水横溢而不遵故道，故小便难。

【尤在泾】脾主腹而气行四肢，脾受水气，则腹大四肢重。津气生于谷，谷气运于脾，脾湿不运，则津液不生而少气。小便难者，湿不行也。

（十七）肾水者，其腹大，脐肿，腰痛，不得溺，阴下湿如牛鼻上汗，其足逆冷，面反瘦。

【赵以德】足少阴之脉起足心，循内踝，贯脊，属肾，络膀胱；为胃之关。今水在肾，关门不利，故聚水而为腹大、脐肿、腰痛、不得溺也。夫肾为水之海，然水在海者，其味必咸，咸必渗走囊外，湿如牛鼻上汗也。咸水之病作，则心火必退而衰微，惟孤阴而已，故逆冷也。心火退伏，则荣卫诸阳尽退，不荣于上，而脾胃谷精亦不循脉上于面皮，故瘦也。

223

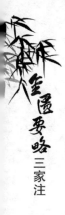

【徐忠可】有因肾独虚而致者，水自肾，即为肾水。肾原为水之主，病水则为重阴而腹大。身半以下，肾主之，故脐肿腰痛。肾病，则开合无权，清浊不分，且心火无制，金伤不能化气，故不得溺。肾中有真火，而脏真属寒，水湿困之，则龙火郁而逼寒外出，故阴下湿如牛鼻上汗，冷湿无有干时也。然肾阴实虚，故足逆冷。肾气为水所遏，不得上荣，故不若他脏之水病面目鲜泽，而反独瘦。肾水为石水之类，多阴少阳，在下，故前曰不喘，此曰独瘦。《千金》云：小肠水，腹满暴肿如吹，口苦燥干。大肠水，乍虚乍实，上下来去膀胱；石水，四肢瘦，腹肿；胃水，四肢肿，腹满。

【尤在泾】身半以下，肾气主之，水在肾，则腰痛、脐肿、腹大也。不得溺，阴下湿如牛鼻上汗，其足逆冷者，肾为阴，水亦为阴，两阴相得，阳气不行而湿寒独胜也。面反瘦者，面为阳，阴盛于下，则阳衰于上也。

（十八）师曰：诸有水者，腰以下肿，当利小便；腰以上肿，当发汗乃愈。

【赵以德】分腰上下，为利小便、发汗，何也？盖身半以上，天之分，阳也；身半以下，地之分，阴也。而身之腠理行天分之阳，小便通地分之阴。故水停于天者，开腠理而水从汗散；水停于地者，决其幽关而水自小便出矣。即《内经》开鬼门，洁净府法也。

【徐忠可】前水证，既分内外表里，此复从上下分之，要知肿之所至，即水之所至，故以内外分治，不若以上下分治，尤为确切。故曰诸有水者，不复分风水、正水等名，腰以下肿，当利小便者，腰以下，阴为主用，故以洁净府为急；腰以上肿，当发汗者，腰以上，阳为主用，故以开鬼门为急耳。谓不可轻下也。

【尤在泾】腰以下为阴，阴难得汗而易下泄，故当利小便；腰以上为阳，阳易外泄，故当发汗。各因其势而利导之也。

（十九）师曰：寸口脉沉而迟，沉则为水，迟则为寒，寒水相搏，趺阳脉伏，水谷不化，脾气衰则鹜溏，胃气衰则身肿；少阳脉卑，少阴脉细，男子则小便不利，妇人则经水不通，经为血，血不利则为水，名曰血分。

【赵以德】仲景脉法，寸口多与趺阳合，何也？盖寸口属肺，手太阴之所过，肺朝百脉，十二经各以其时来见于寸口。脾胃二经出在右关，然胃乃水谷之海，五脏皆禀气于胃，则胃又是五脏之本，所以其经脉尤为诸经之要领也。邪或干于胃者，必再就趺阳诊之。趺阳，足跗上冲阳，胃脉之源也。此条寸口沉为水，迟为寒者，非外入之邪，即脾胃、冲脉二海之病。因水谷之阳不布，则五阳虚竭；虚竭则生寒，下焦血海之阴不生化，则阴内结；内结则生水，水寒相搏，十二经脉尽从所禀而变见于寸口也。脾与胃为表里，脾气衰，则不能与胃行其津液，致清浊不分，于里而为鹜溏；胃气衰，则不能行气于三阳，致阳道不行于表，则身体分肉皆肿。二经既不利，则趺阳之脉伏矣。邪在血海，血海者，冲脉所主，冲脉与肾之大络同出肾下，男女天癸之盛衰皆系焉。《内经》曰：肾为作强之官，伎巧出焉。自越人以两肾分左右，右肾为男子藏精施化，女子系胞，则冲任正隶其所用之脉也。王叔和分两肾于左右尺部，皆以足少阴经属之，其表之腑，亦并以膀胱足太阳配之，但在右①尺足太阳下注：一说与三焦为表里。尝考其由，出自《灵枢》，谓：足三焦下输，出于委阳，太阳之别也，手少阳经也，并太阳之正，入络膀胱，约下焦，实则癃闭。又曰：三焦者，中渎之府，水道出焉，属膀胱，是孤府也。今以邪搏血海，血海属右肾之脏，三焦是其腑，是以男女亦必是从阴阳气血表里而分。在女则自其阴，血海者病；在男则自其阳，三焦者病。冲脉非大经十二之数，附见于足少阴脉者，是故男子少阳脉卑，为三焦气不化，气不化，则小便不利；妇人少阴脉细，则经水不通，经为血，血不利则为水，名

① 右：《二注》作"左"。

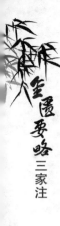

为血分。虽然小便不利因水者，不独由于气，亦或有因血所致，如前用蒲黄散②等方治血，概可见也。

【徐忠可】此言正水之偏于下焦者。谓前寸口脉浮而迟，既为热潜相搏而为沉矣，此乃沉而迟，沉即为水，迟即为寒，水寒相搏，趺阳脉自郁而伏，因而阴寒用事，不能化谷，然微有分焉。脾气主里，故脾气衰则鹜溏。胃气主表，故胃气衰则身肿。兼之少阳脉卑，少阳者，左关胆脉也。少阴脉细，少阴者，左尺肾脉也。卑则低而弱，细则微而损，肝肾主下焦，故男子则小便不利，妇人则经水不通。经者，血也，男子亦属血，唯妇人有经可征，故知因血分不利而积渐阻滞，则水病乃成，谓证脉俱在下焦，下焦主阴主血，故曰血分，男妇一体也。前云气强则为水，故以此之属血分者，别言之以示辨。况肝脉之血□□□。

【尤在泾】此合诊寸口、趺阳，而知为寒水胜而胃阳不行也。胃阳不行则水谷不化，水谷不化则脾胃俱衰。脾气主里，故衰则鹜溏；胃气主表，故衰则身肿也。少阳者，生气也；少阴者，地道也，而俱受气于脾胃。脾胃衰则少阳脉卑而生气不荣；少阴脉细而地道不通，男子则小便不利，妇人则经血不通。而其所以然者，则皆阳气不行，阴气乃结之故。曰血分者，谓虽病于水而实出于血也。

（二十）问曰：病有血分、水分，何也？师曰：经水前断，后病水，名曰血分，此病难治；先病水，后经水断，名曰水分，此病易治，何以故？去水，其经自下。

【尤在泾】此复设问答，以明血分、水分之异。血分者，因血而病为水也；水分者，因水而病及血也。血病深而难通，故曰难治；水病浅而易行，故曰易治。

---

② 黄散：疑即"蒲灰散"。

（二十一）问曰：病者苦水，面目身体四肢皆肿，小便不利，脉之不言水，反言胸中痛，气上冲咽，状如炙肉，当微咳喘。审如师言，其脉何类？师曰：寸口脉沉而紧，沉为水，紧为寒，沉紧相搏，结在关元，始时当微，年盛不觉。阳衰之后，荣卫相干，阳损阴盛，结寒微动，肾气上冲，喉咽塞噎，胁下急痛。医以为留饮而大下之，气击不去，其病不除，后重吐之，胃家虚烦，咽燥欲饮水，小便不利，水谷不化，面目手足浮肿；又与葶苈丸下水，当时如小差，食饮过度，肿复如前，胸胁苦痛，象若奔豚，其水扬溢，则浮咳喘逆。当先攻击卫气令止，乃治咳，咳止，其喘自差。先治新病，病当在后。

【赵以德】此水病。脉之不言水，反言胸中痛等病，当时记其说者以为异。非异也，是从色脉言耳。脉沉为水，紧为寒、为痛，水寒属于肾，足少阴脉自肾上贯肝膈，入肺中，循喉咙；其支者，从肺出络心，注胸中。凡肾气上逆，必冲脉与之并行，因作冲气，从其脉所过，随处与正气相击而为病耳。要知其病始由关元者，如首篇之观色便是察病法也。夫五脏六腑，在内有强弱荣悴，尽见于面部，分五官五色以辨之。关元是下配①足三阴、任脉所会②，其肾部之色，必微黑而枯，知是久痹之症，非一日也。及阳衰之后，荣卫失常，阴阳反作，寒结之邪发动，肾气冲上③，故作此证。医不治其冲气，反吐下之，遂损其胃，致水谷不化，津液不行，而渴欲饮水，小便不利也。由是扬溢于面目四肢，浮肿并至，冲气乘虚愈击，更有像若奔豚喘咳之状。必先治其冲气之本，冲气止，肾气平，则诸证自差；未差者，当补阳泻阴，行水扶胃，疏通关元之久痹，次第施治焉耳。

【徐忠可】此言正水之成，有真元太虚，因误治成水，又误治

① 配：《二注》作"纪"。
② 所会：《二注》此下有"寒结关元"四字。
③ 气冲上：《二注》作"冲肾气而上"。

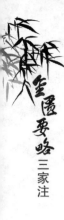

而变生新病，然当先治其新病者。谓水病至面目身体四肢皆肿，而小便不利，水势亦甚矣。乃病者似不苦水，反苦胸痛气冲，疑水病中所应有之变证，故问脉形何类？不知水气中，原不得有此证，其先寸口脉必沉而紧，沉主有微水，紧主有积寒。但紧而沉，是积寒挟微水搏结在关元，初时水与寒皆微，壮年气盛，邪不胜正，故不觉阳衰，则所伏之邪稍稍干于荣卫，阳日就损，阴日加盛，而所结之寒微动，能挟肾气上冲，不独相干已也。唯其挟肾，于是肾脉之直者，上贯膈，入肺中，循喉咙，挟舌本。其支者，从肺出络心，注胸中，乃咽喉塞噎，胁下急痛。彼时温肾泻寒，病无不去，乃以为留饮而大下之，不治其本，病气不服，故相系不去，重复吐之，是诛伐无过，伤其中气矣。胃家乃虚而烦，吐伤上焦之阳，而阴火乘之，故咽燥欲饮水，因而脾胃气衰，邪留血分，致小便不利，水谷不化，胃气不强，水气乘肺，面目手足浮肿。又以葶苈丸下水，虽非治本之剂，然标病既盛，先治其标，故亦能小差，小差者，肿退也，食欲不节而复肿，又加胸胁痛如奔豚，则肾邪大肆，且水气扬溢，咳且喘逆矣。然咳非病之本也，病本在肾，故曰先当攻击冲气，令止，如《痰饮门》苓桂味甘汤是也。咳止，喘虽不治而自愈矣。此乃病根甚深，不能骤除，故须先去暴病，则原病可治，故曰先治新病，病当在后。要知冲气咳喘等，皆新病也，病当在后，病字指水气言，然关元结寒，则又为水病之本矣。

【尤在泾】 此水气先得，而冲气后发之证。面目肢体俱肿，咽喉塞噎，胸胁满痛，有似留饮，而实挟冲气也。冲气宜温降，不宜攻下，下之亦未必去，故曰气系不去，其病不除。医乃不知而复吐之，胃气重伤，胃液因尽，故咽燥欲饮水，而小便不利，水谷不化，且聚水而成病也。是当养胃气以行水，不宜径下其水。水虽下，终必复聚，故暂瘥而寻复如前也。水聚于中，气冲于下，其水扬溢，上及肺位，则咳且喘逆，是不可攻其水，当先止其冲气，冲气既止，然后水气可去，水去则咳与喘逆俱去矣。先治新病，病当在后者，谓先治其冲气，而后治其水气也。

（二十二）风水，脉浮身重，汗出恶风者，防己黄芪汤主之。腹痛者加芍药。

［防己黄芪汤］方　　方见湿病中。

【赵以德】脉浮，表也；汗出恶风，表之虚也；身重，水客分肉也。防己疗风肿、水肿，通腠理；黄芪温分肉，补卫虚；白术治皮风，止汗；甘草和药，益土；生姜、大枣辛甘发散。腹痛者，阴阳气塞，不得升降，故加芍药收阴。

【徐忠可】首节论风水，有骨节疼痛，此处出方，反无骨节疼，而有身重汗出，何也？前为风字，辨与他水不同，故言骨节疼，谓正水、皮水、石水，皆不能骨节疼也。然骨节疼痛，实非水之证也，故前推广风水，一曰风气相击，身体洪肿；一曰面目肿大有热；一曰目窠微肿，颈脉动咳，按手足上，陷而不起；一曰骨节反不疼，身体反重而酸，不渴汗出，总不若自重为确。而合之脉浮汗出恶风，其为风水无疑，前所推广之证，或兼或不兼，正听人自消息耳。药用防己能去风湿，黄芪直达肌肉，白术、甘草调其内气，而去湿之本，姜、枣以行荣卫，而宣上焦之气。腹痛加芍药，脾虚，故以此补之也。风水宜汗，反只有防己，可知防己能发表，不欲大发其汗，故不用桂，且成水中后汗出，知热浮，桂非所宜也，故下章悉肿，即用石膏。

【尤在泾】此条义详《痉湿暍篇》。虽有风水、风湿之异，然而水与湿非二也。

（二十三）风水，恶风，一身悉肿，脉浮，不渴，续自汗出，无大热，越婢汤主之。

［越婢汤］方

麻黄六两　　石膏半斤　　生姜三两　　大枣十五枚　　甘草二两

上五味，以水六升，先煮麻黄，去上沫，内诸药，煮取三升，分温三服。

恶风者，加附子一枚，炮。风水者，加术四两。《古今录验》。

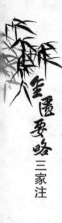

【赵以德】荣，阴也；水，亦阴也。卫，阳也；风，亦阳也。各从其类。水寒则伤荣，风热则伤卫。脾乃荣之本，胃乃卫之源，卫伤，胃即应而病。脾病则阴自结，不与胃和以行其津液；胃病则阳自壅，不与脾和以输其谷气。而荣卫不得受水谷之精悍，故气自消，不肥腠理，故恶风；不充分肉、皮肤，惟邪自布，故一身悉肿。其脉浮者，即首章风水脉浮是也；续自汗出者，为风有时开其腠理也；无大热者，止因风热在卫，而卫自不成其热也；不渴者，以内无积热，外无大汗，其津液不耗，故不渴也。用越婢汤主之，与前条所谓里水脉沉者相反，何亦用是方治之乎？盖里水为脾之三阴结而化水，不得升发，故用是汤发之。此证表虚恶风，续自汗出者，亦欲发中焦之谷气，以输荣卫。东垣云：上气不足，推而扬之。是二证虽有表里之分，然皆当发越脾气，故以一汤治。或曰：麻黄能调血脉，开毛孔皮肤，散水寒；石膏解肌，退风热，今不言药，而云发越脾气以愈病，何也？曰：仲景命方，如青龙、白虎，各有所持，岂越婢而漫然？天人万物，气皆相贯，邪之感人，必客同类，当假物之同类者以祛之[①]，非惟祛之而已。且能发越脾气，无一味相间，岂非仲景有意于命方哉？夫五脏各一其阴阳，独脾胃居中而两属之，脾主阴而胃主阳。自流行者言之，土固五行之一；自生成者言之，则四气皆因土而后成，故万物生于土，死亦归于土。然土不独成四气，土亦从四维而后成，不惟火生而已。故四方有水寒之阴，即应于脾；风热之阳，即应于胃。饮食五味寒热，凡入于脾胃者亦然，一有相干，则脾气不和，胃气不清，而水谷不化其精微以荣荣卫而实阴阳也。然甘者，土之本位，脾气不清，清以甘寒。要而行之，必走经脉；要而合之，必通经遂。经遂者，脏腑相通之别脉也，是故麻黄之甘热，自阴血走手足太阴经，达于皮肤，行气于三阴，以去阴寒之邪；石膏之甘寒，自气分出走手足阳明经，达于肌肉，行气于三阳，以去风热之邪。用其味之甘以入土，用其气之寒热以和阴阳，用其性之善走以发越脾气；更以甘草

---

① 祛之：《二注》此下有"则用力少而成功多"八字。

和中，调其寒热缓急。二药相合，协以成功，必以大枣之甘补脾中之血，生姜之辛益胃中之气。恶风者阳虚，故加附子以益阳；风水者，则加白术以散皮肤间风水之气，发谷精以宣荣卫，与麻黄、石膏为使，引其入土也。越婢之名，不亦宜乎？

【徐忠可】前证身重则湿多，此独一身悉肿，则风多气强矣。风为阳邪，脉浮为热，又汗非骤出，续自汗出，若有气蒸之者然，又外无大热，则外表少而内热多，故以越婢汤主之。麻黄发其阳，石膏清其热，甘草和其中，姜、枣以通荣卫，而宣阳气也。此方剂独重，盖比前风多气多，则热多，且属急风，故欲一剂铲之。若恶寒，知内虚，故加附子，《古今录验》加术，并驱湿矣。

【尤在泾】此与上条证候颇同而治特异。麻黄之发阳气十倍防己，乃反减黄芪之实表，增石膏之辛寒，何耶？脉浮不渴句，或作脉浮而渴。渴者热之内炽，汗为热逼，与表虚出汗不同，故得以石膏清热，麻黄散肿，而无事兼固其表耶。

（二十四）皮水为病，四肢肿，水气在皮肤中，四肢聂聂动者，防己茯苓汤主之。

［防己茯苓汤］方

防己三两　黄芪三两　桂枝三两　茯苓六两　甘草二两

上五味，以水六升，煮取二升，分温三服。

【赵以德】此证与风水脉浮用防己黄芪同，而有深浅之异。风水者，脉浮在表，土气不发，用白术、姜、枣发之；此乃皮水郁其荣卫，手太阴不宣。治法：金郁者泄之，水停者以淡渗，故用茯苓易白术；荣卫不得宣行者，散以辛甘，故用桂枝、甘草以易姜、枣。《内经》曰：肉蠕动，名曰微风。以四肢聂聂动者，为风在荣卫，触于经络而动，故桂枝、甘草亦得治之也。

【徐忠可】按：前皮水所注，证皆不列，谓挈皮水二字，即概之也。又特揭言四肢肿，聂聂动，以申明水气在皮肤中之状，而后皮字义晓然矣。药亦用防己黄芪汤，但去术加桂、苓者，风水之

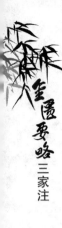

湿，在经络近内，皮水之湿，在皮肤近外，故但以苓协桂，渗周身之湿，而不以术燥其中气也。皮水无汗，反用桂枝，无汗则荣热不浮，故以桂行阳，合防、苓以化水。不用姜、枣，湿不在上焦之荣卫，无取乎宣之耳。用药之意，只要扫皮中之湿，故不复求之脾胃与荣卫耳。

【尤在泾】皮中水气，浸淫四末而壅遏卫气，气水相逐，则四肢聂聂动也。防己、茯苓善驱水气，桂枝得茯苓，则不发表而反行水，且合黄芪、甘草助表中之气，以行防己、茯苓之力也。

（二十五）里水，越婢加术汤主之；甘草麻黄汤亦主之。

［越婢加术汤］方　方见上。于内加白术四两。又见中风中。

［甘草麻黄汤］方

甘草二两　麻黄四两

上二味，以水五升，先煮麻黄，去上沫，内甘草，煮取三升，温服一升。重覆汗出，不汗再服，慎风寒。

【赵以德】此条但言里水，不叙脉证，与前条里水用越婢汤加术俱同，何两出之？将亦有异乎？前条里水证，止就身肿，小便不利，亡津液而渴者。大抵一经之病，随其气化所变，难以一二数。其经之邪无明，其变不可详，惟在方中佐使之损益何如耳。

【徐忠可】里水即前一身面目黄肿，脉沉而渴，正水也。越婢方解见前。又甘草麻黄汤亦主之者，麻黄发其阳，甘草以和之，则阳行而水去，即有里热，不治自清耳。且以防质弱者，不堪石膏也。水已成，则气壅而肺热，故里水与风水俱有用石膏者。不用桂枝，可知麻黄无桂枝，不全发表，大能通彻荣中之气，故用以治火耳。

【尤在泾】里水，即前一身面目黄肿、脉沉、小便不利之证。越婢汤义见前。甘草、麻黄亦内助土气、外行水气之法也。

（二十六）水之为病，其脉沉小，属少阴。浮者为风；无

水，虚胀者为气。水，发其汗即已。脉沉者，宜麻黄附子汤；浮者，宜杏子汤。

[麻黄附子汤] 方

麻黄三两　甘草二两　附子一枚，炮

上三味，以水七升，先煮麻黄，去上沫，内诸药，煮取二升半，温服八分[①]，日三服。

[杏子汤] 方　未见。恐即麻黄杏仁甘草石膏汤。

【赵以德】少阴主水，其性寒。此条皆少阴证也。非独脉沉小者属之，浮者亦属之，但因其从风出于表，水不内积，故曰无水。若不因风，止是肾脉上入于肺而虚胀者，则名曰气水。然肾水、风水，已有治法，独气水分脉浮沉发其汗。脉沉者，由少阴水寒之邪，其本尚在于里，阴未变，故用麻黄散水，附子治寒；脉浮者，其水已从肾上逆于肺之标，居于阳矣，变而不寒，于是用杏子汤，就肺中下逆气。注谓：未见其汤，恐即麻黄杏子石膏甘草汤。观夫二方，皆发汗散水者，独附子、杏仁分表里耳。

【徐忠可】按仲景前于风水、皮水、里水皆出方，独所云石水不出方。观前所出之方，似乎责之手足太阳、手足少阴。里水与急风，兼责阳明而用石膏。此独另揭，言水之为病，脉沉小者，属少阴。后即承之曰：脉沉者，宜麻黄附子汤，然则此方，或即所谓石水之主方耶。正水之下寒多者，似亦可用。又即承麻黄附子甘草方而曰：脉浮者，宜杏子汤。既脉浮，不与前风水、皮水方相同，岂非杏子方乃正水、石水而间有脉浮者，宜用此方耶。盖麻黄附子甘草汤方，即麻黄、甘草二味耳，以少阴而加附子，发其龙火之真阳，协力麻黄甘草，以开久蚀之阴。杏子汤，因金囚不能运水，故以脉浮责肺金之热而泻气，以泄其水之实耳。若无水虚肿，此即所谓风气相搏，气强即为水，风之属也，故亦主发汗。

【尤在泾】水气脉沉小者属少阴，言肾水也。脉浮者为风，即

① 分：疑系"合"之误字。

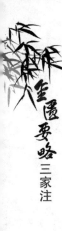

风水也。其无水而虚胀者，则为气病而非水病矣。气病不可发汗，水病发其汗则已。然而发汗之法，亦有不同。少阴则当温其经，风水即当通其肺，故曰脉沉者宜麻黄附子汤，脉浮者宜杏子汤。沉谓少阴，浮谓风也。

（二十七）厥而皮水者，蒲灰散主之。方见消渴中。

【赵以德】此皮水不言病形之状，惟言用蒲灰散，何也？大抵此证与首章皮水者同。然彼以发汗，此得之于厥，故治法不同。厥者，逆也，由少阴经肾气逆上入肺，肺与皮毛合，故逆气溢出经络，孙[1]络之血泣[2]，与肾气合化而为水，充满于皮肤，故曰皮水。用蒲黄消孙[1]络之滞，利小便，为君；滑石开窍，通水道，以佐之，小便利则水下行，逆气降。与首章皮水二条有气血虚实之不同。只此可见仲景随机应用之治矣。

【徐忠可】按皮水，前有其脉亦浮等正文，又有推广不恶寒而如周痹之说，又有四肢聂聂动之文，总归防己茯苓方。此又言厥而皮水者，盖此段承脉沉者为少阴之义，故言皮水本属皮肤，如厥，则似病本于肾，故另出蒲灰散方以主之。或用扇蚊芭蕉蒲扇，亦颇验。盖蒲灰散，乃蒲席灰合滑石，取其解利凉滑以泻肾邪，专为少阴水之兼皮水，而不堪过温者言耳。正如少阴病之有猪苓汤也。论曰：皮水本为风之入皮者，此因厥而次于论少阴水之后。里水即非风水，则是正水矣。乃以风入里而非石水之比，亦非风水之比，特易其名为里，即其属词命名。其辨证之妙，岂不了如悬镜哉。至其用药，其于妊娠之有水气、身重、小便不利、洒淅恶寒、起即头眩者，用葵子茯苓汤，似亦正水、石水所可用，而不主之。谓至肌肉肿胀，势极燎原，非区区渗滑可济事耳。如后贤灸水分穴，及禹余粮丸，又车牛八味丸，为善后计，皆百发百中，可谓补前人所不

---

① 孙：《二注》作"经"。

② 泣：音义同"涩"。

逮。但当水势横决，正如天地陆沉，不可拘以常理，故子和有神佑丸、导水丸，以之侥幸万一。每唇黑伤肝，缺盆平伤心，脐突伤脾，背平伤肺，足下平满伤肾，五伤不治，亦间有愈者，然岂可恃以为主用耶。仲景但有脉沉绝者，可下之一句。子和善用，故或效，然非治水正法也。故仲景于临证危急时，险峻之剂，未必不用，而著书出方，概不及焉，立法谨严矣。

【尤在泾】厥而皮水者，水邪外盛，隔其身中之阳，不行于四肢也。此厥之成于水者，去其水则厥自愈，不必以附子、桂枝之属，助其内伏之阳也。蒲灰散义见前。

（二十八）问曰：黄汗之为病，身体肿—作重，发热汗出而渴，状如风水，汗沾衣，色正黄如柏汁，脉自沉。何从得之？师曰：以汗出入水中浴，水从汗孔入得之。宜芪芍桂酒汤主之。

［黄芪芍药桂枝苦酒汤］方

黄芪五两　芍药三两　桂枝三两

上三味，以苦酒一升，水七升，相和煮，取三升，温服一升。当心烦，服至六七日乃解。若心烦不解者，以苦酒阻故也。
一方用美酒醯代苦酒。

【赵以德】汗本津也，津泄则卫虚。水血同类，阴也。水则荣寒，寒则气郁，郁则发热。水热相搏于分肉，则身肿。荣出中焦，荣之郁热内蓄于脾，则津液不行而渴。卫虚，腠理不固，则汗出。脾土发热，则黄色见于汗如柏汁也。所以补卫为要。黄芪益气，入皮毛，肥腠理，退热止汗之功尤切，故为君；桂枝理血，入荣散寒，通血脉，解肌肉，用之调荣以和卫，故为臣；荣气因邪所阻，不利于行，芍药能收阴气，故佐桂枝，一阴一阳，以利其荣；苦酒，醋也，用之为使引，入血分以散滞。注：一方用美酒，美酒性热入心，可以致烦；醋但刺心而不烦。未审孰是。

【徐忠可】此段正言黄汗病因与治法也。谓身肿似皮水，发热汗出而渴，如风水，则脉不宜沉而自沉，使非风湿相搏，何以有

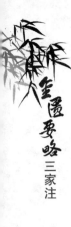

此，故问所从得，度有不止于风者也。所以仲景答：汗出入水中浴，水从汗孔入得之。谓汗出则腠疏，客水之气，从毛孔而伤其心，故水火相蒸而色黄，水气搏结而脉沉。此证亦有从酒后汗出，当风所致者，盖虽无外水所出之汗，因风内反，亦是水也，但此只就入水浴者言之，其理当参会耳。药用芪、芍、桂、酒，盖桂、芍乃驱风圣药，得芪、酒而遍走肌肉，不治湿而湿去，风能胜湿也。然心得补气热药，当暂烦，病去方解，故曰当心烦，至六七日乃解，然非增病，故但曰苦酒阻故也。

【尤在泾】黄汗之病，与风水相似。但风水脉浮，而黄汗脉沉；风水恶风，而黄汗不恶风为异。其汗沾衣、色正黄如柏汁，则黄汗之所独也。风水为风气外合水气，黄汗为水气内遏热气。热被水遏，水与热得，交蒸互郁，汗液则黄。黄芪、桂枝、芍药行阳益阴，得酒则气益和而行愈周，盖欲使荣卫大行而邪气毕达耳。云苦酒阻者，欲行而未得遽行，久积药力，乃自行耳。故曰服至六七日乃解。按：前第二条云：小便通利，上焦有寒，其口多涎，此为黄汗。第四条云：身肿而冷，状如周痹。此云：黄汗之病，身体肿，发热汗出而渴。后又云：剧者不能食、身疼重、小便不利。何前后之不侔也？岂新久微甚之辨欤？夫病邪初受，其未郁为热者，则身冷、小便利、口多涎；其郁久而热甚者，则身热而渴、小便不利，亦自然之道也。

（二十九）黄汗之病，两胫自冷，假令发热，此属历节；食已汗出，又身常暮卧盗汗出者，此劳气也。若汗出已，反发热者，久久其身必甲错；发热不止者，必生恶疮；若身重，汗出已辄轻者，久久必身𥆧，𥆧即胸中痛，又从腰以上必汗出，下无汗，腰髋弛痛，如有物在皮中状，剧者不能食，身疼重，烦躁，小便不利，此为黄汗，桂枝加黄芪汤主之。

［桂枝加黄芪汤］方

桂枝　芍药各二两　甘草二两　生姜三两　大枣十二枚　黄芪二两

上六味，以水八升，煮取三升，温服一升。须臾，饮热稀

236

粥一升余，以助药力。温覆取微汗，若不汗，更服。

【赵以德】黄汗病，由阴阳水火不既济。阴阳者，荣卫之主；荣卫者，阴阳之用。阴阳不既济，将荣卫亦不循行上下，阳火独壅于上，为黄汗；阴水独积于下，致两胫冷。设阳火热甚及肌肉，则发热；阴水寒及筋骨，则历节痛。若起居饮食过节之劳，必伤脾胃，则荣卫不充于腠理，而食入所长之阳，即与劳气相搏，散出为汗。又或日暮气门不闭，其津液常泄，为盗汗也。凡汗出必当热解，今汗已反发热者，是邪气胜而津液亡也。斯肌肉无以润泽，久久必枯涩而甲错；发热不已，其热逆于肉里，乃生恶疮。若邪正相搏于分肉间，则身重；汗出已，虽身重辄轻，然正气又从汗解而虚，荣卫衰微，脉络皆空，久久邪气热生风火，动于分肉脉络间，必作身瞤。瞤即胸中痛者，由胸中属肺金，主气，行荣卫之部，气海在焉，既虚之气，不胜风火之击，是以痛也。又从腰以上必汗出者，腰以上，阳也，阳与荣卫俱虚，腠理不密，故津液被风火泄出也；腰以下，阴也，为孤阴痹于下，故无汗，所以腰髋弛痛。如有物在皮中状者，即《内经》所谓痛痹逢寒之类也。剧则不能食，身疼烦躁，小便不利者，为荣卫甚虚，谷气不充，故不能食；荣卫不充于分肉，故身疼重。胃中虚，热上注心中，作烦躁；小便不利者，因津液从汗出故也。

【徐忠可】此段论黄汗中，变证零杂，同归于黄汗，其治大同而小异也。谓黄汗病，由水气伤心，故热聚心胸，君火不能下交于肾，每两胫自冷，自者真气不下，非足下另受邪也。假令发热而足胫亦热，是风寒历于肢节而痛，故曰此属历节。其汗出之期，乃心火为水湿所伤，不能生土，中气虚馁，心主血，荣分虚热，于是食已，胃劳火动，则汗当暮，阴虚则汗，故曰此荣气也。乃又设言汗与发热，及身重相并之际，以尽病态，曰假若汗出已，宜身凉，今因内邪盛而反热，则皮肤之阴气，为汗所烁，久久必甲错；更发热不止，荣气热肘，则生恶疮。假若身本重，湿也，汗出已辄轻，是表湿为汗所衰，但暂轻而不能终止其重，则内气愈虚，内虚，则肌

237

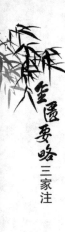

肉瞤瞤动也。胸中痛，气不运也。又或元气上下不能贯串，则腰以上汗，下无汗，于是元气不能及下，则腰髋弛痛，弛如脱也。如有物在皮中状，不便捷也，其剧而危者，胸中之元气伤，则不能食。周身之阴气窒，则身疼。气壅则烦躁，心火郁胃，而热气下流，则溺涩。然皆积渐所至，其原总由水气伤心，而病日深，故曰：此为黄汗。药用桂枝加黄芪者，调和荣卫而畅其气，即补正即所以驱邪耳。较防己黄芪汤，不用防己，谓黄汗病肌表之湿原不多也；较芪芍桂酒汤，去酒加姜、枣、甘草及粥，和调其胸中之内气，以补为攻，而无取酒力之迅速也；比治血痹，桂枝黄芪五物汤，多生甘草，取其泻入心之邪也。

【尤在泾】两胫自冷者，阳被郁而不下通也。黄汗本发热，此云假令发热，便为历节者，谓胫热，非谓身热也。盖历节黄汗，病形相似，而历节一身尽热，黄汗则身热而胫冷。食已汗出，又身尝暮卧盗汗出者荣中之热，因气之动而外浮，或乘阳之间而潜出也。然黄汗，郁证也，汗出则有外达之机，若汗出已反发热者，是热与汗俱出于外，久而肌肤甲错，或生恶疮，所谓自内之外而盛于外也。若汗出已身重辄轻者，是湿与汗俱出也。然湿虽出而阳亦伤，久必身瞤而胸中痛。若从腰以上汗出，下无汗者，是阳上通而不下通也，故腰髋弛痛，如有物在皮中状。其病之剧而未经得汗者，则窒于胸中而不能食，壅于肉理而身体重，郁于心而烦躁，闭于下而小便不通利也。此其进退微甚之机不同如此，而要皆水气伤心之所致，故曰此为黄汗。桂枝、黄芪亦行阳散邪之法，而尤赖饮热稀粥取汗，以发交郁之邪也。

（三十）师曰：寸口脉迟而涩，迟则为寒，涩为血不足；趺阳脉微而迟，微则为气，迟则为寒。寒气不足，则手足逆冷；手足逆冷，则荣卫不利；荣卫不利，则腹满肠鸣相逐；气转膀胱，荣卫俱劳，阳气不通，即身冷，阴气不通即骨疼；阳前通则恶寒，阴前通则痹不仁。阴阳相得，其气乃行；大气一转，其气乃散。实则失气，虚则遗溺，名曰气分。

238

【赵以德】人之血气荣卫，皆生于谷。谷入于胃，化为精微，脾与胃以膜相连，主四肢，脾输谷气于三阴，胃输谷气于三阳。六经皆起于手足，故内外悉藉谷气温养之也。寸口以候荣卫，趺阳以候脾胃，脾胃之脉虚寒，则手足不得禀水谷气，故逆冷也。手足逆冷，则荣卫之运行于阴阳六经者皆不利；荣卫不利，则逆冷之气入积于中而不泻；不泻则内之温气去，寒独留，寒独留则脾气不行而腹满。脾之募在季胁章门，寒气入于募，正当少阳经脉所过，且少阳为枢，主十二官行气之使。少阳之府三焦也，既不得行升发之气于上焦①，以化荣卫，必引留募之寒相逐于三焦之下输，下输属膀胱也。当其时，卫微荣衰，卫气不得行其阳于表，即身冷；荣气不得行其阴于里，即骨痛。阳虽暂得前通，身冷不能即温，斯恶寒也；阴既前通，痛应少愈，然荣气未与卫之阳合，孤阴独至，故痹而不仁。必从膻中、气海之宗气通转，然后阴阳和，荣卫布，邪气乃从下焦而散也。下焦者，中渎之官，水道出焉，前后二窍皆属之，前窍属阳，后窍属阴，阳道实，则前窍固，邪从后窍失气而出；阳道虚，则从前窍遗尿而去矣。为大气一转而邪散，故曰气分。

【徐忠可】此段非黄汗证。乃因黄汗证之脉迟，上下荣卫不相通彻，及久而胸中痛、腰髋痛、身疼重之发于气分，故推类而及于虚寒证，气血不足原于气分者，详其病之所以得、所以愈、所以同、所以异者，以启人认证之聪。谓寸口脉主荣卫，迟而涩，迟为阳亏，寒也。涩为阴亏，血不足也。趺阳脉主脾胃，微则胃之元气衰，则虚气反痞，故曰微则为气，迟亦寒也。前云洪则为气，气盛也。此云微则为气，气虚也。合而言之，寒也，气也，血不足也，是气血大虚，而加之以寒。手足为诸阳之本，真气不到，则逆冷。阳气起于四肢，以贯周身而调荣卫，逆冷则荣卫不利，不利则真气乏，而虚气横溢，反似有余，乃腹满胁鸣相逐气转，而膀胱荣卫，无真阳以统之，皆疲劳困乏，故曰俱劳。于是膀胱之太阳无主，则

① 上焦：《二注》作"三焦"。

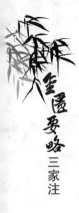

阳气不通而身冷，荣卫之阴气大虚，则阴气不通而骨疼。其或饮食之气道开，而阳气前通，则一身之阳气仍阻而恶寒，其或饮食之滋养润，而阴气前通，则一身之阴气仍槁而痹不仁。总由阴阳相睽，闭塞成瘕，倾瘕之道，其有外于调元，以成资始资生之用，故曰：阴阳相得，其气乃行，大气一转，其气乃散。此即由乾健，而元亨利贞之理也。气既瘕塞，则实者失气，邪从大便而泻，虚者遗尿，邪从小便而泻。其原虽亦血不足，而病之所以成，所以散，实一气主之，故曰气分。论曰：仲景于论正水后，结出一血分；于论黄汗后，结出一气分，何也？盖正水由肾受邪，发于下焦，下焦血为主用，故论正水而因及于经血不通。黄汗由心受邪，发于上焦，上焦气为主用，故因黄汗而推及于大气不转。唯上下焦之气血阴阳不同，此仲景治黄汗以桂枝为君主，取其化气。而治正水以麻黄为君主，取其入荣也。石水以附子为主，取其入阴也。审其立言之次第，则立方之意，不晓然耶！

【尤在泾】微则为气者，为气不足也。寒气不足，该寸口、趺阳为言。寒而气血复不足也。寒气不足，则手足无气而逆冷，荣卫无源而不利。由是脏腑之中，真气不充而客寒独胜，则腹满胁鸣相逐。气转膀胱，即后所谓失气、遗溺之端也。荣卫俱劳者，荣卫俱乏竭也。阳气温于表，故不通则身冷；阴气荣于里，故不通即骨疼。不通者，虚极而不能行，与有余而壅者不同。阳前通则恶寒，阴前通则痹不仁者；阳先行而阴不与俱行，则阴失阳而恶寒；阴先行而阳不与俱行，则阳独滞而痹不仁也。盖阴与阳常相须也，不可失，失则气机不续而邪乃着，不失则上下交通而邪不容。故曰阴阳相得，其气乃行，大气一转，其气乃散。失气、遗溺，皆相失之征。曰气分者，谓寒气乘阳之虚而病于气也。

（三十一）气分，心下坚，大如盘，边如旋杯，水饮所作，桂枝去芍药加麻黄细辛附子汤主之。

[桂枝去芍药加麻黄细辛附子汤] 方

桂枝三两　生姜三两　甘草二两　大枣十二枚　麻黄　细辛各二两

附子—枚，炮

上七味，以水七升，煮麻黄，去上沫，内诸药，煮取二升，分温三服。当汗出，如虫行皮中即愈。

【赵以德】是证与上条所叙不同名，气分即同。与下条亦同。

【徐忠可】黄汗发于上焦气分，故前节，因黄汗而推及于气分病者。此即言气分病，而大气不转，心下坚大如盘者，其证实心肾交病不止，如黄汗之专在上焦矣。盖心下固属胃口之上，宜责上焦，然肾为胃关，假使肾家之龙火无亏，则客邪焉能凝结胃上而坚且大耶。边如旋杯，乃形如坚结而气不得通，水饮俱从旁漉转，状如此也。唯真火不足，君火又亏，故上不能降，下不能升。所以药既用桂、甘、姜、枣以和其上，而复用麻黄、附子、细辛少阴的剂，以治其下，庶上下交通而病愈，所谓大气一转，其气乃散也。

【尤在泾】气分，即寒气乘阳之虚而结于气者，心下坚大如盘，边如旋盘，其势亦已甚矣。然不直攻其气，而以辛甘温药行阳以化气，视后人之袭用枳、朴、香、砂者，工拙悬殊矣。云当汗出如虫行皮中者，盖欲使既结之阳复行周身而愈也。

（三十二）心下坚，大如盘，边如旋盘，水饮所作，枳术汤主之。

［枳术汤］方

枳实七枚　白术二两

上二味，以水五升，煮取三升，分温三服。腹中软，即当散也。

【赵以德】心下，胃上脘也。胃气弱则所饮之水入而不消，痞结而坚，必强其胃乃可消痞。白术健脾强胃，枳实善消心下痞，逐停水，散滞血。

【徐忠可】前方既心肾交治，然此证，亦有中气素虚，痰饮骤结者。则此之心下坚，实由水饮所作，当专治其饮，故以枳术汤，

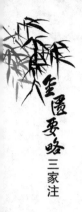

一补一泻，但病状既同，何从辨其水饮，度久暂形气之间，必有不同者耳。若盘字乃即杯字，偶误勿泥。盖坚大如盘，上之取义在大，边如旋杯，下之取义在圆，不应又取大字义耳，合言之，总是坚大而圆也。此条不复冠以气分二字，要知推广病状相同，而实不同者言之，此非前二条之积虚而气分病矣。

【尤在泾】证与上同，曰水饮所作者，所以别于气分也。气无形，以辛甘散之；水有形，以苦泄之也。

附方

《外台》［防己黄芪汤］治风水。脉浮为在表。其人或头汗出，表无他病。病者但下重，从腰以上为和，腰以下当肿及阴，难以屈伸。方见风湿中。

【赵以德】头汗者，风；腰以下肿者，水甚于风，故表无他病，当治腰下为要。然是汤前条治风水在表，此可治风水在下之病，何也？考之《本草》，防己疗风水肿，手脚挛急；李东垣亦以治腰下至足湿热肿甚，脉浮，头汗。虽曰表无他病，然与表同，故可通治。

【徐忠可】前仲景立风水方，既以脉浮身重、汗出恶风为正则，而主防己黄芪汤，又出一急风、一身悉肿者为变证，而主越婢汤矣。然而人身上下，更有风湿偏胜者，或阳分为汗解，而阴分无汗，则或头汗而上和，下重而阴肿，此仍当从风湿缓治，则亦主防己黄芪汤，不得如急风之用越婢矣。故特补《外台》方论，以详风水之变态云。

黄疸病脉证并治第十五

论二首　脉证十四条　方七首

（一）寸口脉浮而缓，浮则为风，缓则为痹。痹非中风。四肢苦烦，脾色必黄，瘀热以行。

【赵以德】脾胃者，主四肢，合肌肉，其色黄，其气化湿，其性痞着，其脉迟缓，所畏风水。风者，善行数变。若中风而风独行者，开则泄皮毛而出汗，闭则热肌肉以闷乱。今风与湿相搏成痹，所以^①痹之风则不能如中风之善行数变，内郁为瘀；热郁极乃发风，风性动，挟脾胃之积热以行，从而走四肢，欲散不散，为之苦烦；出肌肤，为之色黄。缘风所挟而出，故脉浮；因湿所痹，故脉缓也。

【徐忠可】此总言黄疸，初时由风兼挟寒湿，后则变热也。其先辨之寸口脉若浮而缓，浮缓亦专主风，然浮，风也，自黄者言之，缓则挟湿，故曰痹，湿热相蒸而肌痹也。《内经》曰风寒湿合而为痹，则风不足以概病，故曰痹非中风。然热为病情，风为病因，风热乃阳邪，阳邪入阳，四肢为诸阳之本，邪入而苦烦，烦者风热也，四肢又属脾，脾属土，土色黄，故曰脾色必黄，见疸病所因虽不同，必内伤于脾也。脾色必黄，不独四肢，然脾气行四肢，故脾郁则烦，先见四肢而黄随之也。然至于黄，则热反不坚结于内，故曰瘀热以行，此言黄疸之病，概由热郁而外蒸也。论曰：仲景首揭黄疸之脉，主之以风，而推及于痹，是明言黄疸之病，风寒湿兼有之矣。故后言风寒相搏，又曰黄家所得，从湿得之，然观其后所出方，虽有谷疸、女劳疸、酒疸、正黄疸之别，未尝专于治

_____

① 所以：疑系衍文。

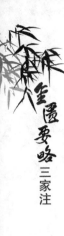

风，专于治寒，专于治湿。唯清热开郁，而为肺为胃，为脾为肾，分因用药，绝不兼补，岂非治黄疸法，以清热开郁为主，虽亦有汗下之说，而破气与温补，大汗及大下，皆非所宜乎。

【尤在泾】脉浮为风，脉缓为湿，云为痹者，风与湿合而痹也。然非风痹疼痛之谓。故又曰痹非中风。所以然者，风得湿而变热，湿应脾而内行，是以四肢不疼而苦烦，脾脏瘀热而色黄。脾者四运之轴也，脾以其所瘀之热，转输流布，而肢体面目尽黄矣，故曰瘀热以行。

（二）趺阳脉紧而数，数则为热，热则消谷；紧则为寒，食即为满。尺脉浮为伤肾，趺阳脉紧为伤脾。风寒相搏，食谷即眩；谷气不消，胃中苦浊；浊气下流，小便不通；阴被其寒，热流膀胱，身体尽黄，名曰谷疸。额上黑，微汗出，手足中热，薄暮即发，膀胱急，小便自利，名曰女劳疸。腹如水状，不治。

【赵以德】谷疸证，趺阳脉紧数者，何寒而致紧？何热而致数？尺浮何为伤肾？趺阳紧何为伤脾？风从何生？不详其源，莫知其所治矣。盖天之六气，感人脏腑而应于脉诊，因以数为热、紧为寒矣。然人脏腑气化，亦有风寒湿热燥火，与天气同其名；寒热湿温凉，同其性；阴阳表里，同其情；浮沉迟数，同其病。将何别天与人之异乎？天气从八风之变，邪自外入；人气从七情食色劳役之伤，邪自内出。谷疸由脏气所化之淫邪为病，非天气也。盖脾胃之土有阴阳，脾阴而胃阳。阴阳离决，二气不合，则胃独聚其阳以成热，为病消谷；脾独聚其阴以成寒，为腹满，于是寒热见紧数之脉，而紧又谓①之伤脾者，乃肝木挟肾寒乘虚克土，故曰风寒相搏。食入于胃，长气于阳，肝木之风，得阳则动，故食谷则头目眩运也。肾属水，藏精，实则脉沉，虚则脉浮；而精生于谷，谷不化则精不生，精不生则肾无所受，虚而反受下流之脾邪，故曰尺浮伤

---

① 谓：《二注》作"为"字。

肾。又曰：阴被其寒。阴谓肾，寒谓脾也。此谷气不化，所积之瘀浊；属于脾之寒者，下流则伤肾；属于胃之热者，下流则伤膀胱，由是小便不通，身体尽黄。生于胃热食谷之浊，故曰谷疸。陈无择谓是证用苦参丸方。详其方：苦参、用龙胆[②]除胃中伏热，去黄疸；《本草》以二药能益肝胆，平胃气。以猪胆为使，此退胃之木火。用大麦者，五谷之长，脾胃所宜，将[③]苦参、龙胆入脾土也。《本草》又曰：破冷气，去腹满。此疗脾阴寒结。女劳疸，惟言额上黑，不言身黄，简文也。后人虽曰交接水中所致，持其一端耳。然以此连谷疸之后，必胃先有谷气之浊热下伤于肾而后黑，黑疸因黄而发也。二脏并病，安得不交见其色乎？盖胃阳明也，阳明与宗筋合于气街，饱食入内，宗筋过用，阴精泄脱，而阳明之湿热乘虚下流于肾之中；肾中之火，亦乘阳明。上下交驰，胃土发越而色黄，相火出[④]炎水中而色黑。二脏并病，故二色并见。其黑色先见于额者，膀胱脉上巅交鼻额，火性炎上，故肾火从膀胱上越。额为神庭，属心部；心，火之主也。心肾子午同化，足经之火，炎就手经，亦必出于额。额，火之巅也。心主汗，火越于此，汗亦出此，所以显黑微汗也。手足心热者，手心乃包络荣穴，足心乃肾之井穴，心肾火盛则应之。薄暮即发，膀胱急，小便自利，乃阳明主阖，日暮阳明收敛，湿热下流，膀胱之气虽满急，然其气降，故小便自利。若湿热相火郁甚，肾水之气不行，停积于腹，胀如水状者，则肾衰矣，故难治。此以气受病者言之，若血病而黑，则如下条女劳疸云云。

【徐忠可】此段言谷疸病，脉证相因之理也。谓肌肉者，脾胃所主，黄则由脾胃有伤，趺阳者，脾胃主脉也，故责之。若紧而数，数为热，热故消谷，挟紧是本寒而标热矣，本先受寒，寒则为满，言谷虽易消，而时满也。此虽胃病，然肾为胃关，其使胃不能

② 苦参、用龙胆：疑当作"用苦参、龙胆"。

③ 将：犹领也。

④ 出：《二注》作"入"。

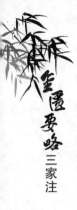

消谷，则肾必先伤，故龙火不能上升腐熟五谷，于是推原于寸口之浮，浮在尺则伤肾，又趺阳脉见紧则伤脾，脾肾俱伤，则风寒相搏，脾不能输精于肝肺，而病气随经上注于目，故食即眩，《千金方》连旋转言。脾既不能输精而上干，其谷气自然不消，于是胃中清阳之气不升而苦浊。小便者，气化所从出，升降废，而浊气下流，小便无气以化，反有郁热相干，渐乃不通，若是者何也？脏阴被寒之伤，而客热流入膀胱也，膀胱为太阳，统一身肌表之阳，寒热相郁则一身尽黄矣。此虽病本风寒，伤兼脾肾，假使谷气消，则正足以胜邪，今不消而胃浊，胃浊而致黄，是谷非致黄之因，而实主黄之媒也，故曰谷疸，以别于病黄疸，而与谷不相妨者耳。此言黄虽必由于脾伤，而致伤之原，有因肾者，其证必额上黑。盖额者心之部也，肾邪重，则水胜火，黑为水色，而见于火部矣。手劳宫属心，足涌泉属肾，肾虚而水火不相济，则热中者概言手足也。人之呼吸，昼行阳二十五度，夜行阴二十五度，一日五十度周于身，而日暮则交于酉，酉主肾，因原有虚热，卫气并之，即发于手足而热矣。膀胱，肾之腑也，肾脏阴虚，则外腑自急。然虽急而水出高原，非热流膀胱之比，故小便不碍而自利。后女劳方下，尚有日晡发热，反恶寒，少腹满，身尽黄等证，而皆不列。要知发热恶寒、腹满身黄，他证可有，此则肾病所独异也。故见此数证，名女劳疸，谓房事过当，而致女劳也。然腹如水状，则脾精不守，先后天俱绝，故不治。

【尤在泾】趺阳脉数为热者，其热在胃，故消谷；脉紧为寒者，其寒在脾，故满，满者必生湿，胃热而脾湿，亦黄病之原也。尺脉浮为伤肾者，风伤肾也；趺阳脉紧为伤脾者，寒伤脾也，肾得风而生热，脾得寒而生湿，又黄病之原也。湿热相合，其气必归脾胃，脾胃者，仓廪之官也，谷入而助其热则眩，谷不消而气以瘀，则胃中苦浊，浊气当出下窍。若小便通，则浊随溺去，今不通，则浊虽下流而不外出，于是阴受其湿，阳受其热，转相流被而身体尽黄矣。曰谷疸者，病虽始于风寒，而实成于谷气耳。肾劳而热，黑色上出，犹脾病而黄外见也，额于部为庭。《灵枢》云：庭者，颜也。

246

又云：肾病者，颧与颜黑。微汗出者，肾热上行，而气通于心也。手足心热，薄暮即发者，病在里、在阴也。膀胱急者，肾热所逼也。小便自利，病不在腑也。此得之房劳过度，热从肾出，故名曰女劳疸。若腹如水状，则不特阴伤，阳亦伤矣，故曰不治。

心中懊㤎而热，不能食，时欲吐，名曰酒疸。

【赵以德】此饮之过当所致也。酒为五谷所致[①]酝而成，湿热有毒，其气归心，味归脾胃。胃阳主升，脾阴主降，胃得之则热甚，脾得之则阴伤，阴伤则不能降，不降则所饮停而不去，气薰于心，心神不宁，而作懊㤎；气痞中焦，故不能食；蓄极乃发，故时欲呕而为疸也。

【徐忠可】此言黄虽脾色，有因于酒者，酒多湿而性阳，故伤在上焦，心为湿热所困，则热而懊㤎不安；热气病胃，邪不杀谷，则不能食；食不化而气上逆，则时欲吐，后注谷疸条下，亦有心胸不安句，然此数证，皆不因食谷后发，故知为酒疸。

【尤在泾】懊㤎，郁闷不宁之意。热内蓄则不能食，热上冲则时欲吐，酒气薰心而味归脾胃也。此得之饮酒过多所致，故名酒疸。

（三）阳明病脉迟者，食难用饱，饱则发烦，头眩，小便必难，此欲作谷疸。虽下之，腹满如故。所以然者，脉迟故也。

【赵以德】《伤寒》阳明证注：阳明病脉迟，邪方入里，热未为实。食入于胃，长气于阳。胃中有热，食难用饱，饱则微烦而头眩者，谷气与热气相击，两热合，消搏津液，必小便难。若小便利者，不发黄，热得泄也；小便不利，则热不得泄，身必发黄。以其发于谷气之热，故名谷疸。热实者，下之。脉迟为热气未实，虽下

---

① 致：疑系衍文。

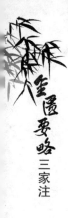

之，腹满亦不减也。《经》曰：脉迟，尚未可攻。且脉迟不独为热未实。《脉经》曰：关脉迟滞而弱者，无胃气而有热。则胃虚而脉迟，尤不可攻也。

【徐忠可】此言谷疸，有偏于寒者。谓谷疸本阳明腑病，假如人有病阳明，而身热汗出，不恶寒，或内食不大便，脉不宜迟而迟，迟则胃虚，寒郁胃病，故稍能食而不堪饱；饱则不运，故火聚而发烦，湿热干目而头眩；浊气下流而为小便难；然此乃阴被其寒，寒胜热，热未流于膀胱，而有渐致之势，故曰欲作谷疸。此言阳明病之夹寒者，能变谷疸，微有不同，其辨全在脉。本非胃实，故下之腹满如故。假令胃不虚寒，水谷自化，疸何由成，故曰：所以然者，脉迟故也。

【尤在泾】脉迟胃弱，则谷化不速，谷化不速，则谷气郁而生热，而非胃有实热，故虽下之而腹满不去。伤寒里实，脉迟者尚未可攻，况非里实者耶。

（四）夫病酒黄疸，必小便不利，其候心中热，足下热，是其证也。

【赵以德】酒为湿热之最。膀胱者，清静之腑，津液藏焉，气化所出。若过于酒，伤其气化，小便必难；积气于中，则心热；流于肾，则足下热；积成瘀热，发于外而为黄疸也。

【徐忠可】酒性热属阳，上焦先受之。故前注酒疸，以懊憹而热、不能食、时欲吐为的证。然其相因为病者，不止于上也，水出高原，岂有上焦湿热既甚，而小便反利者，故曰必小便不利。心中固热，而足下者，肾之部也，湿热下溜，则肾受之，亦足下热，故曰是其证也。但从心中热来，是不得等于谷疸之小便不通，女劳疸之足下热耳。

【尤在泾】酒之湿热，积于中而不下出，则为酒疸。积于中则心中热，注于下则足下热也。

248

（五）酒黄疸者，或无热，靖言了了，腹满，欲吐，鼻燥。其脉浮者，先吐之；沉弦者，先下之。

【赵以德】酒入胃而不伤心，则无心热，故神不昏而言清朗也；不伤肾，则无足热。但酒停于膈，欲吐；阳明气郁，成腹满；阳明脉上入额中，作鼻燥。脉浮者，在膈上，积多在阳，先吐上焦，而后治其中满。沉弦者，在膈下，积多在阴，先下其中满，而后治其上焦也。

【徐忠可】然酒疸变证，亦有热去于心，而无热，且清言了了，其邪竟注于阳明，而腹满、欲吐、鼻燥者，邪苟近上，脉必浮，宜吐之；邪苟近下，脉必沉弦，宜下之。盖治阳明者唯有吐下两法也，曰先者倘有未尽之病，再消息也。

【尤在泾】酒黄疸者，心中必热，或亦有不热，静言了了者，则其热不聚于心中，而或从下积为腹满，或从上冲为欲吐、鼻燥也。腹满者，可下之；欲吐者，可因其势而越之；既腹满，且欲吐，则可下亦可吐。然必审其脉浮者，则邪近上，宜先吐；脉沉弦者，则邪近下，宜先下也。

（六）酒疸，心中热，欲吐者，吐之愈。

【赵以德】酒停胃上脘，则心中热而欲呕，必吐之乃愈。

【徐忠可】然酒疸心中热，方恶其结热不行，假使欲吐，正热邪欲出之机，故曰吐之愈。

（七）酒疸下之，久久为黑疸，目青面黑，心中如啖蒜齑状，大便正黑，皮肤爪之不仁，其脉浮弱；虽黑微黄，故知之。

【赵以德】酒疸之黑，非女劳疸之黑也。女劳之黑，肾气所发也；酒疸之黑，败血之黑也。因酒之湿热伤脾胃，脾胃不和，阳气不化，阴血不运，若更下之，久久则运化之用愈耗矣。气耗血积，

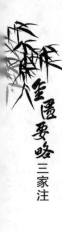

故腐瘀浊色越肌面为黑；味变于心咽，作嘈杂，心辣如啖蒜齑状；荣血衰而不行，痹于皮肤，爪之不仁；输于大肠，便如黑漆；其目青与脉浮弱，皆血病也。

【徐忠可】又酒疸，有因误下而变证杂出，如女劳疸者，但心中与脉，及黑色中之黄，必微有辨。故曰：酒疸下之，久久为黑疸。谓酒本伤上，脉未及沉，是下未热也。误下而阳明病邪，从支别入少阴，则积渐而肾伤，伤则为黑疸。乙癸同源，故肝亦病而目青，肾气上乘而面黑，然其心中仍如啖蒜齑状，则下虽病而酒热未除也；大便正黑，肾邪乘土也；皮肤不仁，土伤则痹也；但肾邪虽盛，正气实虚，故脉浮弱；若是则竟类女劳疸，何以辨其为酒疸？谓虽脾伤而黄，又误下伤肾，然实因酒而脉终浮，则黑色中，必不如真女劳而微黄，曰虽黑微黄，故知之，示人以微细之辨也。

【尤在泾】酒疸虽有可下之例，然必审其腹满、脉沉弦者，而后下之；不然，湿热乘虚陷入血中，则变为黑疸。目青面黑、皮肤不仁，皆血变而瘀之征也。然虽曰黑疸，而其原则仍是酒家，故心中热气熏灼，如啖蒜状，一如懊憹之无奈也。且其脉当浮弱，其色虽黑当微黄，必不如女劳疸之色纯黑而脉必沉也。

（八）师曰：病黄疸，发热烦喘，胸满口燥者，以病发时，火劫其汗，两热所得。然黄家所得，从湿得之。一身尽发热，面黄。肚热，热在里，当下之。

【赵以德】黄疸必由湿热所发。湿有天地之湿，有人气之湿，有饮食之湿，三者皆内应脾胃，郁而成热，郁极乃发，则一身热，而土之黄色，出见于表，为黄疸也。此证先因外感湿邪。大法：湿宜缓取微汗，久久乃解。今因火劫其汗，汗纵出而湿不去，火热反与内之郁热相并，客于足阳明经，故发热、烦喘、胸满；热仍在，故口燥。此际宜寒凉之剂；如肚热入腑，则当下之矣。

【徐忠可】此除谷疸、女劳疸、酒疸，概言黄疸，有因误火得之者；又辨其从湿得之者，为黄疸之常，热在里者，为热黄之变，以使人分别论治也。谓黄疸病虽不必专在上焦，乃有发热而烦喘、胸满口燥，热燥俱在上焦者。此以表病无汗，火劫其汗，寒变之热，火劫之热，两相并则气郁，故肌肉不堪而黄。然燥火不能遽使人黄也，凡黄必因湿郁，故又概言黄家所得，从湿得之，谓火不与湿并，不能作黄耳。假令一身尽发热而黄，又见肚热，是发热似表，而肚热则里证多矣，故又言热在里，当下之，谓不得先攻其上焦之火热也。

【尤在泾】烦满、燥渴，病发于热，而复以火劫之，以热遇热，相得不解，则发黄疸。然非内兼湿邪，则热与热相攻，而反相散矣，何疸病之有哉。故曰：黄家所得，从湿得之，明其病之不独因于热也。而治此病者，必先审其在表、在里，而施或汗、或下之法；若一身尽热而腹热尤甚，则其热为在里，里不可从表散，故曰当下。

（九）脉沉，渴欲饮水，小便不利者，皆发黄。

【赵以德】大抵黄疸，俱属太阴、阳明，热蒸其土而然也。而阳明又属金，金得火则膹郁燥渴，燥与湿热相搏，则津液不化，故上焦渴而欲饮，下焦约而小便难。上下不通，郁极而发于皮肤，故作黄。此条在里之热甚，故脉沉。《伤寒论》阳明病有发热，头汗出，身无汗，渴饮水浆，小便不利者，茵陈汤主之。

【徐忠可】此言黄疸病，有先见一二标证，而可必其为黄疸者。谓沉，阴脉也，乃有脉得沉而反渴，小便不利，非热郁而何，热郁焉得不发黄。

【尤在泾】脉沉者，热难外泄；小便不利者，热不下出，而渴饮之水，与热相得，适足以蒸郁成黄而已。

（十）腹满，舌痿黄燥，不得睡，属黄家。舌痿，疑作身痿。

251

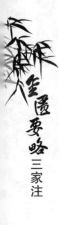

【赵以德】瘀热内积为腹满，外达肌表成痿黄，心^①热气烦，血少荣，卫^②夜不入阴，故不睡。属黄家者，以其虽不似黄疸之黄，亦由积渐所致也。黄疸之黄，深，实热之黄；痿黄之黄，浅，虚热之黄。若舌痿黄燥者，亦有说：心脾脉，络舌上下，凡舌本黄燥，即是内热，况舌痿乎？湿热结积，虽不行肌表，然已见于舌，即属黄家也。

【徐忠可】腹满，里证也，乃有腹满而加身痿黄，躁不得睡，瘀热外行，此发黄之渐也，故曰属黄家。见当图治于将成，不得俟既成而后药之也。

【尤在泾】脾之脉，连舌本，散舌下。腹满、舌痿，脾不行矣。脾不行者，有湿；躁不得睡者，有热，热湿相搏，则黄疸之候也。

（十一）黄疸之病，当以十八日为期。治之十日以上瘥。反剧为难治。

【赵以德】仲景论伤寒，必六经相传，六日为传尽，十二日为再经。今黄疸谓十八日为期者，则是亦如热病法，至十八日为三传矣。得之至三经气衰愈，死矣。治之十日差者，盖黄疸属太阴脾病，十日当其传太阴之日，故邪气渐愈；过此则邪仍盛而反剧，故难治也。

【徐忠可】此言黄疸若既成，则其病由浅而深，当速治。故谓黄疸之病，过三候而气一变，五日为一候，十五日为一气，若十五日，又加三日，则为十八日，一气有余，未满四候，愈则竟愈，故曰为期。否则根渐深而难拔，故曰治之十日以上瘥，言至十日外，必宜瘥，不瘥而剧，则又不若初治之可取必矣，故曰难治。

【尤在泾】土无定位，寄王于四季之末各十八日。黄者，土气也。内伤于脾，故即以土王之数，为黄病之期。盖谓十八日脾气至

---

① 心：《二注》作"身"。
② 卫：《二注》作"微"，且属上读。

而虚者当复，即实者亦当通也。治之十日以上瘥者，邪浅而正胜之，则易治；否则，邪反胜正而增剧，所谓病胜脏者也，故难治。

（十二）疸而渴者，其疸难治；疸而不渴者，其疸可治。发于阴部，其人必呕；发于阳部，其人振寒而发热也。

【赵以德】疸即瘅也，单阳而无阴，热已胜其湿，脾胃之津液乏竭，无阴，热蒸不已，孤阳能独生乎？《内经》曰：刚则刚，阴气破散，阳气消亡。其难治为此。若不渴，则阴气犹存，故可治。阴部者，脾，太阴也；阳部者，胃，阳明也。热甚于里则呕，热在于表则发热振寒。《灵枢》曰：脾是动者，呕；阳明是动者，洒洒振寒也。伤寒发黄，渴者，亦茵陈汤主之。

【徐忠可】治黄疸，内外阴阳之辨，最为吃紧，故特拈出渴呕寒热以别之。为疸色黄，郁热外蒸之象，渴则内热更甚，内外交病，故难治。不渴则热从外宣，内之正气自运，故可治。阴主内气，故呕从内出，知阴部逆郁。阳主外卫，寒热发于肌表，故病在阳部，则振寒而发热。然二条辨法，凡病皆然，不独疸也，唯疸为自内及外之证，故浅深多少，尤宜详之。

【尤在泾】疸而渴，则热方炽而湿且日增，故难治；不渴，则热已减而湿亦自消，故可治。阴部者，里之脏腑，关于气，故呕；阳部者，表之躯壳，属于形，故振寒而发热，此阴阳、内外、浅深、微甚之辨也。

（十三）谷疸之为病，寒热不食，食即头眩，心胸不安，久久发黄，为谷疸，茵陈蒿汤主之。

［茵陈蒿汤］方

茵陈蒿六两　　栀子十四枚　　大黄二两

上三味，以水一斗，先煮茵陈，减六升，内二味，煮取三升，去滓，分温三服，小便当利，尿如皂角汁状，色正赤，一宿腹减，黄从小便去也。

253

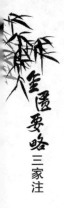

【赵以德】此汤治伤寒阳明瘀热在里，身黄发热，但头汗出，身无汗，剂颈而还，小便不利，渴饮水浆者；又伤寒七八日，身黄如橘子色，小便不利，腹微满者。今又治是证。三者尽属里热，但务去其邪，病状之异弗论矣。此寒热不在表，脾胃内热，达于外而成肌肤寒热者，亦不能食。《灵枢》曰：肌肤热者，取三阳于下，补足太阴，以出其汗。皆因脾胃热，故不解其表，而遽治其里也。盖茵陈蒿治热结发黄，佐栀子去胃热、通小便，更以大黄为使荡涤之。虽然，治疸不可不分轻重，如栀子柏皮汤解身热发黄，内热之未实者；麻黄连翘赤小豆汤治表寒湿，内有瘀热而黄者；大黄硝石汤下内热之实者，栀子大黄汤次之，茵陈蒿汤又次之。又必究其受病之因有同异，既病之人有劳逸。若得之膏粱食肥者，气滞血壅；得之先贵后贱、前富后贫与脱势惭愧、离愁忧患者，虽皆郁积成热，气血失损，不可与食肥者同治。若始终贫贱，不近水冒雨，即残羹冷汁，久卧湿地，多挟寒湿，致阴阳乖隔而病，又可与上二者同治乎？故攻邪同，而先后调治亦不可不审也。

【徐忠可】谷疸之名，似乎谷为病也，然其原仍由外感，故前首章，虽不言发热，特揭风寒相搏四字，而寒热者亦有之，不食、食即头眩，是言头眩为谷疸第一之据也。谷疸虽为胃病，心胸在胃口上，浊气上熏则心胸不安矣。但病未甚，则热亦不甚，郁久则热甚，而遍于肌表，故曰：久久发黄，为谷疸。药用茵陈、栀子、大黄，乃以开郁解热为主，非发表，亦非攻里也。盖茵陈性苦辛寒，善开肌肉之郁，栀子轻浮性凉，能解内郁，而降屈曲之火，大黄虽为攻下之品，然从栀子、茵陈，则取其相佐以开郁解热，所以茵陈最多，而大黄少也。论曰：前第一段论谷疸，不言寒热，而有小便不通，第二段论谷疸，不言心胸不安，而有小便必难，此独不言及小便。盖谷疸证，亦有微甚不同，前所云小便不通，此势之甚急者也。所云阳明病脉迟者，小便必难，乃既见阳明证，而因脉迟挟虚，以致不运，此表病中之间有者也。若此云寒热，则非二三日之病矣。不食、食即头眩，则虽眩，而食未尝断可知矣，故曰久久发黄。见迟之又久，乃相因为病，其势渐而缓，则小便亦未至不通

254

耳。然观方下注云：一宿腹减。此亦必小便不快，而腹微胀可知，但不必专责之耳。谷疸三证，止出一方，盖阳明病一至发黄，则久暂皆宜开郁解热，故此方实为主方。若阴黄，则后人以附子合茵陈，乃此方之变也。按心胸不安，与酒疸之心中懊侬亦不同，彼因心中热，至有无可奈何之象，此言不安，仅微烦也，即阳明脉迟证，所谓发烦头眩耳。

【尤在泾】谷疸为阳明湿热瘀郁之证。阳明既郁，荣卫之源，壅而不利，则作寒热；健运之机窒而不用，则为不食，食入则适以助湿热而增逆满，为头眩、心胸不安而已。茵陈、栀子、大黄，苦寒通泄，使湿热从小便出也。

（十四）黄家，日晡所发热，而反恶寒，此为女劳得之。膀胱急，少腹满，身尽黄，额上黑，足下热，因作黑疸。其腹胀如水状，大便必黑，时溏。此女劳之病，非水也。腹满者难治。硝石矾石散主之。

［硝石矾石散］方

硝石　矾石烧，等分

上二味，为散，以大麦粥汁和服方寸匕，日三服。病随大小便去，小便正黄，大便正黑，是其候也。

【赵以德】肾者，阴之主也，为五脏之根，血尽属之。血虽化于中土，生之于心，藏之于肝，若肾阴病，则中土莫得而化，心莫得而生，肝莫得而藏，荣卫莫得而行，其血败矣，将与湿热凝瘀于肠胃之间。肾属水，其味咸，其性寒，故治之之药，必用咸寒补其不足之水，泻其所客之热。荡涤肠胃，推陈致新，用硝石为君；《本草》：矾石能除固热在骨髓者。骨与肾合，亦必能治肾热可知也；大麦粥汁为之使，引入肠胃，下泄郁气。大便属阴，瘀血由是而出，其色黑；小便属阳，热液从是而利，其色黄也。

【徐忠可】此详辨女劳疸症。其初亦未遽黑，故与诸黄相类，而曰黄家。但日晡所发热而反恶寒，谓彼骤然表证，或发热恶寒并

255

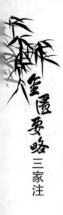

见，而无定时；至于疟则发热即不恶寒，恶寒即不发热，亦无定时。脾胃劳热，则但热不恶寒，每于日昃时。若此独专于日晡，日晡即申时，此时气血注膀胱，然前曰薄暮，此曰日晡，乃统申酉时言之。酉时气血注肾也，以发热，知阴虚生热；以恶寒，知肾中虚极，不任客寒，以日晡所发，知卫气并肾与膀胱，而肾虚又不任热，故曰：此为女劳得之。然肾主下焦，以膀胱为腑，故膀胱急，小腹满，足下热，必兼见之。额虽在上，水盛有过颡之势，故火受水克，而额见肾色，黑色者，肾色也。然曰身尽黄，其初亦不即黑也。病势浸淫，正愈亏，则邪愈肆，故曰：因作黑疸。言肾邪遍于周身，不独额上也。因而腹胀如水状，水肆则土败也。因而大便黑，肾邪遍于肠胃，又不独身躯也。时溏泄者，土败则淖泽而不坚也。然腹胀似水，而非真水，下焦本寒，水实不结，而小便自利，故曰：此女劳之病，非水也。又兼腹满土败，则肾邪愈难制，故曰难治。硝矾散主之者，硝能散虚郁之热，为体轻脱，而寒不伤脾。矾能却水，而所到之处，邪不复侵，如纸既矾，即不受水渗也。合而用之则散郁热，解肾毒，其于气血阴阳，汗下补泻等治法，毫不相涉，所以为佳。

【尤在泾】黄家日晡所本当发热，乃不发热而反恶寒者，此为女劳肾热所致，与酒疸、谷疸不同。酒疸、谷疸热在胃，女劳疸热在肾，胃浅而肾深，热深则外反恶寒也。膀胱急、额上黑、足下热、大便黑，皆肾热之征。虽少腹满胀，有如水状，而实为肾热而气内蓄，非脾湿而水不行也。惟是证兼腹满，则阳气并伤，而其治为难耳。硝石咸寒除热，矾石除痼热在骨髓，骨与肾合，用以清肾热也。大麦粥和服，恐伤胃也。

（十五）酒黄疸，心中懊憹，或热痛，栀子大黄汤主之。

[栀子大黄汤] 方

栀子十四枚　大黄一两　枳实五枚　豉一升

上四味，以水六升，煮取二升，分温三服。

256

【赵以德】酒热内结，心神昏乱，作懊𢙃，甚则热痛。栀子、香豉，皆能治心中懊𢙃；大黄荡涤实热；枳实破结逐停去宿积也。《伤寒论》阳明病无汗，小便不利，心中懊𢙃者，身必发黄。是知热甚于内者，皆能成是病，非独酒也。

【徐忠可】前酒疸正条，尚有不能食、欲吐，后各变证，如小便不利、足下热、腹满不一。此独举心中懊𢙃为酒疸第一的据也。热而至痛，更甚矣。药用栀子大黄汤，盖酒热，气血两伤，欲速逐之。故以枳实佐大黄，病属气胜，故枳实独多。气下而血分之热解，以豆豉佐栀子，清膈而使气分之热散，酒必挟湿，因其阴大伤，故不用燥药以耗其津，亦不用渗药以竭其液，谓热散则湿不能留也。则凡治病之湿热而兼燥者，于此可悟矣。

【尤在泾】酒家热积而成实，为心中懊𢙃或心中热痛，栀子、淡豉彻热于上，枳实、大黄除实于中，亦上下分消之法也。

（十六）诸病黄家，但利其小便；假令脉浮，当以汗解之，宜桂枝加黄芪汤主之。方见水气病中。

【赵以德】黄家大率从水湿得之。《经》虽云：治湿不利小便，非其治也。然脉浮者，湿不在里而在表，表湿乘虚入里，亦作癃闭。故须以脉别之。汗解攻下，各有所宜也。而攻下之法既有浅深轻重，利小便与发汗之方何独不然乎？是方所主，惟和荣卫，非有发汗峻剂，必表之虚者用之。连翘赤小豆汤，又是里之表者用之。利小便亦然。是宜知其大略也。

【徐忠可】此以下，皆正黄疸方也。故言诸病黄家，不论从何而得，黄概属气郁，小便为气化之主，故但利其小便。下窍气通，则诸窍之气自不能久闭，然有病气全滞表分者，则外出之气，强利小便无益，故脉浮，以桂枝汤解肌发表，黄芪内托之，稀粥助其正，则邪自不能留也。论曰：黄疸家，不独谷疸、酒疸、女劳疸有分别，即正黄疸，病邪乘虚，所着不同。予治一黄疸，百药不效，而垂毙者，见其偏于上，令服鲜射干一味，斤许而愈。又见一偏于

257

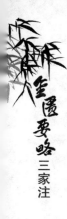

阴者，令服鲜益母草一味，数斤而愈。其凡有黄疸初起，非系谷疸、酒疸、女劳疸者，辄令将车前根叶子合捣，取自然汁，酒服数碗而愈。甚有卧床不起者，令将车前一味，自然汁数盂置床头，随意饮之而愈。然则汗下之说，亦设言以启悟，其可无变通耶。

【尤在泾】小便利，则湿热除而黄自已，故利小便为黄家通法。然脉浮则邪近在表，宜从汗解，亦脉浮者先吐之之意。但本无外风而欲出汗，则桂枝发散之中，必兼黄芪固卫，斯病去而表不伤，抑亦助正气以逐邪气也。

（十七）诸黄，猪膏发煎主之。

［猪膏发煎］方

猪膏半斤　乱发如鸡子大三枚

上二味，和膏中煎之，发消药成，分再服。病从小便出。

【赵以德】此但言诸黄，无他证。必将谓证有变态，不可悉数欤？《肘后方》云：女劳疸，身目尽黄，发热恶寒，小腹满，小便难，以大热大劳，女劳交接，从而入水所致，用是汤。又云：五疸，身体四肢微肿，胸满，不得汗，汗出如黄柏汁，由大汗出，入水所致者，猪脂一味服。《伤寒类略》亦云：男子女人黄疸，饮食不消，胃中胀热，生黄衣，胃中有燥屎使然，猪脂煎服则愈。因明此方乃治血燥者也。诸黄所感之邪，与所变之脏虽不同，然至郁成湿热，则悉干于脾胃。胃之阳明经更属于肺金，金主燥，若湿热胜，则愈变枯涩，血愈耗干，故诸黄起于血燥者，皆得用之。考之《本草》，猪脂利血脉、解风热、润肺，疗热毒。五疸身肿不得卧者，非燥之在上欤？胃中黄衣干屎，非燥之在中欤？小腹满，小便难，非燥之在下欤？三焦之燥，皆以猪脂润之。而燥在下，小便难者，又须乱发消瘀，开关格，利水道，故用为佐。此与前条硝石矾石散同治膀胱小腹满之血病，然一以除热去瘀，一以润燥。矾石之性燥，走血，安可治血燥乎？又，太阳证身尽黄，脉沉结，小便自利，其人如狂者，血证谛也，抵当汤主之，乃重剂也；此则治血燥之轻剂也。

【徐忠可】此为黄疸之谷气实者设也。肾为胃关，胃家谷气实，则气闭而肾燥，故以猪膏润肾燥，发灰利阴血，合而服之，则胃燥和而郁解。仲景于妇人胃气下泄，阴吹而正喧者，亦用此方。此谷气之实也，以猪膏发煎导之。但彼用导法，此煎服为异耳。乃利阳明之阴，以泻谷气之实也。然此之谷气实，又非谷疸之比。盖谷疸，原由风寒不能消谷，此则真谷气过实，热而闭耳。予友乐天游黄疸，腹大如鼓，百药不效，用猪膏四两，发灰四两，一剂而愈。仲景岂欺我哉。

【尤在泾】此治黄疸不湿而燥者之法。按《伤寒类要》云：男子、女人黄疸，饮食不消，胃胀，热生黄衣，在胃中有燥屎使然，猪膏煎服则愈。盖湿热经久，变为坚燥，譬如罨曲，热久则湿去而干也。《本草》：猪脂利血脉、解风热、乱发消瘀、开关格、利水道，故曰病从小便出。

（十八）黄疸病，茵陈五苓散主之。一本云：茵陈汤及五苓散并主之。

［茵陈五苓散］方

茵陈蒿末十分　　五苓散五分　　方见痰饮中。

上二味，和，先食饮方寸匕，日三服。

【赵以德】此亦治黄疸，不言他证，与猪膏发煎并出者，彼以燥在血，此以燥在气也。夫病得之汗出入水，何以成燥？曰：湿热相纽而不解，则肺金治节之政不行，津液不布，而成燥也。燥郁之久，湿热蒸为黄疸矣。《本草》：茵陈治热结黄疸，小便不利。燥因热胜，栀子柏皮汤；因湿郁，茵陈五苓散。五苓散非惟治湿而已，亦润剂也。桂枝开腠理、致津液、通气；白术、茯苓生津，皆可润燥也。古人论黄疸，有湿黄，有热黄。湿黄者，色如薰黄；热黄者，色如橘子色。更有阳黄，有阴黄。阳黄者，大黄佐茵陈；阴黄者，附子佐茵陈。此用五苓散佐者，因湿热郁成燥也明矣。

259

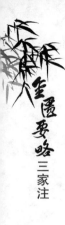

【徐忠可】此表里两解之方。然五苓中有桂术，乃为稍涉虚者设也，但治黄疸不贵补，存此备虚证耳。

【尤在泾】此正治湿热成疸者之法。茵陈散结热，五苓利水去湿也。

（十九）黄疸，腹满，小便不利而赤，自汗出，此为表和里实，当下之，宜大黄硝石汤。

［大黄硝石汤］方

大黄　黄柏　硝石各四两　栀子十五枚

上四味，以水六升，煮取二升，去滓，内硝更煮，取一升，顿服。

【赵以德】邪热内结，成腹满，自汗，大黄、硝石，荡而去之；膀胱内热，致小便不利而赤，黄柏、栀子，凉以行之。此下黄疸重剂也。

【徐忠可】此为黄疸之有里无表者言之。谓疸色黄见于表矣，乃腹满、小便不利且赤，里热可知。黄疸最难得汗，乃自汗，则表从汗解，故曰此为表和里实。实者邪也，有邪则宜去，故主大黄硝石汤。大黄、硝石，解气血中之实热，黄柏苦寒，主下焦，栀子虽轻浮在上，然能使里热从上而下，故以为使，且轻浮则与郁结相宜也。

【尤在泾】腹满、小便不利而赤为里实，自汗出为表和。大黄、硝石亦下热去实之法，视栀子大黄及茵陈蒿汤较猛也。

（二十）黄疸病，小便色不变，欲自利，腹满而喘，不可除热，热除必哕。哕者，小半夏汤主之。方见痰饮中。

【赵以德】小便不变，欲自利者，内有湿，饮积而热未盛也；脾太阴湿盛，土气不化，则满；脾湿动肺，则喘，有似支饮之状者。故不可除其热，热除则胃中反寒，寒气上逆为哕矣。半夏、生姜，能散逆去湿，消痰止哕。此汤用在除热之后，非治未除热之前者也。

【徐忠可】此言黄疸中有真寒假热者。谓内实小便必赤，今色不变，加自利，虚寒也。虽腹热能满，虚亦满；实症有喘，虚亦喘。误以为热而攻除之，则虚其胃而哕，哕由胃虚而气逆，逆则痰壅，故曰：哕者，小半夏汤主之。谓哕非小故，唯姜、半能行痰下逆而调胃，胃调，然后消息治之，非小半夏即能治黄疸也。

【尤在泾】便清自利，内无热征，则腹满非里实，喘非气盛矣。虽有疸热，亦不可以寒药攻之。热气虽除，阳气则伤，必发为哕。哕，呃逆也。魏氏谓胃阳为寒药所坠，欲升而不能者是也。小半夏温胃止哕，哕止然后温理中脏，使气盛而行健，则喘满除、黄病去，非小半夏能治疸也。

（二十一）诸黄，腹满而呕者，宜柴胡汤。必小柴胡汤，方见呕吐中。

【赵以德】邪正相击，在里则腹满气逆；在上则呕。上犹表也，故属半表半里，小柴胡汤主之。柴胡、黄芩除里热，半夏散里逆，人参、甘草补正缓中，生姜、大枣和荣卫、合表里、调阴阳也。又必随证加减，法在《伤寒论》小柴胡汤后。

【徐忠可】邪高痛下，此少阳证也。是黄虽脾胃之伤，实少阳郁热，故以小柴胡汤，仍去其本经之邪，但小柴胡主和解，此必黄之不甚，而亦未久者也。

【尤在泾】腹痛而呕，病在少阳；脾胃病者，木邪易张也。故以小柴胡散邪气，止痛、呕，亦非小柴胡能治诸黄也。

（二十二）男子黄，小便自利，当与虚劳小建中汤。方见虚劳中。

【赵以德】杂病中虚，致脾胃不化，湿热蓄积而为黄，虽小便

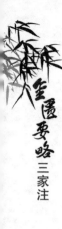

不利，亦当补泻兼施。男子黄者，必由入内，虚热而致也；反见小便自利，为中下无实热，惟虚阳浮泛为黄耳。故与治虚劳之剂补正气，正气旺，则荣卫阴阳和，而黄自愈矣。

【徐忠可】既无表证，而又小便自利，是表里无邪，然发黄，此中气不壮旺，以致上焦气郁。全当治其虚，虚得补，则气畅而郁开，郁开则黄去矣。故曰宜虚劳小建中汤。盖桂、芍、甘、姜、枣，能调和荣卫，而饴糖大补其中也。然单言男子，谓在妇人则血分有热，正未可知，又当另自消息耳。

【尤在泾】小便利者，不能发黄，以热从小便去也。今小便利而黄不去，知非热病，乃土虚而色外见，宜补中而不可除热者也，夫黄疸之病，湿热所郁也，故在表者汗而发之，在里者攻而去之，此大法也。乃亦有不湿而燥者，则变清利为润导，如猪膏发煎之治也；不热而寒、不实而虚者，则变攻为补、变寒为温，如小建中之法也；其有兼证错出者，则先治兼证而后治本证，如小半夏及小柴胡之治也，仲景论黄疸一证，而于正、变、虚、实之法，详尽如此，其心可谓尽矣。

附方

［瓜蒂汤］治诸黄。方见暍病中。按《删繁方》云：服讫，吐出黄汁；亦治脉浮欲吐者之法也。

【赵以德】古方多用此治黄，或作散、或吹鼻，皆取黄水为效。此治水饮郁热在膈上者，何也？盖瓜蒂，吐剂也，《内经》曰：在上者，因而越之。仲景云：湿家身上疼面黄，内药鼻中，是亦邪浅之故也。

【徐忠可】瓜蒂能解上焦郁热，故黄疸之由上焦郁者宜之，且瓜蒂主吐，吐亦有发散之义，故附此以见治黄疸，亦有用吐法者耳。

《千金》［麻黄醇酒汤］治黄疸

麻黄三两

上一味，以美清酒五升，煮取二升半，顿服尽。冬月用酒，春月用水煮之。

【徐忠可】此为黄疸之因寒，而郁热在荣分者言。谓麻黄能发荣中之阳，加之以醇酒，则彻上彻下之阴邪，等于见晛，故附此以备荣热之治。

惊悸吐衄下血胸满瘀血病脉证并治第十六

脉证十二条　方五首

（一）寸口脉动而弱，动即为惊，弱则为悸。

【赵以德】心者，君主之官，神明出焉。不役形，不劳心，则精气全而神明安其宅。苟有所伤，则气虚而脉动，动则心悸神惕，精虚则脉弱，弱则怔忡恐悸。盖惊自外物触入而动，属阳，阳变则脉动；悸自内恐而生，属阴，阴耗则脉弱。是病宜和平之剂，补其精气，镇其神灵，尤当处之以静也。

【徐忠可】前奔豚章，既言有惊怖，有火邪，皆从惊发得之，此又另揭皆惊悸言之。非详其病所从得，乃谓病有惊狂不安者，有只心悸不宁者。惊乃邪袭于心，在实边，故其寸口脉动，动者有粒如豆也。悸乃神不能主，在虚边，故其寸口脉弱，弱者脉来无力也。动而弱者，有邪袭之，而心本原虚也，故惊悸并见。然而脉仍分属，动则惊气之发，弱者悸气所形，故曰动即为惊，弱则为悸。

【尤在泾】惊则气乱，故脉动；悸属里虚，故脉弱。动即为惊者，因惊而脉动，病从外得；弱则为悸者，因弱而为悸，病自内生；其动而且弱者，则内已虚，而外复干之也。

263

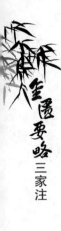

（二）师曰：尺脉浮，目睛晕黄，衄未止。晕黄去，目睛慧了，知衄今止。

【赵以德】尺以候肾，属水。土克之，则合相火，逼其阴血从膀胱而升，故脉浮也。肾之精上荣瞳子，膀胱之脉下额中而作衄。故晕黄退而血亦降，所以知衄止也。《明理论》：肾主阴，血统属之。伤寒衄者，责邪在表，经络热甚壅出；杂病衄者，责邪在里也。心主血，肝藏血，肺主气，开窍于鼻，血得热则散，随气上逆，从鼻中出，则为衄。此云尺浮，不云寸口浮，知为肾虚血逆，非外邪也。

【徐忠可】衄为清道之血，从督脉，由风府贯顶，下鼻中，此肝肾热郁，火冲阳经，而经血妄出。故云衄者其尺脉浮，以尺主下焦，肝肾有热而虚，则尺浮，故前曰：尺脉浮为伤肾。目睛属肝，阳明热气乘之，则目睛晕黄，乙癸同源，故尺浮晕黄，其邪正盛，衄为未止。晕黄去，则热已衰，更目睛慧了，慧了者，清爽也，知肾热已解，则肝血无恙，血乃阴属，无热迫之，则衄从何来，故曰知衄今止。

【尤在泾】尺脉浮，知肾有游火；目睛晕黄，知肝有蓄热，衄病得此，则未欲止。盖血为阴类，为肾肝之火热所逼而不守也。若晕黄去，目睛且慧了，知不独肝热除，肾热亦除矣，故其衄今当止。

（三）又曰：从春至夏衄者，太阳；从秋至冬衄者，阳明。

【赵以德】《内经》：太阳为开，阳明为合。春夏气主发生，以开者应之，故邪气逼血，从升发冲出；秋冬主收藏，以合者应之，故邪郁内极而后发出。衄为阳盛，独不言少阳，以太阳阳明二经，皆上交颃中故也。

【徐忠可】衄者阳经之血，从火上炎，则妄出于鼻窍，春夏之阳在外，今衄为势迫，知从太阳来，以太阳主经络之阳也。秋冬之阳在内，是外无热迫，知从阳明来，以阳明主中土之阳也。足阳明起于鼻，交颍中，旁纳太阳之脉，则阳明本与太阳相通，故冬则从内起。若是者何也？衄既为阳经清道之血，总非阴经所主也，若足少阳经脉起目锐眦，上抵头，循角下耳后，行手少阳之前，手少阳支者，亦止能入耳中，上耳角，不能从督脉由风府贯顶下鼻中矣。故以太阳阳明，分属四时耳。

【尤在泾】血从阴经并冲任而出者则为吐，从阳经并督脉而出者则为衄，故衄病皆在阳经。但春夏阳气浮则属太阳，秋冬阳气伏则属阳明为异耳。所以然者，就阴阳言，则阳主外、阴主内；就三阳言，则太阳为开，阳明为阖，少阳之脉不入鼻颍，故不主衄也。或问衄皆在阳是已，然所谓尺脉浮、目睛晕黄者，非阴中事乎。曰：前所谓尺脉浮、目睛晕黄者，言火自阴中出，非言衄自阴中来也。此所谓太阳、阳明者，言衄所从出之路也，谁谓病之在阳者，不即为阴之所迫而然耶。

（四）衄家，不可发汗，汗出必额上陷，脉紧急，直视不能眴，不得眠。

【赵以德】足太阳经主表，上巅入额，贯目睛。衄在上，络脉之血已脱，若更发汗，是重竭津液，津液竭则脉枯，故额上陷、脉紧急，牵引其目，视不能合也；无血阴虚，故不得眠。然亦有当汗，《伤寒论》云：脉浮紧，不发汗，因而衄者，宜麻黄汤。又云：太阳病，脉浮紧，发热，身无汗，自衄者愈，是经中之邪散，不待桂枝、麻黄发之也。《明理论》：衄者，但头汗出，无汗及汗出至[①]足者死。

【徐忠可】衄既为阳经病，似可从外解，不知汗乃血液，心主之，衄家亡血过多，若又汗，则重亡其阴，而阳气为之馁。额为心部，阴亡阳馁，则必陷矣，陷者如物之不坚满也。脉属心，血不能

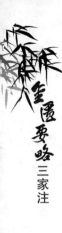

荣，则失和缓之气，而为紧急矣。目得血而能视，久衄复汗，阴脱而直视不能转眴矣。心血亏而虚阳扰，扰则火逆不能眠矣。

【尤在泾】血与汗皆阴也。衄家复汗，则阴重伤矣。脉者血之府。额上陷者，额上两旁之动脉，因血脱于上而陷下不起也。脉紧急者，寸口之脉，血不荣而失其柔，如木无液而枝乃劲也。直视不眴不眠者，阴气亡则阳独胜也。《经》云：夺血者无汗，此之谓夫。

（五）病人面无血色，无寒热。脉沉弦者，衄；浮弱，手按之绝者，下血；烦咳者，必吐血。

【赵以德】面色者，血之华也；血充则华鲜。若有寒热，则损其血，致面无色也。今无寒热，则自上下去血而然矣。夫脉浮以候阳，沉以候阴，只见沉弦，浮之绝不见者，是无阳也，无阳知血之上脱；脉止见浮弱，按之绝无者，是无阴也，无阴知血之下脱。烦咳吐血者，心以血安其神，若火扰乱，则血涌神烦，上动于膈则咳；所涌之血，因咳而上越也。然则沉之无浮，浮之无沉，何便见脱血之证乎？以其面无色而脉弦弱也。衄血，阳固脱矣，然阴亦损，所以浮之亦弱。《经》曰：弱者血虚。脉者血之府，宜其脱血之处则无脉；血损之处则脉弦弱也。

【徐忠可】此条"面无色"三字是主。盖人身中阴阳相维，而阴实统于阳，血者阴也，故阳能统阴，则血无妄出。今面无色，知其阳和不足。阳和不足，则阴火乘之，假令脉平，则如贫人无事，亦可支持。若既无色，又非有寒热表邪，而脉沉弦，沉则卫气伏，弦则卫气结，真阳衰而燥气有余，血随燥火，走于清道，则血上溢而为衄矣。若浮弱，浮则与阴不交，弱则虚阳无力，阳虚而上浮，甚至手按即绝，则下焦之阴无元阳以维之，而血下漏矣。烦咳条不言脉，"浮弱"二字揭之也。面无色，其人阳气既亏，阴火乘之，忽见烦咳证，烦属心，咳属肺，心肺病，而胸中之阳不能御阴火，血随虚火涌于浊道，则从口出矣。以上三条，皆起于真阳不足，血无所统。故血证人，大概苦寒不如甘温，而补肺不如补肾，何也？

266

然欲行阳气，和荣卫，交心肾，非桂枝加龙骨牡蛎汤不可。肾得补而真阳自生，此肾气丸，为虚损之宝也。又补肾不如补脾，何也？脾得补而中气健运，此建中汤，为《金匮》所重也。

【尤在泾】面无色，血脱者色白不泽也；无寒热，病非外感也。衄因外感者，其脉必浮大，阳气重也；衄因内伤者，其脉当沉弦，阴气厉也，虽与前尺脉浮不同，其为阴之不靖则一也。若脉浮弱，按之绝者，血下过多而阴脉不充也。烦咳者，血从上溢，而心肺焦燥也。此皆病成而后见之诊也。

（六）夫吐血，咳逆上气，其脉数而有热，不得卧者，死。

【赵以德】此金、水之脏不足故也。水不足则火独光[①]，独光[①]则金伤。夫阴血之安养内外[②]者，肾水主之。水虚不能安静，被火逼，遂而血溢出矣。血出则阳光益炽，有升无降，炎烁肺金，金受其害，因咳逆而上气。金、水，子母也，子衰不能救母，母亦受害不能生子，二者之阴，有绝而无复。脉数身热，阳独胜也。不能卧，阴已绝也。阴绝，阳岂独生乎？故曰死也。若得卧者，如《内经》于少阴司天与阳明厥逆诸条，悉有喘咳身热，呕吐血等证，未尝言死，盖阴未绝也。

【徐忠可】凡吐血，先由阳虚，后乃阴虚，至阴虚而火日以盛，有烁阴之火，无生阴之阳，咳则肺气耗散，逆而上气，则肝挟相火上乘，脉数有热则无阴，不得卧，则夜卧血不归肝，而木枯火然，君火变为燥火，阴阳俱亏，凶证相并，有立尽之势，故曰死。

【尤在泾】脉数、身热，阳独胜也；吐血、咳逆上气、不得卧，阴之烁也。以既烁之阴，而从独胜之阳，有不尽不已之势，故死。

（七）夫酒客咳者，必致吐血，此因极饮过度所致也。

---

① 独光：《二注》作"浮焰"。
② 内外：《二注》作"于内"。

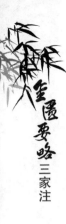

【赵以德】酒性大热，客焉不散，则肝气不清，胃气不守，乱于胸中，中焦之血，不布于经络，聚而汹涌，因热射肺为咳，从其咳逆之气溢出也，此伤胃致吐血者。

【徐忠可】此言吐血，不必尽由于气不摄血，亦不必尽由于阴虚火盛。其有酒客而致咳，则肺伤已极，又为咳所击动，必致吐血，此非内因也，故曰极饮过度所致，则治之，当以清酒热为主可知。

【尤在泾】酒之热毒，积于胃而熏于肺则咳，久之肺络热伤，其血必随咳而吐出。云此因极饮过度所致者，言当治其酒热，不当治其血也。

（八）寸口脉弦而大，弦则为减，大则为芤；减则为寒，芤则为虚，寒虚相搏，此名曰革。妇人则半产漏下，男子则亡血。

【赵以德】成无己谓：减为寒者，谓阳气少也；芤为虚者，谓阴血少也。所谓革者，既寒且虚，则气血乖革[1]，不循常度。男子得之，为真阳衰而不能内固，故主亡血；女子得之，为阴血虚而不能滋养，故主半产漏下。此条出第二卷妇人证，有旋覆花汤。

【徐忠可】此段言下血之脉，非言吐衄之脉也。谓脉之弦者，卫气结也，故为减为寒。脉之大者，气不固也，故为芤为虚。至弦而大，是初按之而弦，弦可以候阳，稍重按之而大，大可以候阴，不问而知其上为邪实，下为正虚，故曰寒虚相搏，此名曰革，谓如皮革之上有下空也。下既虚，则无阳以统之，血不循行经络而下漏，男女一体，故曰妇人则半产漏下，男子则亡血，血下遗如亡也。

【尤在泾】此条已见虚劳病中，仲景复举之者，盖谓亡血之证，有从虚寒得之者耳。

---

① 气血乖革：《二注》作"气虚血乖"。

（九）亡血不可发其表，汗出则寒栗而振。

【赵以德】亡血则已伤荣，不可发汗以伤卫，若汗则荣卫两伤。荣行脉中，卫行脉外；荣虚则经脉空而为之振，卫虚则不温腠理而寒栗。

【徐忠可】此言亡血家虽有表邪，不可发汗，汗则因亡血而元阴本虚，又因汗而虚其表中之阳，则内无以守，外无以固，故虚极如冷而寒栗，无阳自卫也。振者，虚不能自主也。

【尤在泾】亡血者，亡其阴也。更发其表，则阳亦伤矣。阳伤者外不固，故寒栗；阴亡者内不守，故振振动摇。前衄血复汗，为竭其阴；此则并亡其阳，皆所谓粗工嘻嘻者也。

（十）病人胸满，唇痿舌青，口燥，但欲漱水不欲咽，无寒热，脉微大来迟，腹不满，其人言我满，为有瘀血。

【赵以德】是证瘀血，何邪致之耶？《内经》：有所堕坠，恶血留内。腹中满胀，不得前后。又谓：大怒则血菀于上。是知内外诸邪，凡有其血相①搏积而不行者，即为瘀血也。唇者，脾之外候；舌者，心之苗；脾脉散舌下，胃脉环口旁；心主血，脾养血，血积则津液不布，是以唇痿舌青也。口燥但欲漱水不欲咽者，热不在内，故但欲漱以润其燥耳。脉大为热，迟为寒，今无寒热之病而微大者，乃气并于上，故胸满也。迟者，血积膈下也。积在阴经之隧道，不似气积于阳之肓膜。然阳道显，阴道隐，气在肓膜者，则壅胀显于外；血积隧道，惟闭塞而已，故腹不满；因闭塞，自觉其满。所以知瘀血使然也。

【徐忠可】此言平人表里无病，而有瘀血，其证脉不相应如此也。谓胸为上焦，受气于中焦，唇口舌皆脾胃所主，故《千金》云：口为戊，唇舌为己，循环中宫，荣华于舌，今因中宫有瘀，中

① 其血相：《二注》作"所"。

269

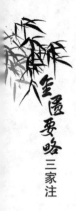

气不清，热气熏上焦而为胸满。循于肌窍而为唇痿，为舌青，为口燥，且欲漱水，血气燥也，不欲咽，胸中未尝有热也。无寒热，既非由表入里，况乃脉微，近于大虚也，来迟亦虚而无热也。三焦胀，应气满于皮肤，今腹外皮肤不满，自觉气胀不快，而曰我满，有滞也，非瘀血而何？故曰为有瘀血。若病者如有热状，乃郁闷之象，即下所谓烦满，口干燥而渴也。

【尤在泾】此二条瘀血之见证。胸满者，血瘀而气为之不利也；唇痿、舌青，血不荣也；口燥欲漱水者，血结则气燥也；无寒热，病不由表也；脉微大来迟，血积经隧，则脉涩不利也；腹不满，其人言我满，外无形而内实有滞，知其血积在阴，而非气壅在阳也，故曰为有瘀血。

（十一）病者如热状，烦满，口干燥而渴，其脉反无热，此为阴伏，是瘀血也，当下之。

【赵以德】血，阴也，配于阳，神得之以安，气得之以和，咽得之以润，经脉得之以行。身形之中，不须臾离也。今因血积，神无以养则烦，气无以和则满，口无以润则燥，肠胃无以泽则渴。是皆阳失所配，荣卫不行，津液不化而为是病也。非阳之自强而生热者，故曰如热状。

【徐忠可】如果里有热，则脉应数，反无热，谓不见洪数之脉也，岂非有阴物伏于内，而致阴火干于上乎？故曰：此为阴伏。阴者何？瘀血也，瘀属有形，非下之不可，故曰：当下之。此三字，似总结上二节，然上节云胸满，云不欲咽水，云脉来迟，不独瘀血，内或寒多，则寒下之药即不可用，去瘀之法，当更酌量，故不概曰可下也。论曰：仲景论妇人有瘀血，以其证唇口干燥，故知之。则此所谓唇痿口燥，即口干燥，足证瘀血无疑矣。然前一证，言漱水不欲咽，后一证，又言渴，可知瘀血症不甚，则但漱水，甚则亦有渴者，盖瘀久而热郁也。

【尤在泾】如有热状，即烦满、口干燥而渴也；脉无热，不数大也。有热证而无热脉，知为血瘀不流，不能充泽所致，故曰此为阴伏。阴伏者，阴邪结而伏于内也，故曰当下。

（十二）火邪者，桂枝去芍药加蜀漆牡蛎龙骨救逆汤主之。

［桂枝去芍药加蜀漆牡蛎龙骨救逆汤］方

桂枝去皮，三两　甘草二两，炙　生姜三两　蜀漆三两，洗去腥　龙骨四两　牡蛎五两，熬　大枣十二枚

上为末，以水一斗二升，先煮蜀漆，减二升，内诸药，煮取三升，去滓，温服一升。

【赵以德】此但言火邪，不言何证。考之，即《伤寒》证脉浮，医以火逼劫之亡阳，必惊狂起卧不安者。成无己注是方曰：汗者，心之液，亡阳则心气虚，心恶热，邪内迫则心神浮越，故惊狂，卧起不安。与桂枝汤解未尽表邪；芍药益阴，非亡阳所宜，故去之；火邪错逆，加蜀漆之辛以散之；阳气亡脱，加龙骨、牡蛎之涩以固之。

【徐忠可】此方治惊，乃治病中之惊狂不安者，非如安神丸、镇惊丸等之镇心为言也。《奔豚气篇》中，虽有惊怖等四部病，皆从惊恐得之句，然病由虚声所惊，可以镇浮而愈，若因灸焫，且热且惊，以致邪结胸中，惊狂不安，则必驱散其胸中之邪为主，故标之为火邪者。见胸中者，清阳之所居，乃火劫亡阳，致神明散乱，故以桂、甘、姜、枣宣其上焦之元阳，则郁火自熄，惊则必有瘀结，故加常山苗蜀漆破血，疗胸中结邪。而以龙骨之甘涩平，牡蛎之酸盐寒，一阳一阴，以交其心肾，而宁其散乱其神。若桂枝汤去芍，病不在肝脾，故嫌其酸收入腹也。此汤仲景《伤寒论》以治伤寒脉浮发热，火劫亡阳，惊狂，卧起不安者。论曰：惊悸似属神明之病，然仲景以此贯于吐衄下血及瘀血之上，可知此方，重在治其瘀结，以复其阳，而无取乎镇坠，故治惊，全以宣阳散结、宁心去逆为主。至于悸，则又专责之痰，而以半夏、麻黄发其阳、化其痰为主，谓结邪不去，则惊无由安，而正阳不发，则悸邪不去也。

271

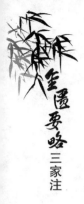

【尤在泾】此但举"火邪"二字，而不详其证。按：《伤寒论》云：伤寒脉浮，医以火迫劫之；亡阳，必惊狂，起卧不安。又曰：太阳病，以火熏之，不得汗，其人必躁；到经不解，必圊血，名为火邪。仲景此条，殆为惊悸下血备其证欤。桂枝汤去芍药之酸，加蜀漆之辛，盖欲使火气与风邪一时并散，而无少有留滞，所谓从外来者，驱而出之于外也。龙骨、牡蛎，则收敛其浮越之神与气尔。

（十三）心下悸者，半夏麻黄丸主之。

[半夏麻黄丸] 方

半夏　麻黄各等分

上二味，末之，炼蜜和丸如小豆大。饮服三丸，日三服。

【赵以德】《明理论》云①：悸者，心中惕惕然动，怔忡而不安也②。悸有三种：《伤寒》有正气虚而悸者，有水停而悸者，又有汗下后，正气内虚，邪气交击而悸者。病邪不同，治法亦异，正气虚者，小建中汤、四逆散加桂治之；饮水多而悸者，心属火而恶水，不自安而悸也；汗下后正气内虚，邪气交击而悸者，与气虚而悸又甚焉，治宜镇固，或化散之，皆须定其气浮也。《原病式》又谓：是病，皆属水衰热旺，风火燥动于胸中，故怔忡也。若惊悸，亦以火暴制金③，不能平木，风火相搏而然。欲究心悸之邪，则非一言可尽也。或因形寒饮冷得之，夫心主脉，寒伤荣则脉不利，饮冷则水停，水停则中气不宣，脉不利，由是心火郁而致动。用麻黄以散荣中寒，半夏以散心下水耳。首论以脉弱为悸，而用此汤治者，其脉必不弱，非弦即紧。岂脉弱心气不足者，犹得用此药乎？

【徐忠可】悸与惊，大不同矣，惊有结邪，神明不能堪，故脉

---

　　①《明理论》云：《二注》无此四字。

　　② 悸者，心中惕惕然动，怔忡而不安也：考《伤寒明理论》作"悸者，心忪是也。筑筑惕惕然动"。

　　③ 火暴制金：《二注》作"火药劫金"。

动。悸则为阴邪所困，而心气不足，故脉但弱。阴邪者，痰饮也，故以半夏主之，而合麻黄，老痰非麻黄不去也。每服三丸，日三服，以渐去之，静伏之痰，非可骤却耳。然悸有虚损而悸者，此无别虚证，故专责痰，此正《痰饮门》所谓微者短气，甚者则悸也。

【尤在泾】此治饮气抑其阳气者之法。半夏蠲饮气，麻黄发阳气。妙在作丸与服，缓以图之，则麻黄之辛甘，不能发越津气，而但升引阳气；即半夏之苦辛，亦不特蠲除饮气，而并和养中气。非仲景神明善变者，其孰能与于此哉。

（十四）吐血不止者，柏叶汤主之。

［柏叶汤］方

柏叶　干姜各三两　艾叶三把

上三味，以水五升，取马通汁一升，合煮，取一升，分温再服。

【赵以德】夫水者，遇寒则沉潜于下，遇风则波涛于上。人身之血，与水无异也，得寒之和，则居经脉，内养五脏，得寒之凛冽者，则凝而不流，积而不散；得热之和者，则运行经脉，外充九窍；得热之甚者，风自火狂，则波涛汹起。由是观之，吐衄者，风火也。

【徐忠可】此重"不止"二字，是诸寒凉止血药，皆不应矣。吐血本由阳虚，不能导血归经，然血亡而阴亏，故以柏叶之最养阴者为君，艾叶走经为臣，而以干姜温胃为佐，马通导火使下为使。愚意无马通，童便亦得。按：《本草》载此方，乃是柏叶一把，干姜三片，阿胶一挺，炙，合煮，入马通一升。未知孰是，候参。

【尤在泾】《仁斋直指》云：血遇热则宣行，故止血多用凉药。然亦有气虚挟寒，阴阳不相为守，荣气虚散，血亦错行者，此干姜、艾叶之所以用也。而血既上溢，其浮盛之势，又非温药所能御者，故以柏叶抑之使降，马通引之使下，则妄行之血顺而能下，下而能守矣。

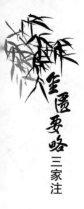

（十五）下血，先便后血，此远血也，黄土汤主之。

［黄土汤］方

干地黄　黄芩　附子炮　阿胶　白术　甘草各三两　灶下黄土半斤

上七味，以水八升，煮取三升，分温三服。

【赵以德】肠胃者，阳明二经也。阳明主合，气本收敛。血上者为逆，下者为顺。以下血者言之，胃居大肠之上，若聚于胃，必先便后血，去肛门远，故曰远血。若聚大肠，去肛门近，故曰近血。虽肠胃同为一经，然胃属土，所主受纳转输；大肠属金，所主传送；而土则喜温恶湿，金则喜寒恶热，二者非惟远近之殊，其喜恶亦异。治远血者，黄土汤主之。然则血聚于胃者，何也？盖血从中焦所化，上行于荣，以配于卫，荣卫之流连变化，实胃土所资也。胃与脾为表里，胃虚不能行气于三阳，脾虚不能行津于三阴，气日以衰，脉道不利，或痹而不通于血中，随其逆而出，或呕或吐，或衄或泄也。若欲崇土以求类，莫如黄土，黄者，土之正色也；更以火烧之，火乃土之母，其得母燥而不湿，血就温化，则所积者消，所溢者止。阿胶益血，以牛是土畜，亦是取物类；地黄补血，取其象类；甘草、白术，养血补胃，和中取其味类；甘草缓附子之热，使不僭上。是方之药，不惟治远血而已，亦可治久吐血、胃虚脉迟细者，增减用之。盖胃之阳不化者，非附子之善走不能通诸经脉，散血积也；脾之阴不理者，非黄芩之苦不能坚其阴，以固其血之走也；黄芩又制黄土、附子之热，不令其过，故以二药为使。

【徐忠可】下血较吐血，势顺而不逆，此病不在气也，当从腹中求责。故以先便后血知未便时，血分不动，直至便后努责，然后下血是内寒不能温脾，脾元不足，不能统血，脾居中土，自下焦而言之，则为远矣。故以附子温肾之阳，又恐过燥，阿胶、地黄壮阴为佐，白术健脾之气，脾又喜凉，故以黄芩、甘草清热，而以经火之黄土，与脾为类者，引之入脾，使暖气于脾中，如冬时地中之阳气，而为发生之本，真神方也。脾肾为先后天之本，调则荣卫相得，血无妄出，故又主吐衄。愚谓吐血自利者，尤宜之。

【尤在泾】下血先便后血者，由脾虚气寒，失其统御之权，而血为之不守也。脾去肛门远，故曰远血。黄土温燥入脾，合白术、附子以复健行之气，阿胶、生地黄、甘草以益脱竭之血，而又虑辛温之品，转为血病之厉，故又以黄芩之苦寒，防其太过，所谓有制之师也。

（十六）下血，先血后便，此近血也，赤小豆当归散主之。 方见狐惑。

【赵以德】此出大肠，故先血后便。以湿热之毒蕴结，其血不入于经，渗于肠中而下。赤小豆能行水湿，解热毒，《梅师方》、《必效方》皆用此一味治下血。况有当归破宿养新，以名义观之，血当有所归，则不妄行矣。

【徐忠可】先血后便，则知虽未便，而血以先聚于肛为近，故曰此近血也。然下焦，乃肾、膀胱所主，水府也，使下无留湿与血相混，则便溺如常，血自归经，何得溢出。故以赤小豆为主，去其阴分之湿，而当归导血归经，其势甚便，不若远血之伤在脾肾，温凉补泻，多其委曲也。赤小豆最通肝气，为通乳神药，故合归用之，亦取其通畅肝分之血，而和调之也。

【尤在泾】下血先血后便者，由大肠伤于湿热，而血渗于下也。大肠与肛门近，故曰近血。赤小豆能行水湿，解热毒，当归引血归经，且举血中陷下之气也。

（十七）心气不足，吐血、衄血，泻心汤主之。

[泻心汤] 方 亦治霍乱

黄连　黄芩各一两　大黄二两

上三味，以水三升，煮取一升，顿服之。

275

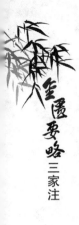

【赵以德】心者属火，主血。心气不足者，非心火之不足，乃真阴之不足也。真阴不足，则火热甚而心不能养血，血从热溢为吐衄。大黄、黄芩，《本草》治血闭吐衄者用之，而伤寒家以泻心汤之苦寒，泻心下之痞热。是知此证以血由心热而溢，泻其心之热而血自安矣。如麻黄、桂枝治衄，衄为寒邪郁其经脉，化热迫成衄也。故散寒邪，寒邪散则热解，热解则血不被迫而自安矣。此用泻心汤正其义也。若《济众方》用大黄治衄血，更有生地汁，则是治热凉血，亦泻心汤类耳。

【徐忠可】吐血有因病久上热，烦咳而致者，有因极饮过度者。若因心虚，虚则热收于内，而火盛烁阴，涌血上逆，出于清道为衄，出于浊道为吐，则主心气不足论治。谓不得同诸阴虚，及极饮者之积渐而致也。故以芩、连清其热，大黄下其瘀，而曰：泻心汤，谓病既侵心，恐因循则酿祸也。昔人尝曰：心极须大黄。

【尤在泾】心气不足者，心中之阴气不足也。阴不足则阳独盛，血为热迫，而妄行不止矣。大黄、黄连、黄芩泻其心之热而血自宁。寇氏云：若心气独不足，则当不吐衄也。此乃邪热因不足而客之，故令吐衄。以苦泄其热，以苦补其心，盖一举而两得之。此说亦通。《济众方》用大黄、生地汁治衄血，其下热凉血，亦泻心汤类耳。

呕吐哕下利病脉证治第十七

论一首　脉证二十七条　方二十三首

（一）夫呕家有痈脓，不可治呕，脓尽自愈。

【赵以德】上卷肺痈证，必先咳而久久吐脓如米粥，桔梗汤、白散皆主之。而此不言痈之所在，知其非肺痈可知。《经》曰：热聚于胃口而不行，胃脘为痈。胃脘属阳明经，阳明气逆则呕，故脓

276

不自咳出，从呕而出，脓亦不似肺痈之如米粥者也。出胃脘，从温①化而聚结成脓，当如结痰蛤肉者。谓不可治，不必治其呕，呕自脓之瘀薰蒸谷气，故呕。若脓出则呕自愈。夫痈之在胃脘上口者则然，若过乎中，在膈之下者，脓则不从呕出，而从大便出矣。

【徐忠可】呕家之因不同，客寒伤胃，或痰壅气逆，气有余即是火，故《内经》曰：诸呕吐酸，皆属于热。故行痰、降逆、清火、温中皆可。若有痈脓，则荣分热，而非气分热矣，因而亦呕，此毒盛也，以治呕法治之，行痰降逆，固为无益，而积热成毒，尚堪温热乎？故曰：不可治呕。然即不治，呕不因气，由于荣分热毒，则脓尽而邪衰，邪衰而呕止，故曰：脓尽自愈。

【尤在泾】痈脓，胃中有痈，脓从呕出也。是因痈脓而呕，脓尽痈已，则呕自愈，不可概以止吐之药治之也。

（二）先呕却渴者，此为欲解；先渴却呕者，为水停心下，此属饮家。呕家本渴，今反不渴者，以心下有支饮故也，此属支饮。

【赵以德】《伤寒》言呕，多有因：因热、因寒、因水、因饮，皆属胃家病。此独以水饮者，分三节言之。初一段先呕却渴者，为饮而呕，呕则饮去，饮去则阳气回，津液犹未布，故渴耳。虽渴，终以邪去正回而必解也。第二段先渴却呕者，即前痰饮条中小半夏茯苓汤主之。第三段本渴，今反不渴，亦痰饮条中小半夏茯苓汤主之。

【徐忠可】此二条言呕、渴必相因，故可于先后辨其水，于反不渴知其饮，示人治呕中有辨饮之法也。此以下，注疏呕因之不同，治法迥异也。谓先呕者，内有恶涎也，涎尽而渴，病气已解。若先渴则必多饮，饮多即同恶涎，因而呕，知水停心下，乃骤至之病，未必在偏僻处矣，故但曰此属饮家。然多呕则必伤津，故渴为

---

① 温：《二注》作"湿"。

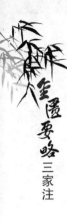

呕家必然之理。今反不渴，若非心下原有偏着之饮气润其燥火，则渴何能免，但饮果在中之孔道，岂有不与呕俱出，则知此饮不在孔道矣。故曰此为支饮，支者，偏旁而不在正中也。

【尤在泾】呕家必有停痰宿水，先呕却渴者，痰水已去，而胃阳将复也，故曰此为欲解。先渴却呕者，因热饮水过多，热虽解而饮旋积也，此呕因积饮所致，故曰此属饮家。呕家本渴，水从呕去故也。今反不渴者，以宿有支饮在心下，愈动而愈出也，故曰此属支饮。

（三）问曰：病人脉数，数为热，当消谷引食，而反吐者，何也？师曰：以发其汗，令阳微，膈气虚，脉乃数，数为客热，不能消谷，胃中虚冷故也。脉弦者，虚也，胃气无余，朝食暮吐，变为胃反。寒在于上，医反下之，令脉反弦，故名曰虚。

【赵以德】凡脉以候病，阳盛则数，阴盛则迟。今言阳微而脉数，数而复胃中冷，其理安在？盖脉病不可以概论也，此数，由药之遗热所客，胃中冷，由阳不足而致，何也？中焦者，阴阳之界，汗剂必用辛温发散，不当汗而汗，损其上脘[①]阳分，致令阳微，膈气虚，药之遗热，从阳分[②]而变，遂成数脉，故云客热非阳盛也。虽有客热，胃中之阳气不足，故曰胃中虚冷也。医反以寒剂泻之，复损阴分之阳，故脉变弦。上下之阳俱不足，虽当日暮行阴之时，阳亦不能入于下，则糟粕不能输大小肠，不能输，将亦不能安于中，必吐而复出也。故曰胃气无余，朝食而暮吐也。

【徐忠可】此论呕吐之脉，从误汗来，则初脉或见数，误下则反弦也。谓数脉不外君相二火，所以寸数，咽喉口舌生疮，或吐红咳嗽、肺痈。两关数，则胃火或肝火。尺数，则阴虚或相火。故曰数为热，当消谷引饮，而反吐为疑，以数脉必主于热也。不知虚亦

---

① 上脘：《二注》作"中脘"。
② 阳分：《二注》作"阴分"。

能使脉数，况见吐症，吐为一时膈病，而脉数则非君相二火明甚。因推其致病之由，曰以发其汗，汗则伤阳而阳气微，人身唯真阳气足，如太阳中天，令人温和调适，阳虚则燥火乘之，故曰：膈气虚，脉乃数。数既非本然之阳和，则为客热，客热则病胃，何能助胃消谷，名曰热，其实无阳不能运之使下，故曰：胃中虚冷故也。若脉更见弦，是胃中之阳气不充而结，故曰胃气无余，无余者，胃气无余力胜谷气也，因而朝食暮吐。见胃未尝不受谷，受不能消，则变为胃反，其原由寒在上焦，本当温胃助其消导，又误下之，则阳之微者反见弦状，所谓弦则卫气结，故曰虚也。

【尤在泾】脉数为热，乃不能消谷引饮而反吐者，以发汗过多，阳微膈虚所致，则其数为客热上浮之数，而非胃实气热之数矣。客热如客之寄，不久即散，故不能消谷也。脉弦为寒，乃不曰寒而曰虚者，以寒在于上，而医反下之所致，故其弦非阴寒外加之弦，而为胃虚生寒之弦矣。胃虚且寒，阳气无余，则朝食暮吐而变为胃反也。读此知数脉弦脉，均有虚候，曰热曰寒，盖浅之乎言脉者耳。

（四）寸口脉微而数，微则无气，无气则荣虚，荣虚则血不足，血不足则胸中冷。

【赵以德】此条叙脉不叙证，何也？上条以脉数为客热，此独言气血虚，又何也？亦承上条而言也。上条以汗下之过而致病脉之若是，此条以上焦荣卫之不逮，亦致反胃之证，故不复叙，惟言脉之本象。阳脉动而健，阴脉静而翕，两者和合，不刚不柔，不疾不迟。今微而数，微乃失阳之象，数乃失阴之体，奚止客热而已？胸中，荣卫之海，荣卫虚而不充于胸中，故胸中冷矣。夫荣卫之气出入脏腑，健运周身，本生于谷，复消其谷；荣卫非谷不实，谷非荣卫不化，所以胸中冷者亦必致胃不纳谷也。王冰释《内经》曰：食入反出，是无火也。虽然，谓之冷，当以正气不足论之。正气者，阴阳之精，非寒非热，卫和纯粹，不宜以之为冷，与寒邪同治。若

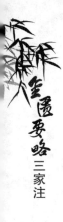

以热治寒，不惟反助客热，且复耗其阳，损其阴①矣。所谓客热者，不独以上条药之所遗，若五脏厥阳之火乘克于中土者，皆足以客之。况多得于七情郁发之所致欤？夫膏粱之变，皆足成客热，安可复投之以热乎？吁！世人治是病，非丁、附则姜、桂，孰知正气果何如则复也哉。

【徐忠可】此段推原胃中虚冷之故，故于寸口脉证之。谓寸口主上焦，微则胸中少元阳之气，荣其随卫气者也，血即荣之成流者也，无气以引满其荣气而荣虚，虚则血少，不能如平人之充盛，而不足矣。虽阴火炎而见数象，胸中之荣卫实虚，元阳大亏，焉得不冷。

【尤在泾】此因数为客热，而推言脉微而数者，为无气而非有热也。气者荣之主，故无气则荣虚。荣者血之源，故荣虚则血不足，荣卫俱虚则胸中之积而为宗气者少矣，故胸中冷。

合上二条言之，客热固非真热，不可以寒治之；胸中冷亦非真冷，不可以热治之，是皆当以温养真气为主。真气，冲和纯粹之气，此气浮则生热，沉则生冷，温之则浮焰自收，养之则虚冷自化。若热以寒治，寒以热治，则真气愈虚，寒热内贼，而其病益甚矣。

（五）趺阳脉浮而涩，浮则为虚，涩则伤脾，脾伤则不磨，朝食暮吐，暮食朝吐，宿谷不化，名曰胃反。脉紧而涩，其病难治。

【赵以德】趺阳者，胃脉之所过，故候胃脉必于是焉。脾与胃以膜相连，皆属于土；土有阴阳，胃为阳土，脾为阴土；阳主气，主动；阴主血，主静。今谓脾伤不能磨，何哉？此阴阳互为体用之义也。阴阳交则体用乃行。盖阳参于阴，则阴能动而不为凝结；阴参于阳，则阳能固而不为飞扬。斯脾动则脉不涩，胃固则脉不浮；

———————

① 耗其阳，损其阴：《二注》作"耗其气，损其阳"。

若浮则胃家虚而谷不能腐熟，涩则脾血伤而谷不得消磨。所以在朝当阳时食入者，至暮行阴时反出；在暮当阴时食入者，至阳时亦出，以其两虚，不能参合，莫得转输于大小肠也。河间云：趺阳脉紧，为难治。胃之上脘血亡，则并膈间皆涩不利，食不下入，脾脱血亡[①]，并大小肠皆枯而糟粕不下，食虽入必反出也。

【徐忠可】吐乃胃家病，脾气通于胃，趺阳者，脾胃脉也，故复以趺阳诊之。谓趺阳脉浮而且涩，土主中州，不沉不浮，今太浮则知其虚矣。盖虚则脾胃气不交，而脾阴伤，不能固结其气，故脉浮涩，正既虚则失酝酿之本，故不磨，因而朝暮之间，不能容谷，宿而不化，此胃反之由。然其脉不紧，则胃气尚能胜邪，若又加紧而涩，紧为寒邪，涩为液竭，正不胜邪，故曰难治。

【尤在泾】此因胃气无余，变为胃反，而推言其病之并在于脾也。夫胃为阳，脾为阴。浮则为虚者，胃之阳虚也；涩则伤脾者，脾之阴伤也。谷入于胃而运于脾，脾伤则不能磨，脾不磨则谷不化。而朝食者暮当下，暮食者朝当下。若谷不化，则不得下，不得下，必反而上出也。夫脾胃，土也，土德本缓，而脉反紧，则肝有余；土气本和，而脉反涩，则血不足。脏真不足，而贼邪有余，故曰难治。

（六）病人欲吐者，不可下之。

【赵以德】欲吐，以其邪在阳也。若下，不惟逆治其阳，又反伤其无过之阴，岂独反胃而已？其为害可胜言哉？

【徐忠可】此因上文论吐，故推及之。治病之法，贵因势利导，故《内经》曰：在上者越之，在下者引而竭之。言病欲上吐，不可强之使下，凡病皆然。故曰：病人欲吐者，不可下之。是概言，非止反胃，而反胃在其中。

【尤在泾】病人欲吐者，邪在上而气方逆，若遽下之，病气必

[①] 脾脱血亡：《二注》作"脾统血，血亡"五字。

281

呕吐哕下利病脉证治第十七

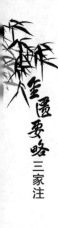

与药气相争，而正乃蒙其祸矣。否则里虚邪入，病气转深，或痞或利，未可知也。故曰不可下之。

（七）哕而腹满，视其前后，知何部不利，利之即愈。

【徐忠可】以下数条，皆论呕，此首条恐亦是论呕。谓呕乃中上焦病，不应与腹满并见，然而腹满明是积滞在腹，上蒸于胃，不安而呕，邪在腹则宜下。故曰视其前后部。前后者，大小便也。因不利而利之，则病随利减而愈。此与上条照看，吐呕本相类，吐者禁下，呕而腹满，则又宜利矣。

【尤在泾】哕而腹满者，病在下而气溢于上也，与病人欲吐者不同，故当视其前后二阴。知何部不利而利之，则病从下出，而气不上逆，腹满与哕俱去矣。

（八）呕而胸满者，茱萸汤主之。

［茱萸汤］方

吴茱萸一升　人参三两　生姜六两　大枣十二枚

上四味，以水五升，煮取三升，温服七合①，日三服。

【赵以德】《伤寒》以是方治食谷欲呕阳明证，以中焦反寒也。吴茱萸能治内寒降逆；人参补益阳气；大枣缓脾；生姜发越胃气，且散逆止呕。逆气降，胃之阳行，则腹痛消矣。此脾脏阴盛逆胃，与夫肾肝下焦之寒上逆于中焦而致者，即用是方治之。若不于中焦，其脏久寒者，则以本脏药佐之。如厥阴手足厥冷，脉细欲绝，内有久寒者，于当归四逆加吴茱萸、生姜是也。

【徐忠可】胸乃阳位，呕为阴邪，使胸之阳气足以御之，则未必呕，呕亦胸中无恙也。乃呕而胸满，是中有邪乘虚袭胸，不但胃不和矣，虚邪属阴，故以茱萸之苦温，善驱浊阴者为君，人参补虚

---

① 七合：《二注》作“一升”。

为佐，而以姜、枣宜发上焦之正气也。

【尤在泾】胸中，阳也。呕而胸满，阳不治而阴乘之也。故以吴茱萸散阴降逆，人参、姜、枣补中益阳气。

（九）干呕，吐涎沫，头痛者，茱萸汤主之。方见上。

【赵以德】此证亦出《伤寒》厥阴证中。成注：干呕，吐涎沫者，里寒是也；头痛者，寒气上攻。用是温里散寒。与上条呕而腹满者，病异药同，盖同是厥阴乘于土故也。

【徐忠可】干呕者，有声无物也，物虽无而吐涎沫，仲景曰：上焦有寒，其口多涎。上焦既有寒，寒为阴邪，格阳在上，故头痛，比胸满而呕，似有在上在下不同，然邪必乘虚，故亦用茱萸汤，兼温补以驱浊阴，谓呕有不同，寒则一也。

【尤在泾】干呕吐涎沫，上焦有寒也。头者诸阳之会，为阴寒之邪上逆而痛，故亦宜茱萸汤，以散阴气而益阳气。

（十）呕而肠鸣，心下痞者，半夏泻心汤主之。
[半夏泻心汤] 方

半夏半升，洗　黄芩　干姜　人参各三两　黄连一两　大枣十二枚
甘草三两，炙

上七味，以水一斗，煮取六升，去滓，再煮取三升，温服一升，日三服。

【赵以德】《伤寒论》呕而心下痞者，有属半表半里，亦有属里。半表半里者，泻心汤；治属里者，则以十枣汤、大柴胡汤；如心下痞，腹中鸣，有水气不利，则以生姜泻心汤治；有下利完谷不化，则以甘草泻心汤治；治痞，恶寒、汗出者，用附子；关上脉浮者，用大黄。心下痞，又不独泻心汤治，或用解表，或用和里，或吐或下，或调虚气，随所宜而施治。自今观之，是证由阴阳不分，塞而不通，留结心下为痞，于是胃中空虚，客气上逆为呕，下走则

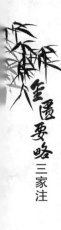

为肠鸣，故用是汤分阴阳，水升火降，而留者去，虚者实。成注是方：连、芩之苦寒入心，以降阳而升阴也；半夏、干姜之辛热，以走气而分阴行阳也；甘草、参、枣之甘温，补中而交阴阳，通上下也。

【徐忠可】呕本属热，然而肠鸣则下寒，而虚痞者，阴邪搏饮，结于心下，即《伤寒论》所谓胃中不和，腹中雷鸣也。故主半夏泻心汤，用参、甘、枣以补中，干姜以温胃泻满，半夏以开痰饮，而以芩、连清热，且苦寒亦能泻满也。亲见一乳母，吐呕五日，百药不能止，后服干姜、黄连二味立止，即此方之意也。

【尤在泾】邪气乘虚，陷入心下，中气则痞。中气既痞，升降失常，于是阳独上逆而呕，阴独下走而肠鸣。是虽三焦俱病，而中气为上下之枢，故不必治其上下，而但治其中。黄连、黄芩苦以降阳；半夏、干姜辛以升阴，阴升阳降，痞将自解；人参、甘草则补养中气。以为交阴阳通上下之用也。

（十一）干呕而利者，黄芩加半夏生姜汤主之。

[黄芩加半夏生姜汤] 方

黄芩三两　甘草二两，炙　芍药一两　半夏半升　生姜三两　大枣十二枚

上六味，以水一斗，煮取三升，去滓，温服一升，日三服。

【赵以德】《伤寒论》太阳与少阳合病，自下利；若呕，有黄芩加半夏生姜汤主之。成注：太阳阳明合病，自下利，为在表，与葛根汤发汗；阳明少阳合病，自下利，为在里，可与承气汤下之；太阳少阳合病，为半表半里，则以是汤和解之。论方药主治，则曰：黄芩之苦，芍药之酸，以敛肠胃之气；甘草、大枣之甘，以补肠胃之弱；半夏、生姜散逆也。

【徐忠可】《伤寒论》芩、甘、枣、芍四味，为黄芩汤，治太阳少阳合病。盖太少之邪，合而内入，则协热而利，故以黄芩为主也。然邪既内入，或有复搏饮者，呕多，此其明证矣，故加半夏、

生姜。

【尤在泾】此伤寒热邪入里作利，而复上行为呕者之法。而杂病肝胃之火，上冲下注者，亦复有之。半夏、生姜散逆于上；黄芩、芍药除热于里；上下俱病，中气必困，甘草、大枣合芍药、生姜以安中而正气也。

（十二）诸呕吐，谷不得下者，小半夏汤主之。方见痰饮中。

【赵以德】呕吐，谷不得下者，有寒有热，不可概论也。属热者，王冰所谓谷不得入，是有火也。此则非热非寒，由中焦停饮，气结而逆，故用小半夏汤。

【徐忠可】呕固属火，然使胃中无痰，则食可稍进，至谷不得下，非痰凝之而何，痰必由于气逆，故以半夏、生姜降逆开痰。

【尤在泾】呕吐谷不得下者，胃中有饮，随气上逆，而阻其谷入之路也。故以半夏消饮，生姜降逆，逆止饮消，谷斯下矣。

（十三）呕吐而病在膈上，后思水者，解，急与之。思水者，猪苓散主之。
［猪苓散］方
猪苓　茯苓　白术各等分
上三味，杵为散，饮服方寸匕，日三服。

【赵以德】《伤寒论》：太阳病发汗后，胃中干，欲得水者，少少与之，令胃中和则愈。若小便不利，微热消渴者，不可与。以汗多，胃中燥，猪苓汤复利其小便故也。盖呕吐犹汗之走津液，膈上犹表也，何用药不同？盖二方以邪内连下焦，故不用泽泻、滑石、阿胶、猪苓之味淡，从膈上肺部渗其积饮。又防水入停腹；白术和中益津，使水精四布，去故就新。奚必味多，但用之得其当尔。

【徐忠可】呕吐兼心腹等证，原非呕吐本证也。以常言之，其病在膈上，大约邪热搏饮，至于思水，则饮邪去，故曰解，急与

285

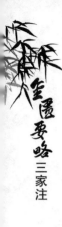

之，恐燥邪不堪也。然元阳未复，正须防停饮再发，故以猪苓去水为君，茯苓、白术以培其正气，不用姜、半，其呕已止，恐宣之反动虚气，即降逆消痰亦非急务也。

【尤在泾】病在膈上，病膈间有痰饮也。后思水者，知饮已去，故曰欲解。即先呕却渴者，此为欲解之义。夫饮邪已去，津液暴竭，而思得水。设不得，则津亡而气亦耗，故当急与。而呕吐之余，中气未复，不能胜水，设过与之，则旧饮方去，新饮复生，故宜猪苓散以崇土而逐水也。

（十四）呕而脉弱，小便复利，身有微热，见厥者，难治。四逆汤主之。

［四逆汤］方

附子一枚，生用　　干姜一两半　　甘草二两，炙

上三味，以水三升，煮取一升二合，去滓，分温再服。强人可大附子一枚，干姜三两。

【赵以德】谷入于胃，长养于阳，脉道乃行。今胃不安于谷，以致呕，故其气不充于脉，则脉弱；下焦虚，则小便自利；迫阳于表则微热；经脉虚则寒厥。夫阳者，一身之主，内外三焦虚寒如此，诚难治矣。苟有可回之意，必以四逆回阳却阴也。

【徐忠可】此舍标治本之法也。谓呕而有微热，乃表邪欲出之象，然而脉弱则内虚矣。小便利，知非下焦有热，甚且见厥，是少阴之寒邪复重矣。则前之呕与热，乃有表而甚微者，若更兼治其火与饮，则下益寒，故曰难治。而以四逆汤主之，竟从少阴病治法，铲其本寒，则真阳得助，而微表自解，故附子生用，有发散之义也。

【尤在泾】脉弱便利而厥，为内虚且寒之候。则呕非火邪，而是阴气之上逆；热非实邪，而是阳气之外越矣，故以四逆汤救阳驱阴为主。然阴方上冲，而阳且外走，其离决之势，有未可即为顺接者，故曰难治。或云：呕与身热为邪实，厥利脉弱为正虚，虚实互

286

见，故曰难治。四逆汤舍其标而治其本也，亦通。

（十五）呕而发热者，小柴胡汤主之。

［小柴胡汤］方

柴胡半斤　黄芩三两　人参三两　甘草三两　半夏半升　生姜三两
大枣十二枚

上七味，以水一斗二升，煮取六升，去滓，再煎取三升，温服一升，日三服。

【赵以德】《伤寒论》出太阳证，又出厥阴证。小柴胡汤，本少阳半表半里药也，何为太阳厥阴亦治之？盖太阳传里而未尽入，厥阴受传而未尽受，二者俱在半表半里之间，故呕而发热。病同则方亦同也。自此而言，病之半表半里，岂独伤寒有哉？故更集《要略》。

【徐忠可】前章热微见厥，是寒重，故责少阴。若不见厥，而发热不微，则少阳证，原有呕，竟从少阳治矣。故主小柴胡以和解之，内有半夏、生姜，亦治呕也。

【尤在泾】呕而发热，邪在少阳之经。欲止其呕，必解其邪，小柴胡则和解少阳之正法也。

（十六）胃反呕吐者，大半夏汤主之。《千金》云：治胃反，不受食，食入即吐。《外台》云：治呕，心下痞硬者。

［大半夏汤］方

半夏二升，洗完用　人参三两　白蜜一升

上三味，以水一斗二升，和蜜扬之二百四十遍，煮药取二升半，温服一升，余分再服。

【赵以德】阳明，燥金也，与太阴湿土为合，腑脏不和，则湿自内聚，为痰为饮；燥自外凝，为胃脘痛；玄府干涸，而胃之上脘尤燥，故食难入，虽食亦反出也。半夏解湿饮之结聚，分阴阳，散

287

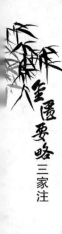

气逆；人参补正；蜜润燥，以水扬之者，《内经》曰：清上补下，治之以缓。水性走下，故扬之以缓之，佐蜜以润上脘之燥也。

【徐忠可】以前皆论呕，即或兼言吐，不过饮食之后，或吐些少出来耳。若食久即尽出，此乃胃虚不能消谷，因而上逆，故使胃反，反后火逆，呕吐兼挟燥矣。故以半夏降逆、下痰涎为主，加人参以养其正，白蜜以润其燥，而且扬水二百四十遍，以使速下。《千金》治不受食，《外台》治呕而心下痞硬。要知不受食，虚也，痞硬，亦虚也。

【尤在泾】胃反呕吐者，胃虚不能消谷，朝食而暮吐也。又胃脉本下行，虚则反逆也。故以半夏降逆，人参、白蜜益虚安中。东垣云：辛药生姜之类治呕吐。但治上焦气壅表实之病，若胃虚谷气不行，胸中闭塞而呕者，惟宜益胃推扬谷气而已。此大半夏汤之旨也。

（十七）食已即吐者，大黄甘草汤主之。《外台》方又治吐水。

［大黄甘草汤］方

大黄四两　甘草一两

上二味，以水三升，煮取一升，分温再服。

【赵以德】胃气生热，其阳则绝，盖胃强则与脾阴相绝，绝则无转运之机，故食入即吐也。用大黄泻大热，甘草和中耳。

【徐忠可】食已即吐，非复呕病矣，亦非胃弱不能消，乃胃不容谷，食已即出者也。明是有物伤胃，荣气闭而不纳，故以大黄通荣分已闭之谷气，而兼以甘草调其胃耳。《外台》治吐水，大黄亦能开脾气之闭，而使散精于肺，通调水道，下输膀胱也。

【尤在泾】《经》云：清阳出上窍，浊阴出下窍。本乎天者亲上，本乎地者亲下也。若下既不通，必反上逆，所谓阴阳反作。气逆不从，食虽入胃，而气反出之矣。故以大黄通其大便，使浊气下行浊道，而呕吐自止。不然，止之降之无益也。东垣通幽汤治幽门不通，上冲吸门者，亦是此意。但有缓急之分耳。再按：《经》云：

阳气者闭塞，地气者冒明，云雾不精，则上应白露不下。夫阳气，天气也，天气闭，则地气干矣。云雾出于地，而雨露降于天，地不承，则天不降矣。可见天地阴阳，同此气机，和则俱和，乖则并乖。人与天地相参，故肺气象天，病则多及二阴脾胃。大小肠象地，病则多及上窍，丹溪治小便不通，用吐法以开提肺气，使上窍通而下窍亦通，与大黄甘草汤之治呕吐，法虽异而理可通也。

（十八）胃反，吐而渴，欲饮水者，茯苓泽泻汤主之。

［茯苓泽泻汤］方　《外台》治消渴脉绝，胃反吐食之者，有小麦一升。

茯苓半斤　泽泻四两　甘草二两　桂枝二两　白术三两　生姜四两

上六味，以水一斗，煮取三升，内泽泻，再煮，取二升半，温服八合，日三服。

【赵以德】胃反，吐，津液竭而渴矣。斯欲饮水以润之，更无小便不利，而用此汤何哉？盖阳绝者，水虽入而不散于脉，何以滋润表里，解其燥郁乎？惟茯苓之淡，行其上；泽泻之咸，行其下；白术、甘草之甘，和其中；桂枝、生姜之辛，通其气，用布水精于诸经，开阳存阴而治荣卫也。

【徐忠可】此即五苓散去猪苓，加甘草、生姜也。五苓散原为太阳表邪袭入膀胱之腑，致燥渴引饮，中宫留湿，设此为两解表里之方。此以胃反，吐则水从吐出，中无水气而渴，故去猪苓，但以苓、泽、桂、术，双解表里虚邪，加生姜、甘草和中以止吐也。

【尤在泾】猪苓散治吐后饮水者，所以崇土气、胜水气也。茯苓泽泻汤治吐未已，而渴欲饮水者，以吐未已，知邪未去，则宜桂枝、甘、姜散邪气，苓、术、泽泻消水气也。

（十九）吐后，渴欲得水而贪饮者，文蛤汤主之。兼主微风、脉紧、头痛。

［文蛤汤］方

文蛤五两　麻黄　甘草　生姜各三两　石膏五两　杏仁五十个

289

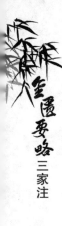

大枣十二枚

上七味，以水六升，煮取二升，温服一升，汗出即愈。

【赵以德】是汤即大青龙去桂枝加文蛤也。大青龙主发散风寒两感，此证初无外邪，而用之何哉？夫天地之气、人之饮食之气，分之虽殊，合之总属风寒湿热之气化耳。足太阳膀胱，本寒水之经也，先因胃热而吐，吐竭其津，遂渴欲饮水。饮多则水气内凝，其寒外感，而腠理闭矣。故将文蛤散水寒，麻黄、杏仁开腠理、利肺气，甘草、姜、枣发荣卫，石膏解肌表内外之郁热也。而又谓主微风、脉紧、头痛者何？盖风热循膀胱上入巅，覆其清阳，则为头痛，而肾邪亦从而泛溢，故同一主治也。

【徐忠可】此即前之渴欲饮水也。贪饮是水不足以止其燥，况在吐后，而非必胃反者，则虚少热多。故以文蛤之盐寒，清热散结为主，而以麻、杏、甘、石，疏其气分之热，姜、枣以宣其上焦之郁，然麻黄发其阳，故亦主微风，但方似以清热为主。设脉紧，紧为寒，格火在上，故头痛。赘此一句，以示壅热贪饮之人，脉紧头痛在所或有，正与前干呕吐涎沫条中主头痛相等也。然不吐涎沫，胸寒少，故麻、杏可愈。

【尤在泾】吐后水去热存，渴欲得水，与前猪苓散证同，虽复贪饮，亦止热甚而然耳，但与除热导水之剂足矣。乃复用麻黄、杏仁等发表之药者，必兼有客邪郁热于肺，不解故也。观方下云：汗出即愈，可以知矣。曰兼主微风、脉紧、头痛者，以麻、杏、甘、石，本擅驱风发表之长耳。

（二十）干呕吐逆，吐涎沫，半夏干姜散主之。

［半夏干姜散］方

半夏　干姜各等分

上二味，杵为散，取方寸匕，浆水一升半，煮取七合，顿服之。

290

【赵以德】干呕、吐涎沫者，由客邪逆于肺，寒主收引，津液不布，遂聚为涎沫也。用半夏、干姜之辛热，温中燥湿；浆水之酸，收而行之，以下其逆，则其病自愈矣。

【徐忠可】此比前干呕吐涎沫头痛条，但少头痛而增"吐逆"二字，彼用茱萸汤，此用半夏干姜散，何也？盖上焦有寒，其口多涎，一也；然前有头痛，是浊阴上逆，格邪在头，故疼，与浊阴上逆，格邪在胸故满相同，故俱用人参、姜、枣助阳，而以茱萸之苦温，下其浊阴；此则吐逆，明是胃家寒重，以致吐逆不已，故不用参，专以干姜理中，半夏降逆。谓与前浊阴上逆者，寒邪虽同，有高下之殊，而未至格邪在头，在胸则虚亦未甚也。

【尤在泾】干呕吐逆，胃中气逆也；吐涎沫者，上焦有寒，其口多涎也。与前干呕吐涎沫头痛不同，彼为厥阴阴气上逆，此是阳明寒涎逆气不下而已。故以半夏止逆消涎，干姜温中和胃，浆水甘酸，调中引气止呕哕也。

（二十一）病人胸中似喘不喘，似呕不呕，似哕不哕，彻心中愦愦然无奈者，生姜半夏汤主之。

［生姜半夏汤］方

半夏半升　生姜汁一升

上二味，以水三升，煮半夏取二升，内生姜汁，煮取一升半。小冷，分四服，日三夜一服，呕止，停后服。

【赵以德】夫阳气受于胸中，布气息为呼吸；胸中，心肺之分，清气之道也，阴邪闭之，则阻其呼吸往来，令气或促、或搏、或逆，有似乎喘呕与哕也；且心舍神者也，聚饮停痰，则神不宁，故彻心愦愦然无奈。用半夏之辛温，燥其湿饮；生姜之辛热，散寒折逆，则阳得以布，气得以调，斯病可愈耳。

【徐忠可】喘、呕、哕，俱上出之象，今有其象，而非其实，是膈上受邪，未攻肺，亦不由胃，故曰胸中。又曰彻心中愦愦无奈，彻者通也，谓胸中之邪既重，因而下及于心，使其不安，而愦

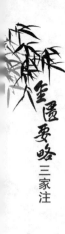

愤无可奈何也。生姜宣散之力，入口即行，故其治最高，而能清膈上之邪，合半夏，并能降其浊涎，故主之。与茱萸之降浊阴，干姜之理中寒不同。盖彼乃虚寒上逆，此唯客邪搏饮于至高之分耳。然此即小半夏汤，彼加生姜煎，此用汁而多，药性生用则上行，唯其邪高，故用汁而略煎，因即变其汤名，示以生姜为君也。

【尤在泾】寒邪搏饮，结于胸中而不得出，则气之呼吸往来，出入升降者阻矣。似喘不喘，似呕不呕，似哕不哕，皆寒饮与气，相搏互击之证也。且饮，水邪也；心，阳脏也，以水邪而逼处心脏，欲却不能，欲受不可，则彻心中愤愤然无奈也。生姜半夏汤，即小半夏汤，而生姜用汁，则降逆之力少，而散结之力多，乃正治饮气相搏，欲出不出者之良法也。

（二十二）干呕，哕，若手足厥者，橘皮汤主之。

［橘皮汤］方

橘皮四两　生姜半斤

上二味，以水七升，煮取三升，温服一升，下咽即愈。

【徐忠可】呕兼哕言，则以哕为重矣。彼有因元气败而哕者，此肾虚欲绝也。若从干呕来，虽手足厥，明是胃家寒气结，不行于四肢，故以橘皮温胃为主，而合生姜以宣散其逆气也。

【尤在泾】干呕哕非反胃，手足厥非无阳，胃不和则气不至于四肢也。橘皮和胃气，生姜散逆气，气行胃和，呕哕与厥自已，未可便认阳虚而遽投温补也。

（二十三）哕逆者，橘皮竹茹汤主之。

［橘皮竹茹汤］方

橘皮二斤　竹茹二斤　大枣三十枚　生姜半斤　甘草五两　人参一两

上六味，以水一斗，煮取三升，温服一升，日三服。

【赵以德】中焦者，脾胃也，土虚则在下之木得以乘之，而谷气因之不宜，变为哕逆。用橘皮理中气而升降之；人参、甘草补土之不足；生姜、大枣宣发谷气，更散其逆；竹茹性凉，得金之正，用之以降胆木之风热耳。

【徐忠可】此不兼呕言，是专胃虚而冲逆为哕矣。然非真元衰败之比，故以参、甘培胃中元气，而以橘皮、竹茹，一寒一温，下其上逆之气，逆由胆火，故用竹茹。"呃"字即古"哕"字。亦由上焦阳气，不足以御之，乃呃逆不止，故以枣、姜宣其上焦，使胸中之阳渐畅而下达，谓上焦固受气于中焦，而中焦亦禀承于上焦，上焦既宣，则中气自调也。姜、枣能和营卫而宣发阳气也。

【尤在泾】胃虚而热乘之，则作哕逆，橘皮、生姜，和胃散逆，竹茹除热止呕哕，人参、甘草、大枣益虚安中也。

（二十四）夫六腑气绝于外者，手足寒，上气，脚缩；五脏气绝于内者，利不禁，下甚者，手足不仁。

【赵以德】六腑主表，为阳；五脏主里，为阴。阳为卫，阴为荣。六腑绝，卫先不行于外，故手足寒；阳主升，在息为呼，外绝则气上出，出而不返则下绝，下绝则筋急，故脚蜷缩也。五脏绝，荣先不行于内，则阴气去，大便属阴，故下利不禁，甚则血离于外，故手足不仁。

【徐忠可】此言凡病危笃，必脏腑之气先绝，而脏尤主利也。谓人有利虽久，而起居如平人，脏腑之气未绝故也。知六腑气先绝于外，则六腑为阳，阳所以温手足，御三焦。气既绝于外，则手足无阳以运而寒，胸中无阳以御下焦之阴而上气，脚下之阳道不行，则有阴无阳，而脚缩不能伸。五脏气先绝于内，则肾不能为胃关，而利不禁，不禁之极，为下甚，手足因无阴以维阳，而脏气不相统摄，则为不仁。不仁者，伸缩皆不能也。

【尤在泾】六腑为阳，阳者主外，阳绝不通于外，为手足寒，阳不外通，则并而上行，为上气脚缩也。五脏为阴，阴者主内，阴

呕吐哕下利病脉证治第十七

293

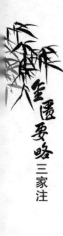

绝不守于内，则下利不禁，甚者不交于阳，而隧道痹闭，为手足不仁也。

（二十五）下利脉沉弦者，下重；脉大者，为未止；脉微弱数者，为欲自止，虽发热不死。

【赵以德】仲景《伤寒论》厥阴证中注云：沉为在里，弦为拘急，里气不足主下重，脉大则病进，为利未止；脉弱数者，邪气微而阳气复，为欲自止。虽发热，正由阳胜，非邪逆也。成注如此。然弱阴不敌所回之阳，发热甚者，亦必治之，但不死而已，恐亦不宜大热。《内经》曰：下利发热者死。虽然，不惟厥阴，少阴下利亦然。《伤寒论》谓：脉紧，下利；脉暴微，手足温，利自愈。又谓：下利手足不逆冷，反发热者不死。是皆少阴下利者说也，非滞下之利，滞下则多热，若更发热，必难治。

【徐忠可】下利者，里有邪也，而上下轻重不同，皆于脉别之。假令脉沉则为寒，弦为气结，沉而弦，则为病邪结于下焦，故下体之阳道不行而重。脉大主虚，主邪盛，故大则为未止。微弱者邪衰，正亦衰也，数为阳脉，于微弱中见之，则为阳气将复，故知欲自止。下利热不止者，死，谓阳亡于外，阴亡于内也。脉既微弱数，则邪去，邪去而发热，则虽有余邪，正将胜之，故曰不死。

【尤在泾】沉为里为下，沉中见弦，为少阳之气滞于下而不得越，故下重。大为邪盛，又大则病进，故为未止。徐氏曰：微弱者，正衰邪亦衰也。数为阳脉，于微弱中见之，则为阳气将复，故知利欲自止，虽有身热，必自已，不得比于下利热不止者死之例也。

（二十六）下利，手足厥冷，无脉者，灸之不温；若脉不还，反微喘者，死。少阴负趺阳者，为顺也。

【赵以德】手足，诸阳之本，十二经脉之所由起也。论曰：脉者血之府；气主煦之，血主濡之。是气司脉之动息，血充脉之形体也。血不自至，必气以运之，气即阳也、火也，若阴寒之气盛，则阳火之气衰，不能布散通于经脉，津液亦不行，聚而下利，所以脉无而手足冷矣。若残阳尚根于中，未竭于脏者，则以艾灸接引孤宿之火，布散经脉，手足温则生；其阳已绝于脏，止息呼吸之息，用艾灸之，无根之阳反从艾火上炎，奔迫为喘而脱矣，故死。夫趺阳胃脉，土也；少阴肾脉，水也；负者，克也。若少阴受负于趺阳，是后天之阳尚存，阴寒犹可回也。仲景谓下利脉不出者，属少阴，灸少阴穴。此虽不言所灸之处，系厥阴证中，则必当灸厥阴之穴也。

【徐忠可】此言下利之死，必先肾绝，未绝而弱，则又常理也。谓下利至手足厥冷，是脾中阳气久亏，而肾中真阳下脱，故如中寒者，手足厥冷而无脉，则生生之气，几乎熄矣。然此时正气欲绝，而邪气亦绝。故灸之以接其肾中之阳。若手足仍不温，脉不还，是正脱已尽，且微喘，是既亡之真阳上出，少阴已绝，而反露有余之象，明是灯欲灭而复明，故死。然下利证，乃是土邪乘水，少阴脉主水，趺阳脉主土，故少阴负趺阳，以脉证相对，而反为顺，负者失也，互相克贼，名曰负也。

【尤在泾】下利厥冷无脉，阴亡而阳亦绝矣。灸之所以引既绝之阳，乃厥不回，脉不还，而反微喘，残阳上奔，大气下脱，故死。下利为土负水胜之病，少阴负趺阳者，水负而土胜也，故曰顺。

（二十七）下利，有微热而渴，脉弱者，今自愈。

【赵以德】此条亦在厥阴证中。以上条发热、下利观之，若同而异。彼以脉弱数为阳复而阳胜，惟言不死耳；此脉独弱，乃阴退阳复，在表作微热，在里作渴，终不与热甚更胜者同，故曰自愈。虽然，病在乎审察毫厘，不惟热有微甚，渴亦不可一途论也，如少阴伤寒五六日，自利而渴，小便白者，则为肾虚引水自救。病之变

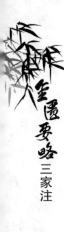

端，岂一言可尽乎？

【徐忠可】前章既言下利脉微弱数，为欲自止，虽发热不死，此六条，即前意。而言脉证或有参差，其内邪喜于外出则一理也。但变热者，必见血耳。故谓下利本客寒伤里，苟非直中阴证，必阴阳互胜，阴胜难愈，阳胜易愈，假令微热，是邪出表也。而渴是胸中阳胜也，且脉弱则在内之邪气少矣。虽不治之，邪去正自复，故令自愈，不必喜功生事也。

【尤在泾】微热而渴者，胃阳复也；脉弱者，邪气衰也。正复邪衰，故令自愈。

（二十八）下利脉数，有微热，汗出，今自愈；设脉紧，为未解。

【赵以德】厥阴证中注谓：下利，阴证也；脉数，阳病也，阴病见阳脉者生。微热汗出，阳气得通也。虽然，本经亦自有阴阳退复之义，何也？《内经》曰：厥阴之上，中见少阳。厥阴者，两阴交尽而阳乃复，阴是其本，阳是其标，从本则寒，从标则热，所以厥阴不治标本，从乎中治。此下利者，是其本之阴寒过也；其脉数、微热、汗出，是其标之阳火复也，复则内之阴邪从而之表，发热汗出而散，散则标本和，不治自愈。设脉紧，为寒胜，故未解。

【徐忠可】若既有微热，脉不弱而数，数亦阳胜也，更汗出，则热从外泻矣，故亦令自愈。设脉数中兼紧，则寒邪尚坚，为未解矣。

【尤在泾】脉数，亦阳复也；微热汗出者，气方振而势外达，亦为欲愈之候。设脉紧则邪尚盛，必能与正相争，故为未解。

（二十九）下利，脉数而渴者，今自愈；设不差，必圊脓血，以有热故也。

【赵以德】仲景少阴证中下利、便脓血者，悉属虚寒，以桃花汤主治；留聚者刺之。此厥阴圊脓血者为热何？盖为脉数而有热也。少阴桃花主者，脉必不数也。此数非先有热，初因阴盛而后阳复胜之，故数。脉数而渴，今自愈，以阳复可退其阴寒也。更不差，则是复之过，更胜其阴，遂阳热而圊脓血也。非若上条微热而渴、脉弱者，脉弱则热不甚，不甚则不能更胜，惟与阴和而已。脉数下利又不止，故成协热也。

【徐忠可】若数脉与渴并见，亦是阳胜，故令自愈。设不瘥，则寒既退而病不退，不宜责寒矣。乃热多，必反动其血，故曰必圊脓血，以有热故也。

【尤在泾】脉数而渴，阳气已复，亦下利有微热而渴之意。然脉不弱而数，则阳之复者已过，阴寒虽解，而热气转增，将更伤阴而圊脓血也。

（三十）下利，脉反弦，发汗身汗者，自愈。

【赵以德】此脉初不弦，后乃弦，故曰脉反弦。弦者，必轻虚，春脉也，见少阳之气升发矣。阳气久为阴寒所覆，下陷聚液成利，一旦得升发之，攻其阴邪，从而之表，发汗而散，故利自愈。与上条脉数微热汗出不同，其自表而解之义则同也。

【徐忠可】若发热而汗，与上同，更脉弦，则里症见弦为阳脉，是阳胜也，阳胜则愈。

【尤在泾】弦脉阴阳两属，若与发热身汗并见，则弦亦阳也，与脉数有微热汗出正同，故愈。按：上数条，皆是伤寒邪气入里之候，故或热或渴，或汗出，或脉数，阳气既复，邪气得达则愈。若杂病湿热下利之证，则发热口渴脉数，均非美证。《内经》云：下利身热者死。仲景云：下利手足不逆冷，反发热者不死。盖《内经》所言者，杂病湿热下利之证，仲景所言者，伤寒阴邪内入之证，二者不可不分也。

（三十一）下利气者，当利其小便。

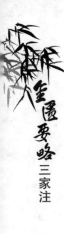

【赵以德】下利气者，气与利俱下也。由气不化，以致水谷不分，并于下焦而成利。然阴前通则阳气行，气行则水谷分而利止矣。

【徐忠可】乃有下利而失气不已，此气滞而乱，又在寒热之外，故但利其小便，小便利则气化，气化则不乱也。

【尤在泾】下利气者，气随利失，即所谓气利是也。小便得利，则气行于阳，不行于阴而愈，故曰当利其小便，喻氏所谓急开支河者是也。

（三十二）下利，寸脉反浮数，尺中自涩者，必圊脓血。

【赵以德】此证亦出《伤寒·厥阴篇》中。寸以候阳，尺以候阴，阳为气，阴为血。下利本属阴寒之病，当脉沉；今反寸脉浮数，则是阳盛于上，而下不与阴和。阴，血也；血不得与气和，则不荣经，不藏于肝，则散入肠胃，故尺脉涩。血积为脓也，须用利而出之。

【徐忠可】若下利果属寒，脉应沉迟，反浮数，其阳胜可知，而尺中自涩，涩为阳邪入阴，此亦热多，故曰必圊脓血。论曰：下利之因多端，不可不详。有热伤而便肠垢者，臭秽之甚，且色黄也；若黄非焦黄，只淡黄色者，立斋云：黄为脾家正色，不能结而散，乃脾虚之甚也。有误下而协热利者，必脐下热，或大孔热也；有燥粪结而利者，必谵语也；有直下水者，此伤食而滞肠中之气，使泌别失职也；有利清水，色纯青，心下必痛，口干燥者，此少阴病，又兼客热内攻肝肾，至急宜下之证也；有少阴病，欲吐不吐，心烦但欲寐，五六日自利而渴者，属少阴，更小便色白益确，以下焦有寒，不能制水，故令色白也；有惯晨泻者，此肾泻也；有泄泻数年者，此谓之水土同化，乃脾泄也；有或泻或不泻者，此湿泻，必兼微胀也；有间泻，泻反快者，此饮泻也；有痰壅肺气，使大肠虚而下利者，必两寸滑也；有完谷不化者，此伤风餐泻也；有溏粪者，此湿胜也；有鸭溏者，此清水中有屑细如鸭之屎，乃肺虚，或

298

大肠有寒也；有非水、非完谷、非肠垢，但色不黄，而臭不甚，泻而不实者，此下利清谷也。若本文数段，正所谓下利清谷耳。清谷谓食已化而不实，比欲愈之溏，则有水杂之也。

【尤在泾】寸浮数者，阳邪强也；尺中涩者，阴气弱也。以强阳而加弱阴，必圊脓血。

（三十三）下利清谷，不可攻其表，汗出必胀满。

【赵以德】成注：下利者，属胃虚也；胃为津液之腑，发汗亡液，故胃愈虚，必胀满。固然[1]也，何仲景不叙于阳明太阴病中，而叙于厥阴证？盖有说焉。清谷非飧泄欤？《内经》曰：清气在下，则生飧泄。清阳之气，既苍天之气，自肝木而生，少阳主生气者也。其气当升发于上，若反入于下，则谷气升转不得举矣。故食入则完出。清阳下陷，即少阳伏于厥阴之中。今不从厥阴起其少阳，乃反攻无辜之表，强发胃中谷气之津液，故虚其胃而作胀满也。

【徐忠可】此不因误下而自利者。乃既有表，内寒复甚，故兼见此，当以攻表为戒。若攻其表，则阳虚而阴愈盛，盛则胀满，故曰汗出必胀满。

【尤在泾】清与圊同，即完谷也，是为里虚气寒，乃不温养中土，而反攻令汗出，则阳气重虚。阳虚者，气不化，故胀满。

（三十四）下利，脉沉而迟，其人面少赤，身有微热，下利清谷者，必郁冒汗出而解，病人必微厥。所以然者，其面戴阳，下虚故也。

【赵以德】成注：下利清谷，脉沉而迟，里有寒也；面少赤，身有微热，表未解也。病人以下虚渐厥，表邪欲解，临汗之时，以里气先虚，必郁冒，然后汗出而解。以余观之，仲景叙六经形证，

① 然：《二注》无此字。

呕吐哕下利病脉证治第十七

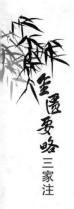

未尝不由表而入里，岂可便以身微热为表邪未解乎？宁知不因邪入厥阴也。厥阴气化为里寒，格阳于外而然也。里寒则下利清谷，必微厥；阳格于外则身微热；格于上则面赤，故曰面戴阳而下虚。下虚者，为下无阳也。然阳欲复，必深入与阴争，阴虽不得拒格，然犹散走发其阳，而阳不得宣通，怫然神昏，故为郁冒，郁冒然后阳胜，而阴出为汗矣。

【徐忠可】此言下利中，有里多而表少者。然邪终不能胜正，故虽变证多端，而病可解，总由于虚，而非不可治之证也。谓下利脉沉迟，沉则为寒，迟则为虚，不待言矣。然其面稍赤，微阳也；身有微热，邪走于表也。但表少而下利清谷后，必郁冒汗解，而且微厥，何也？盖郁冒属虚寒，微厥亦虚寒，因身有微热，则正稍胜，故可必其汗解，而不能保其不郁冒，并保其不厥。因复推原，其先时见面少赤之证，所谓戴阳，由于下虚故耳。

【尤在泾】喻氏曰：下利脉沉迟，而面少赤，身微热者，阴盛而格阳在上在外也。若其人阳尚有根，其格出者，终必复返，阳返而阴未肯降，必郁冒少顷，然后阳胜而阴出为汗。阴出为汗，阴邪乃解，自不下利矣。阳入阴出，俨有"龙战于野，其血玄黄"之象，病人能无微厥乎？

（三十五）下利后脉绝，手足厥冷，晬时脉还，手足温者生，脉不还者死。

【赵以德】亦在厥阴证中。脉者气血之候，下利脉绝，不惟无阳，亦且无阴。气血，养神者也；气血亡，其脉亦绝。晬时复还，手足温，此可见气血未之暂息耳，故生；脉不还，则亡矣，故死。所谓生者，非不治自生；救其气血，止其利也。如前条无脉而厥，灸之者，亦是一治法也。又少阴下利清谷，手足厥逆，脉微欲绝者，以通脉四逆治；利止脉不出，加人参补正，以救其亡血。病有二经之异，然厥而无脉则一。此证利止，手足温，脉虽不还，亦可治也①。

【徐忠可】此言下利至脉绝，手足厥冷，乃至危证，然脉还手足温，是正渐复，故生。假令手足温，而脉不还，仍死，见当以脉为主也。

【尤在泾】下利后脉绝，手足厥冷者，阴先竭而阳后脱也。是必俟其晬时经气一周，其脉当还，其手足当温。设脉不还，其手足亦必不温，则死之事也。

（三十六）下利，腹胀满，身体疼痛者，先温其里，乃攻其表。温里宜四逆汤；攻表宜桂枝汤。

［四逆汤］方　方见上。

［桂枝汤］方

桂枝三两,去皮　芍药三两　甘草二两,炙　生姜三两,切　大枣十二枚,擘

上五味，哎咀，以水七升，微火煮取三升，去滓；适寒温服一升。服已，须臾啜稀粥一升余，以助药力。温覆令一时许，遍身漐漐微似有汗者益佳，不可令如水淋漓，若一服汗出病差，停后服。

【赵以德】出厥阴证中。盖内有虚寒，故下利腹胀满；表邪未解，故身体疼痛。以下利为重，先治其里，后治其表者，若《伤寒论》太阳证：以医下之，续得下利清谷，身疼痛者，当先以四逆治其里；清便自调，然后以桂枝救其表，即此意。

【徐忠可】《内经》云：胃寒生满病。况下利，则寒尤确，但身体疼痛，犹之身热，有表无疑。奈一时并发，是当以内为急，故曰：先温其里，乃攻其表。欲人知先后之序耳。若方主四逆、桂枝，四逆乃干姜、甘、附，必用生附，温里中有发散之义焉。桂枝内有甘、芍，亦兼有固里之意也。

---

① 脉虽不还，亦可治也：《二注》作"脉还，始可治"。

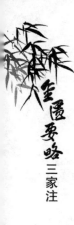

【尤在泾】下利腹胀满，里有寒也；身体疼痛，表有邪也。然必先温其里，而后攻其表，所以然者，里气不充，则外攻无力，阳气外泄，则里寒转增，自然之势也。而四逆用生附，则寓发散于温补之中，桂枝有甘、芍，则兼固里于散邪之内，仲景用法之精如此。

（三十七）下利三部脉皆平，按之心下坚者，急下之，宜大承气汤。

【赵以德】《伤寒论》"坚"作"硬"。注曰：下利，脉当微厥，今反和者，此为内实也。下利三部脉平，此非和平之平，气下泄矣。或有宿食寒热结于中焦，故硬则邪甚也。宜大承气下之。

【徐忠可】此言下利有实邪者，不问虚实久暂，皆当去之，不得迁延养患也。但实邪何以别之？如下利三部脉皆平，不应胸中有病，然按之心下坚，此有形之物，横于其中，未动气血，不形于脉，而病气所侵，渐将及脉，故急下之以杜渐。

【尤在泾】下利有里虚脏脱者，亦有里实腑闭者，昔人所谓利者不利是也。按之心下坚，其证的矣。脉虽不实大，而亦未见微弱，自宜急下，使实去则利止，通因通用之法也。

（三十八）下利脉迟而滑者，实也，利未欲止，急下之，宜大承气汤。

【赵以德】成注：脉迟者，食干物得之；滑者，谷气实。脾胃不消水谷，以致下利者，与大承气去宿食，利自止矣。

【徐忠可】若下利脉迟，似乎真气亏，而脉之循行不能如期，然又见滑，滑乃有形之脉，明是有邪，而见迟滞之象，故曰实也。实者邪实，利何肯止，故宜急下以逐贼。

【尤在泾】脉迟为寒，然与滑俱见，则不为寒而反为实。以中实有物，能阻其脉行之机也。夫利因实而致者，实不去则利不已，故宜急下。

（三十九）下利，脉反滑者，当有所去，下乃愈，宜大承气汤。

【赵以德】下利，虚证也；脉滑，实证也。以下利而反见滑脉者，当有所去也。上章以内实而阻经气，故兼迟。此乃滑动而欲去，故惟见滑，然皆有形之实证，故并用大承气。

【徐忠可】若下利脉更不迟，而单见滑，便知有形相阻，故曰当有所去，乃愈。

（四十）下利已差，至其年月日时复发者，以病不尽故也，当下之，宜大承气汤。

［大承气汤］方　　见痉病中。

【赵以德】因四时之气所感而为积者，必有所合之脏蓄之。病下利已，去不尽，非其时，则所感之脏气不王，故积伏而不动；再遇其时，则乘王而动，动则下利复作。肠胃病积聚不尽，故当下之。

【徐忠可】若下利已愈，至年月日时复发，岂有应时感邪之理，明是病根不拔，先时脏气于此日受伤，则脏气至此日亦怯，怯则邪复自动相乘，故曰：以病不尽故也，当下之以绝根。以上俱用大承气者，枳、朴、硝、黄，走而不守，去病即止，不若消积等药，脏腑反有损削之忧耳。

【尤在泾】病已瘥而至其时复发者，陈积在脾也。脾主信，故按期复发，是当下之，令陈积去，则病本拔而愈。

（四十一）下利谵语者，有燥屎也，小承气汤主之。

［小承气汤］方
大黄四两　　厚朴三两，炙，去皮　　枳实大者三枚，炙

303

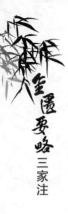

上三味，以水四升，煮取一升二合，去滓，分温二服。得利则止。

【赵以德】《伤寒论》凡谵语、燥屎，悉在阳明。此独出厥阴病。成注：谵语、燥屎为胃实，下利为肠虚。不言厥阴之由。何也？尝考阳明证无下利论，惟与少阳合病者有之，少阳木克土而下利也；若自利，则为阳陷下，必死。然则《伤寒》以阳明无下利者，阳明乃两阳合明，属热，其手经更属之燥金。经主合，于是燥热易于闭结，津液易于耗竭，更遇邪热入腑，热甚为谵语，燥甚为屎结，故阳明无下利病也。今下利多出厥阴者，乃两阴交尽之极而复升，如邪热传入于阴，屈而未得伸者，遂从其阴降而为下利矣。故下利证多少阴厥阴也。盖阳明燥金屈其木，不得升，遂为厥阴下利之证，厥阴尽而变升者，又是苍天之气清净，清气贵乎发越，《内经》清气在下，则飧泄也。在《伤寒》邪热所传言之，阳明无下利证。若经气所属者言之，则阳明病下利亦多矣；阳明与太阴为表里，尽属于湿。《经》曰：湿胜则濡泄；阳明又属燥金，一脏一腑，亦常更胜，太阴胜则内外俱湿，故身重而泻；阳明胜则燥热郁甚，亦宜有燥屎焉，不必外之传热而后有也，故宜下岂独伤寒已哉。

【徐忠可】此条与前心下坚，同是胃中有物也。然此独谵语，则其屎已燥，燥热气蒸，脏真受伤，则芒硝之急暴，反不能涤其邪，故只用枳、朴、大黄，意谓胃既燥热，当攻之以渐也。比结胸谵语，加下利，则热少燥多耳。

【尤在泾】谵语者，胃实之征，为有燥屎也，与心下坚脉滑者大同。然前用大承气者，以因实而致利，去之惟恐不速也。此用小承气者，以病成而适实，攻之恐伤及其正也。

（四十二）下利便脓血者，桃花汤主之。

［桃花汤］方

赤石脂—斤，—半锉，—半筛末　干姜—两　粳米—升上三味，以水七升，煮米令熟，去滓，温服七合，内赤石脂末方寸匕，日三服。若一服愈，止后服。

【赵以德】此少阴证。少阴，肾水也，肾寒则水盛，与血相搏，渗入肠间，积久化腐，遂成便脓。成注：下焦不约而里寒。用赤石脂寸匕，日三服，一服愈即止，涩以固肠胃虚脱；干姜散寒；粳米补胃。然赤石脂在血理血，在水理水，在脱则固，在涩则行。所以知其行涩也。《本草》用治难产、胞衣不下。干姜非惟散寒，且能益血、止血。欲诸药入肠胃，必粳米引之也。虽然，有不可固者，如云便脓血者可利，利非行气血乎？然气血欲行者不可涩，涩者不可行，两者实相反。仲景两出之，后人不可不审也。若成注：阳明下利便脓血者，协热也。岂阴经病尽属脏寒，而不有其邪热畜之者乎？病邪相乘，不可一言穷矣。仲景不过互相举例，以俟后人之消息处治耳。

【徐忠可】下利便脓血，此由寒郁转为湿热，因而动血也。然利至侵血，是先伤中气，后伤血分。故以干姜散本寒，劫标热，合粳米以调中，而以赤石脂之甘酸温涩，入血分而收湿固脱也。《本草》谓其能养心血，亦取其入血分而调之耳。

【尤在泾】此治湿寒内淫，脏气不固，脓血不止者之法。赤石脂理血固脱，干姜温胃祛寒，粳米安中益气。崔氏去粳米加黄连、当归，用治热利，乃桃花汤之变法也。

（四十三）热利下重者，白头翁汤主之。

［白头翁汤］方

白头翁二两　黄连　黄柏　秦皮各三两

上四味，以水七升，煮取三升，去滓，温服一升；不愈，更再服。

【赵以德】此亦厥阴证中。成注：热伤气，气虚不利，则后重；下焦虚，以绝苦之味坚之。虽然，后重不可概论，前条有下利沉弦

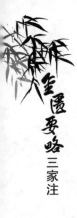

者，下重，为气虚寒不能升举也。然亦有热伤为气滞闭塞者，有血虚者，有血涩者。大孔痛亦然，不独气虚不能升也，大率皆因燥气外郁束敛所致。刘河间谓下利由燥郁肠胃之外，湿聚肠胃之内。又谓血行则粪自止，气行则后重除；解燥郁必分寒热之微甚，热微用辛温以行气，热甚用苦寒以治热。张子和歌曰：休治风，休治燥，治得火时风燥了。血虚补之，涩者行之，血调则气和，气和则郁解。用苦寒以治燥，宁独坚其下焦之虚乎？《要略》于下利一证，独引《伤寒》少阴厥阴二论为多，然其论中必先指何经，今则去其经名或节①所病之原，将谓伤寒有传变之故？杂病则不问其传否，随所病之处而云故耳。盖产后下利虚极，亦用白头翁汤者，可概见矣。

【徐忠可】热利下重，此热伤胃之阴气，故陷下而重也。陷下则伤肾，故用四味之苦寒者以坚之，然白头翁清阳明血热，黄连清心脾，秦皮和肝，黄柏安肾，则有交相致之功矣。既下重，而不用一味调气升气之药，病已侵血分，不专在气耳。按：《伤寒论》此方，亦主下利欲饮水者，解云有热故也。谓饮水与渴不同，渴但津干，欲饮水则是阴分为火热所烁，故亦须苦寒清下者以涤之，与辛凉以解上焦之渴不同耳。

【尤在泾】此治湿热下注，及伤寒热邪入里作利者之法。白头翁汤苦以除湿，寒以胜热也。

（四十四）下利后，更烦，按之心下濡者，为虚烦也，栀子豉汤主之。

［栀子豉汤］方

栀子十四枚，炒　香豉四合，绵裹

上二味，以水四升，先煮栀子，得二升半，内豉，煮取一升半，去滓；分二服，温进一服，得吐则止。

---

① 名或节：《二注》作"与各部"。

【赵以德】《伤寒论》太阳病，用药下后而虚烦者，仍叙太阳证中。此必自下利虚烦，不由他证，故叙厥阴证中。虽有二经之异，然热乘虚入客，病烦则一，皆用栀豉汤之苦寒，吐其客热也。

【徐忠可】虚实皆有烦，在下利已属虚也，更按之心下濡，则非痞结痛满之比，故以栀豉轻涌之，以彻其热。盖香豉主烦闷，亦能调中下气，而栀子，更能清心肺胃大小肠郁火也。云后是利已止，则下无病，故轻涌其邪，然不用人参，此本去邪之剂，无取补也。即下焦与中焦虚者不同耳，彼虚烦亦有用参者，此中焦虚也。论曰：仲景又云：若旧有微溏，服此汤不能上涌，反为下泄。此于下利后之烦，偏主此汤，盖旧微溏乃素来脾气弱也。此所云下利，乃客邪乘里，非脾气素弱，且按之濡，故知烦为膈虚，乃太阳有余邪，而力不能驱之使出，所以轻涌而宣扬之，斯为妙耳。

【尤在泾】下利后更烦者，热邪不从下减，而复上动也。按之心下濡，则中无阻滞可知，故曰虚烦。香豉、栀子能撤热而除烦，得吐则热从上出而愈，因其高而越之之意也。

（四十五）下利清谷，里寒外热，汗出而厥者，通脉四逆汤主之。

［通脉四逆汤］方

附子_{大者一枚，生用}　干姜_{三两，强人可四两}　甘草_{二两，炙}　葱白_{四茎}

上四味，以水三升，煮取一升二合，去滓，分温再服。

【赵以德】里寒外热，格阳于外也；阳不得内和，故下利清谷；阴不得外和，故发身热。凡汗出于阴，阳气和则热解；此出于相格，故热不去而阳气反虚，不能布于手足，而厥不止者死；发热汗不止者亦死。此二证兼之犹可治者，为其厥未至阳绝，汗未至阴脱也。方解见《明理论》矣。然尚有可言者：附子之热，走而不止，通行经脉，自里达表，以至手足，止汗治厥也；干姜之热，止而不走，内守腑脏，消谷养正；甘草温补中气，以和阴阳，解其拒格，

307

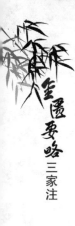

更调二药之走止，合适其用也。

【徐忠可】屎水杂出，而色不大黄，此所谓下利清谷，乃客寒入里，而肠胃不调也。然或元气尚强，而正气日充，邪气自泻，绝不现寒证者有之。若里寒外热，而外汗内厥，是阴寒格阳于外，本应先治其里，而阴阳不调，致外内如吴越，则病气牵制难愈。故以通脉为主，而曰通脉四逆，即四逆汤之姜、附、甘草也，但干姜多加一半。且《伤寒论》中，更设加减法为异耳。面赤，加葱九茎，腹痛去葱加芍，呕加生姜，咽痛去芍加桔梗，利止脉不出，去桔梗加人参。此虽不全载，亦不可不知，盖观"通脉"二字之义，合加减法，不止于温内也。

【尤在泾】挟热下利者，久则必伤脾阴；中寒清谷者，甚则并伤肾阳。里寒外热，汗出而厥，有阴内盛而阳外亡之象。通脉四逆，即四逆加干姜一倍，所谓进而求阳，以收散亡之气也。

（四十六）下利肺痛，紫参汤主之。

［紫参汤］方

紫参半斤　甘草三两

上二味，以水五升，先煮紫参，取二升，内甘草，煮取一升半，分温三服。疑非仲景方。

【赵以德】下利，肠胃病也。乃云肺痛，何哉？此大肠与肺合故也。大抵肠中积聚，则肺气不行；肺有所积，大肠亦不固，二害互为病。大肠病而气塞于肺者痛，肺有积者亦痛，痛必通，用紫参，《本草》谓主心肺积聚，疗肠胃中热积，九窍可通，大小便可利，逐其陈，开其道；佐以甘草和其中外，气通则愈，积去则利止。注云非仲景方，以紫参非仲景常用也。

【徐忠可】下利肺痛，此气滞也。紫参性苦寒，能通血气，《本草》主心腹积聚，寒热邪气，而好古谓治血痢。故以此散于上痛耳，然太苦寒，故以甘草调之，即补虚益气矣。

【尤在泾】赵氏曰：大肠与肺合。大抵肠中积聚，则肺气不行，肺有所积，大肠亦不固，二害互为病。大肠病而气塞于肺者痛，肺有积者亦痛。痛必通用，紫参通九窍，利大小肠，气通则痛愈，积去则利自止。喻氏曰：后人有疑此非仲景之方者，夫讵知肠胃有病，其所关全在肺气耶？程氏疑是腹痛，《本草》云：紫参治心腹积聚，寒热邪气。

（四十七）气利，诃梨勒散主之。

[诃梨勒散] 方

诃梨勒 +枚，煨

上一味，为散，粥饮和，顿服。疑非仲景方。

【赵以德】治病有轻重，前言气利，惟通小便，此乃通大便。盖气结处阴阳不同，举此二者为例。六经皆得结而为利，各有阴阳也。诃梨勒有通有涩，通以下涎，消宿食，破结气；涩以固肠脱，佐以粥饮，引肠胃，更补虚也。

【徐忠可】前既云下利气者，当利其小便，此云气利，似即下利气也。又主诃梨勒。盖气利由于气壅，气壅由于涎聚，诃梨勒能开涎，而性涩又能固气，故主。气利非止下利气也，乃别于邪伤荣分，而色红下重者言耳。

【尤在泾】气利，气与屎俱失也。诃黎勒涩肠而利气，粥饮安中益肠胃，顿服者，补下治下，制以急也。

附方

《千金翼》[小承气汤]　治大便不通，哕，数谵语。方见上。

【徐忠可】此方似为下利中，有哕而谵语者，乃属胃实，故附此方，以备病机之辨。今曰大便不通，恐有误。

【尤在泾】其小承气汤，即前下利谵语有燥屎之法，虽不赘可也。

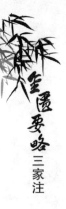

《外台》［黄芩汤］ 治干呕下利。

黄芩 人参 干姜各二两 桂枝一两 大枣十二枚 半夏半升

上六味，以水七升，煮取三升，温分三服。

【徐忠可】 前呕证中，既云干呕而利，主黄芩汤加半夏、生姜，以黄芩汤为太少合病主方，因呕而加姜、半也。然此症有属胃虚，而太少之邪在中不得散者，故以黄芩、半、枣为主，而加人参、干姜以温中气。中气不运，邪无从出，又加桂枝以逐太少相合之邪，而不用甘、芍、生姜，谓既温补中气，不必更宣膈而和脾也。

【尤在泾】 此与前黄芩加半夏生姜汤治同，而无芍药、甘草、生姜，有人参、桂枝、干姜，则温里益气之意居多，凡中寒气少者，可于此取法焉。

疮痈肠痈浸淫病脉证并治第十八

论一首　脉证三条　方五首

（一）诸浮数脉，应当①发热而反洒淅恶寒，若有痛处，当发其痈。

【徐忠可】 诸疮痈之发，初时有类外感，然察其证，则与表脉相反。故浮数本为风热之脉，风热即应发热，而反洒淅恶寒，且有痛处，明是内有壅结之毒，致卫气为内热所搏，不行于表，而外反洒淅恶寒。自当发散结气，则痈自开。

【尤在泾】 浮、数脉皆阳也，阳当发热，而反洒淅恶寒者，卫气有所遏而不出也。夫卫主行荣气者也，而荣过实者，反能阻遏其卫。若有痛处，则荣之实者已兆，故曰当发其痈。

---

① 当：《二注》无此字。

（二）师曰：诸痈肿，欲知有脓无脓，以手掩肿上，热者为有脓，不热者为无脓。

【徐忠可】若既有痈肿，不热则脓未成，热则毒聚，故以手掩肿处，热为脓，不热无脓。然不出方，痈者壅也，通其壅则愈，故以一"发"字尽之。

【尤在泾】痈肿之候，脓不成，则毒不化，而毒不聚，则脓必不成。故以手掩其肿上，热者毒已聚，则有脓；不热者毒不聚，则无脓也。

（三）肠痈之为病，其身甲错，腹皮急，按之濡，如肿状，腹无积聚，身无热，脉数，此为肠内有痈脓，薏苡附子败酱散主之。

［薏苡附子败酱散］方

薏苡仁十分　附子二分　败酱五分

上三味，杵为末，取方寸匕，以水二升，煎减半，顿服；小便当下。

【徐忠可】前节概论疮痈，乃荣气热腑，非表间病，而为躯壳间病，故于脉数不热，反洒淅恶寒别之。此论肠痈，乃肠胃之病，似宜只腹痛而不及外，不知痈乃血脉间病，肠为阳明，阳明主一身肌肉，故必其身甲错。甲错者，如鳞也。观《金匮》凡三言甲错，肺痈曰胸中甲错，肺虽主周身之气，不主周身之血，唯胸中为肺之府，热过于荣，伤其血脉，故甲错；又五劳有干血，曰肌肤甲错，盖干血者，败血也，败血伤血，况干血所贮，非肠则胃，俱属阳明，故亦主肌肤甲错，但劳病必先伤阴，故多两目黯黑；肠痈之病，毒在肠，肠属阳明，阳明主肌肉，故其身甲错，腹为肠之府，故腹皮急，毒热之气上鼓也。气非有形，故按之濡，然皮之急，虽如肿状，而实无积聚也。腹皮急是寒征，身无热、腹无积聚是无热之征，按之濡是无积聚之征。病不在表，故身无热。热虽无而脉

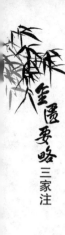

数，痛为血病，脉主血也，故曰此为肠痈。薏苡寒能除热，兼下气胜湿，利肠胃，破毒肿，故以为君；薏苡亦主补，肺得补而气壮，则内气之壅可通也。败酱善排脓破血，利结热毒气，故以为臣；附子导热行结，故为反佐。

【尤在泾】甲错，肌皮干起，如鳞甲之交错，由荣滞于中，故血燥于外也。腹皮急，按之濡，气虽外鼓，而病不在皮间也。积聚为肿胀之根，脉数为身热之候，今腹如肿状而中无积聚，身不发热而脉反见数。非肠内有痈，荣郁成热而何。薏苡破毒肿，利肠胃为君，败酱一名苦菜，治暴热火疮，排脓破血为臣，附子则假其辛热，以行郁滞之气尔。

（四）肠痈者，少腹肿痞，按之即痛如淋，小便自调，时时发热，自汗出，复恶寒。其脉迟紧者，脓未成，可下之，当有血。脉洪数者，脓已成，不可下也，大黄牡丹皮汤主之。

［大黄牡丹皮汤］方

大黄四两　牡丹皮一两　桃仁五十个　瓜子半升　芒硝三合

上五味，以水六升，煮取一升，去滓，内芒硝，再煎沸，顿服之。有脓当下，如无脓，当下血。

【徐忠可】肿痈者，最苦在肿，不比肠痈之腹皮急，故即以肿名之。少腹痞者，内实而不濡也，按之即痛，有形之血为病故也。如淋者，血分热则不通快，血分病而气不病，故小便仍自调。然少腹虽主下焦，而不见膀胱与肾之证，正《内经》所谓：开阖不得，寒气从之，陷脉为瘘也。但彼肠痈，热毒留腹中，故身无热。此独时时发热者，乃阳经荣热，故潮热自汗，唯热结在下，外热内寒，故复恶寒，但脉迟紧，是血未尽败，脉未变热，故迟滞而紧敛。知其脓未成，可下其毒气，毒气已在血之近下者，故当有血。若脉洪数，则毒热之气，弥漫不收，是脓已成，必须从皮肉间，抉去有形之败浊，不可内消，故曰不可下。大黄牡丹汤，乃下方也。牡丹、桃仁泻其血络，大黄、芒硝下其结热，冬瓜子下气散热，善理阳

312

明，而复其正气。下取杀热毒，脓已成，反不可下，正气已虚，下之无益也。然此方虽为下药，实内消药也，故稍有脓，则从下去，无脓，即下出血之已被毒者，而肿消矣。

【尤在泾】肿痈，疑即肠痈之在下者。盖前之痈在小肠，而此之痈在大肠也。大肠居小肠之下，逼处膀胱，致小腹肿痞，按之即痛如淋，而实非膀胱为害，故仍小便自调也。小肠为心之合，而气通于血脉，大肠为肺之合，而气通于皮毛。故彼脉数身无热，而此时时发热，自汗出，复恶寒也。脉迟紧者，邪暴遏而荣未变。云可下者，谓可下之令其消散也。脉洪数者，毒已聚而荣气腐。云不可下者，谓虽下之而亦不能消之也。大黄牡丹汤，肠痈已成未成，皆得主之，故曰：有脓当下，无脓当下血。

（五）问曰：寸口脉微而涩，法当亡血，若汗出。设不汗者云何？答曰：若身有疮，被刀斧所伤，亡血故也。

【徐忠可】此条乃详应汗出而不汗出之故。谓寸口为阳，浮似阳盛，然微则为阳微，是浮乃火盛，非阳盛也。浮微而涩，血亏阴热，阴热则血为火搏，津为热脱，故当亡血。若汗出，乃有见是脉，而汗反不出，故疑浮非因亡血。观其身有疮痕，知为刀斧所伤，则先已亡血也。血夺者无汗，故汗不出耳。不出方者，重在辨脉与汗，不主论治也。

【尤在泾】血与汗皆阴也，阴亡则血流不行，而气亦无辅，故脉浮微而涩也。《经》云：夺血者无汗，夺汗者无血。兹不汗出而身有疮，则知其被刀斧所伤而亡其血，与汗出不止者，迹虽异而理则同也。

（六）病金疮，王不留行散主之。
［王不留行散］方
王不留行十分，八月八日采取　蒴藋细叶十分，七月七日采取　桑东南根白皮十分，三月三日采　川椒三分，除目及闭口者，去汗　甘草十八分

313

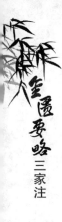

黄芩二分　干姜二分　厚朴二分　芍药二分

上九味，桑根皮以上三味，烧灰存性，勿令灰过。各别杵筛，合治之为散，服方寸匕。小疮即粉之，大疮但服之，产后亦可服。如风寒，桑东根勿取之。前三物皆阴干百日。

【徐忠可】此非上文伤久无汗之金疮方，乃概治金疮方也。故曰：病金疮，王不留行散主之。盖王不留行，性苦平，能通利血脉，故反能止金疮血，逐痛。蒴藋亦通利气血，尤善开痹。周身肌肉，肺主之，桑根白皮，最利肺气，东南根向阳，生气尤全，以复肌肉之主气。故以此三物甚多为君，甘草解毒和荣尤多为臣；椒、姜以养其胸中之阳，厚朴以疏其内结之气，芩、芍以清其阴分之热为佐。若有风寒，此属经络客邪，桑皮止利肺气，不能逐外邪，故勿取。

【尤在泾】金疮，金刃所伤而成疮者，经脉斩绝，荣卫沮弛，治之者必使经脉复行，营卫相贯而后已。王不留行散，则行气血和阴阳之良剂也。

［排脓散］方

枳实十六枚　芍药六分　桔梗二分

上三味，杵为散，取鸡子黄一枚，以药散与鸡黄相等，揉合令相得，饮和服之。日一服。

【徐忠可】鸡子黄、芍药以和阴气，枳实合桔梗，以通达周身之气，则脓自行也。人知枳实能下内气，岂知合桔梗，则能利周身之气而排脓耶。或以桑皮、赤芍为消毒之主。谓周身之气，肺主之，肺气畅而毒自消，可悟此二方之意。

［排脓汤］方《要略》注曰：以上两方概治疮痈不能散者，不独为肠痈、肿痈设也。

甘草二两　桔梗三两　生姜一两　大枣十枚

上四味，以水三升，煮取一升，温服五合，日再服。

【徐忠可】甘、桔以开提肺气，姜、枣以和中上焦之荣卫，使内气通利，而脓不凝也。以上两方，乃为疮痈不能散者，概治之方，不独为肠痈、肿痈设也。

【尤在泾】枳实苦寒，除热破滞为君，得芍药则通血，得桔梗则利气，而尤赖鸡子黄之甘润，以为排脓化毒之本也。

（七）浸淫疮，从口流向四肢者，可治；从四肢流来入口者，不可治。

【赵以德】从口向四肢，由上及下，由内及外，散也。火热散则易消，反聚则难治，因久久愈热也。《经》云：夏脉太过，令人肤痛为浸淫。盖夏脉洪大，心主火，脉主心也。故曰：三部洪数心家热，舌上生疮唇破裂。然必非其时有其气则然，若立夏得洪大脉，又非所论可知矣。

【徐忠可】浸淫疮者，疮之浸淫不已，虽属肌肉之病，实随脏腑为流转者也。故前仲景引为自脏入腑，自腑入脏，可治、不可治之喻。

【尤在泾】浸淫疮。义如《脏腑经络篇》中。

（八）浸淫疮，黄连粉主之。方未见。

【赵以德】黄连泻手少阴之火，火去而气血自复矣。

【徐忠可】而此以黄连粉主之，盖此本热毒邪气，自外而渐深，故以黄连清其邪热为主。因原方失传，故不载，然愚意度之，不过黄连一味耳，故曰粉。

【尤在泾】黄连粉方未见，大意以此为湿热浸淫之病，故取黄连一味为粉粉之，苦以燥湿，寒以除热也。

315

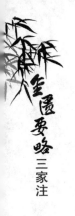

趺蹶手指臂肿转筋阴狐疝
蛔虫病脉证治第十九

论一首　脉证一条　方五首

（一）师曰：病趺蹶，其人但能前，不能却，刺腨入二寸，此太阳经伤也。

【徐忠可】人身阳明脉络在前，太阳脉络在后，故阳明气旺无病，则能前步，太阳气旺无病，则能后移。今倾跌之后致蹶，而不能如平人，能前步不能后却。必须刺腨肠入二寸者，盖腨肠者，太阳脉之所过，邪聚于太阳脉之合阳、承筋间，故必刺而泻之，谓伤止在太阳经也。然太阳经甚多，而必刺腨肠者，盖腨肠即小腿肚，本属阳明，太阳脉过此，故刺之，使太阳与阳明之气相通，则前后如意耳。

【尤在泾】人身经络，阳明行身之前，太阳行身之后。太阳伤，故不能却也，太阳之脉，下贯腨内，刺之所以和利其经脉也。腨，足肚也。

（二）病人常以手指臂肿动，此人身体瞤瞤者，藜芦甘草汤主之。

［藜芦甘草汤］方　　未见。

【徐忠可】人身四肢属脾，然肌肉之气统于阳明，但足属足阳明，手属手阳明，若手指臂常肿动，乃手阳明有痰气壅闭，更身体瞤瞤，是肌肉间阳明之气不运，而肌肉肿动也。藜芦能吐风痰，甘草能安中气，故主之，全方未见，故阙。

【尤在泾】湿痰凝滞关节则肿，风邪袭伤经络则动。手指臂肿动，身体瞤瞤者，风痰在膈，攻走肢体。陈无择所谓痰涎留在胸膈

上下，变生诸病，手足项背，牵引钓痛，走易不定者是也。藜芦吐上膈风痰，甘草亦能取吐，方虽未见，然大略是涌剂耳。李氏

（三）转筋之为病，其人臂脚直，脉上下行，微弦。转筋入腹者，鸡屎白散主之。

［鸡屎白散］方

鸡屎白

上一味，为散，取方寸匕，以水六合，和，温服。

【徐忠可】转筋之病，大概是土不能安木，至于臂脚直，则风淫于脾矣。脉上下行、微弦，是有痉之意，仲景云：夫痉家，脉伏坚，直上下。又曰：脉伏而弦。总是风入之象。此更转筋入腹，则是肝邪直攻脾脏，此时如贼犯王城，无暇缓治。故以鸡屎白之下气消积，捷于去风安脾者，先靖其内乱，而后徐图安辑耳。

【尤在泾】肝主筋，上应风气，肝病生风，则为转筋。其人臂脚直，脉上下行，微弦。《经》云：诸暴强直，皆属于风也。转筋入腹者，脾土虚而肝木乘之也。鸡为木畜，其屎反利脾气，故取治是病，且以类相求，则尤易入也。

（四）阴狐疝气者，偏有小大，时时上下，蜘蛛散主之。

［蜘蛛散］方

蜘蛛十四枚，熬焦　桂枝半两

上二味，为散，取八分一匕，饮和服，日再服。蜜丸亦可。

【赵以德】厥阴之筋病也。狐，阴兽，善变化而藏。睾丸上下，有若狐之出入无时也。足厥阴之筋上循阴股，结于阴器，筋结故偏有小大，气病故时时上下也。蜘蛛布网取物，其丝右绕，从外而内，大风不坏，得乾金旋转之义，故主治风木之妖狐；配桂枝以宣散厥阴之气结。

【徐忠可】痛连少腹，皆谓之疝，故古有心疝、肝疝等名。此

317

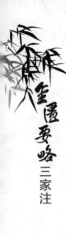

名狐疝者，因其独见于外肾，偏有小大，而又上下不时，故特名阴狐气，以状其病之阴阳闪烁，而不定也。药用蜘蛛散，蜘蛛有攻毒之能，而抽丝结网，皆在少腹，故用为向导，而加桂枝，以伐肾邪，使阳道行，则阴气自消也。

【尤在泾】阴狐疝气者，寒湿袭阴，而睾丸受病，或左或右，大小不同，或上或下，出没无时，故名狐疝。蜘蛛有毒，服之能令人利，合桂枝辛温入阴，而逐其寒湿之气也。

（五）问曰：病腹痛有虫，其脉何以别之？师曰：腹中痛，其脉当沉，若弦，反洪大，故有蛔虫。

【赵以德】腹痛，中焦湿土之为病也。腹为阴，痛为阴类，故脉当沉。若脉弦，是见厥阴风木之象矣。反洪大者，风木盛而生火，风木之邪贼伤中土，湿热不攘则生虫，故曰诸虫皆生于风也。东方生风，在地为木，在体为筋，在脏为肝，风伤筋，此因风伤而生虫，故虫乃厥阴肝筋之为病也，是以伤寒蛔厥在《厥阴篇》内，此章蛔痛列于《筋病篇》中。

【徐忠可】腹痛不必皆有虫，因虫而痛亦有之，其初时，当必凭脉以别之。故谓腹痛，概由寒触其正，所谓邪正相搏，即为寒疝也。寒则为阴，脉必沉，卫气必结故弦。乃洪大，是反得阳脉，脉不应病，非因外矣，故曰有蛔虫。然未详蛔虫本证之痛状，此段单重在辨脉也。

【尤在泾】腹痛脉多伏，阳气内闭也；或弦者，邪气入中也。若反洪大，则非正气与外邪为病，乃蛔动而气厥也。然必兼有吐涎心痛等证，如下条所云，乃无疑耳。

（六）蛔虫之为病，令人吐涎，心痛，发作有时。毒药不止，甘草粉蜜汤主之。

［甘草粉蜜汤］方
甘草二两　粉一两　蜜四两

上三味，以水三升，先煮甘草，取二升，去滓，内粉、蜜，搅令和，煎如薄粥，温服一升，差即止。

【赵以德】夫饮食入胃，胃中有热则虫动，虫动则胃缓，胃缓则廉泉开，故吐涎；蛔上入膈，故心痛；蛔闻食臭出，得食则安，故发作有时也。毒药不止者，蛔恶之不食也。蛔喜甘，故用甘草、蜜之甘，随所欲而攻之；胡粉甘寒，主杀三虫，蛔得甘则头向上而喜食，食之即死，此反佐以取之也。

【徐忠可】此论蛔病之不因脏寒者也。故其证独心痛吐涎，而不吐蛔，然其痛发作有时，谓不恒痛也，则与虚寒之绵绵而痛者异矣。毒药不止，则必治气治血，攻寒逐积之药，俱不应矣。故以甘草、粉、蜜主之。白粉杀虫，蜜与甘草，既以和胃，又以诱蛔也。

【尤在泾】吐涎，吐出清水也。心痛，痛如咬啮，时时上下是也。发作有时者，蛔饱而静，则痛立止，蛔饥求食，则痛复发也。毒药，即锡粉、雷丸等杀虫之药。毒药者，折之以其所恶也。甘草粉蜜汤者，诱之以其所喜也。白粉即铅白粉，能杀三虫，而杂于甘草、白蜜之中，诱使虫食，甘味既尽，毒性旋发，而虫患乃除，此医药之变诈也。

（七）蛔厥者，当吐蛔，令病者静而复时烦，此为脏寒，蛔上入膈，故烦。须臾复止。得食而呕，又烦者，蛔闻食臭出，其人当自吐蛔。

【赵以德】蛔厥者，病蛔而手足厥冷也。蛔厥者当吐蛔，病者静而复时烦，此因肝脏寒而蛔上入膈，故烦。盖言蛔生于肝，因脏寒而上入于膈也。须臾复止，得食而呕，又烦者，此蛔闻食臭而出于胃，故其人常自吐蛔。盖言蛔因风而生于肝，脏寒则上入膈，闻食臭则出于胃也。

【徐忠可】蛔虫之为病，脏寒、脏燥，皆能使之不安，故上条粉蜜甘草，乃杀虫与润燥之方也。若蛔厥，厥者逆也，此与脏厥相

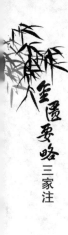

类。脏厥由无阳，蛔厥亦因脏寒不能自安而上入，但邪有浅深，故脏厥，则烦无暂安，蛔厥，则须臾得止。故首言当吐蛔，以见因寒而蛔不安，致蛔上入膈，非无蛔而竟烦之比也。唯因蛔，则动静不常，故既烦复止，及复食而呕且烦者，闻食臭而蛔欲得食，则更上而吐出也。

【尤在泾】蛔厥，蛔动而厥，心痛吐涎，手足冷也。蛔动而上逆，则当吐蛔，蛔暂安而复动，则病亦静而复时烦也。然蛔之所以时安而时上者，何也？虫性喜温，脏寒则虫不安而上膈，虫喜得食，脏虚则蛔复上而求食。

（八）蛔厥者，乌梅丸主之。

[乌梅丸] 方

乌梅三百个　细辛六两　干姜十两　黄连一斤　当归四两　附子六两，炮　川椒四两，去汗　桂枝六两，去皮　人参　黄柏各六两

上十味，异捣筛，合治之；以苦酒渍乌梅一宿，去核，蒸之五升米下，饭熟捣成泥，和药令相得，内臼中，与蜜杵二千下，丸如梧子大。先食饮服十丸，日三服。稍加至二十丸。禁生、冷、滑、臭等食。

【赵以德】乌梅味酸入肝，梅得先春之气，主助生阳而杀阴类；细辛发少阳之初阳，以助厥阴之化；当归启少阴之血液，以资肝脏所藏之荣；黄连配蜀椒，助心火以杀蛔，益子气也；附子配黄柏，资肾气以回厥，助母气也；干姜佐人参，补中焦而止呕；桂枝制风木，疏肝郁，阴阳和而厥逆回，风邪散而气血足，治蛔厥之法备已。蛔之化生，有若蜒蚰，生长极速。

【徐忠可】其原由寒，故类聚辛热以温之，兼以黄柏，而加乌梅、黄连以安其蛔，参、归以补其虚也。

【尤在泾】故以人参、姜、附之属，益虚温胃为主，而以乌梅、椒、连之属，苦酸辛气味，以折其上入之势也。

320

妇人妊娠病脉证并治第二十

证三条　方九首

（一）师曰：妇人得平脉，阴脉小弱，其人渴，不能食，无寒热，名妊娠，桂枝汤主之。方见利中。于法六十日当有此证，设有医治逆者，却一月，加吐下者，则绝之。

【赵以德】妇人平脉者，言其无病脉也；阴脉小弱，其荣气不足耳。凡感邪而荣气不足者，则必恶寒发热，不妨于食。今无寒热，妨于食，是知妊娠矣。妊娠者，血聚气搏，经水不行，至六十日始凝成胚①。斯时也，气血化于下，荣气不足，卫不独行，壅实中焦而不能食；津液少布，其人渴。用桂枝汤益荣和卫。设有医以他治，则更一月当化胎②。若加吐下，复损其荣，土亦失去养育，条芩、白术可也，芎、归可也，参、芪可也。但要益荣生津，和中下二焦而已。

【徐忠可】平脉者，不见病脉，一如平人也。关前为阳，关后为阴，小弱者，脉形小不大，软弱无力而非细也。诸脉既平，而独下焦阴脉，微见不同，是中上焦无病，乃反见渴、不能食之证，则渴非上焦之热，不能食，亦非胃家之病矣。少阳有默默不欲食之证，今无寒热，亦无少阳表证可疑矣。是渴乃阴火上壅，不能食乃恶心阻食，阴脉小弱乃胎元蚀气，故曰名妊娠，孕也。因经已阻，故如此断。药用桂枝汤者，此汤，表证得之，为解肌和荣卫，内证得之，为化气调阴阳。今妊娠初得，上下本无病，因子室有凝，气溢上干，故但以白芍一味，固其阴气，使不得上溢，以桂、甘、

---

① 胚《二注》作“胎”。
② 胎《二注》无此字。

321

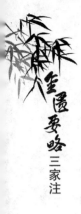

姜、枣，扶上焦之阳，而和其胃气，但令上之阳气充，能御相侵之阴气足矣。未尝治病，正所以治病也。否则，以渴为邪热而解之，以不能食为脾不健而燥之，岂不谬哉。于法六十日当有此证者，谓胎已成而气干上，治之当以胎气为主也。设有因医治逆，逆者，误也，却一月，其期未满六十日，则胎未成，又加吐利，而因医治误，则脾胃实有受伤处，是当但以断绝病根为主，不得泥安胎之说，而狐疑致误也，故曰绝之。论曰：《内经》谓手少阴脉动甚，谓之有子，言心脉主血，血聚则气盛。又谓阴搏阳别，谓之有子，言阴得胎气而强，脉则搏击而别于阳脉也。今反以脉小弱为妊娠，可知孕只两月，能蚀下焦之气，而不能作盛势也。过此则不然可知，故《千金》云：初时寸脉微小，呼吸五至，三月尺脉数也。

【尤在泾】平脉，脉无病也，即《内经》身有病而无邪脉之意。阴脉小弱者，初时胎气未盛，而阴方受蚀，故阴脉比阳脉小弱。至三四月经血久蓄，阴脉始强，《内经》所谓手少阴脉动者妊子，《千金》所谓三月尺脉数是也。其人渴，妊子者内多热也，一作呕亦通。今妊妇二三月，往往恶阻不能食是也。无寒热者，无邪气也。夫脉无故而身有病，而又非寒热邪气，则无可施治，惟宜桂枝汤和调阴阳而已。徐氏云：桂枝汤外证得之，为解肌和营卫，内证得之，为化气调阴阳也。六十日当有此证者，谓妊娠两月，正当恶阻之时，设不知而妄治，则病气反增，正气反损，而呕泻有加矣。绝之谓禁绝其医药也。楼全善云：尝治一二妇恶阻病吐，前医愈治愈吐，因思仲景绝之之旨，以炒糯米汤代茶，止药月余渐安。

（二）妇人宿有癥病，经断未及三月，而得漏下不止，胎动在脐上者，为癥痼害[1]。妊娠六月动者，前三月经水利时，胎也。下血者，后断三月衃也。所以血不止者，其癥不去故也。当下其癥，桂枝茯苓丸主之。

[桂枝茯苓丸] 方

桂枝　茯苓　牡丹去心　桃仁去皮尖，熬　芍药各等分

上五味，末之，炼蜜和丸，如兔屎大。每日食前服一丸。

不知，加至三丸^[2]。

〔1〕【赵以德】宿有癥痼内结，及至血聚成胎而癥病发动，气淫于冲任，由是养胚之血不得停留，遂漏不止；癥痼下迫其胎，动于脐上，故曰癥痼害也。凡成胎妊者，一月血始聚，二月始胚，三月始胎，胎成始能动，今六月动者，前三月经水利时，胎；下血者，未成也。后断三月，始胚以成，胎方能动，若血下不止，为癥未去故也。必当去其癥。《内经》曰：有故无殒，亦无殒也。癥去则胎安也。桂枝、桃仁、丹皮、芍药能去恶血，茯苓亦利腰脐间血，虽是破血，然有散、有缓、有收、有渗。结者散以桂枝之辛；肝藏血，血蓄者肝急，缓以桃仁、丹皮之甘；阴气之发动者，收以芍药之酸；恶血既破，佐以茯苓之淡渗利而行之。

〔2〕【赵以德】此复申明胎成三月而后动也。上章以经断三月而漏下不止，然胎已成，故虽漏下而胎动于上也。此章以六月动者，以前三月经水利时而成胎，胎虽成而血时下，至后三月始断而怀，是以妊娠六月而胎始动，盖前三月因下血而胎失养，前三月与后三月之血下不止者，以其癥不去故也，当下其癥，此丸主之。

【徐忠可】妇人行经时遇冷，则余血留而为癥，癥者，谓有形可癥，然癥病，女人恒有之，或不在子宫，则仍行经而受孕，经断即是孕矣。未及三月，将三月也，既孕而仍见血，谓之漏下，今未及三月，而漏下不止，则养胎之血伤，故胎动。假使胎在脐下，则真欲落矣，今在脐上，是每月凑集之新血，因癥气相妨而为漏下，实非胎病，故曰癥痼害。痼者宿疾，难愈曰痼，害者，无端而累之曰害。至六月胎动，此宜动之时矣，但较前三月，经水利时，胎动下血，则已断血三月不行，乃复血不止，是前之漏下，新血去而癥反坚牢不去，故须下之为安。药用桂枝茯苓汤者，桂枝、芍药，一阳一阴；茯苓、丹皮，一气一血，调其寒温，扶其正气，桃仁以破恶血、消癥癖，而不嫌伤胎血者，所谓有病则病当之也。且癥之初，必因寒，桂能化气而消其本寒；癥之成，必挟湿热为窠囊，苓渗湿气，丹清血热，芍药敛肝血而扶脾，使能统血，则养正

妇人妊娠病脉证并治第二十

323

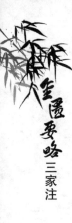

即所以去邪耳。此方去癥之力不独桃仁。癥者阴气也，遇阳则消，故以桂枝扶阳，而桃仁愈有力矣。其余皆养血之药也。然消癥方甚多，一举两得，莫有若此方之巧矣。每服甚少而频，更巧，要知，癥不碍胎，其结原微，故以渐磨之。

【尤在泾】癥，旧血所积，为宿病也。癥痼害者，宿病之气，害其胎气也。于法妊娠六月，其胎当动，今未三月，胎不当动而忽动者，特以癥痼害之之故。是六月动者胎之常，三月动者胎之变也。夫癥病之人，其经月当不利，经不利，则不能受胎。兹前三月经水适利，胞宫净而胎可结矣。胎结故经断不复下，乃未三月而衃血仍下，亦以癥痼害之之故。是血留养胎者其常，血下不止者其变也。要之，其癥不去，则血必不守，血不守，则胎终不安，故曰当下其癥。桂枝茯苓丸，下癥之力，颇轻且缓，盖恐峻厉之药，将并伤其胎气也。

（三）妇人怀妊六七月，脉弦发热，其胎愈胀，腹痛恶寒者，少腹如扇。所以然者，子脏开故也，当以附子汤温其脏。方未见。

【赵以德】妊至六七月，筋骨坚强之时，若其脉弦，弦为虚、为寒；内格其阳于外而发热，阴寒内逆而作胀；腹痛恶寒者，其内无阳，故子脏开，少腹如扇也。用附子汤复返其阳，以温其脏。

【徐忠可】怀妊至六月、七月，此胃与肺养胎之时也。脉弦者，卫气结则脉弦。发热者，内中寒亦能作热也。寒固主胀，故弦脉使人胃胀，六、七月胃肺养胎而气为寒所滞，故始胀尚可，至此则胎愈胀也。寒在内则腹痛恶寒，然恶寒有属表者，此连腹痛，则知寒伤内矣。少腹如扇，阵阵作冷，若或扇之也，此状其恶寒之特异者，且独在少腹，盖因子脏受寒不能阖，故少腹独甚。子脏者，子宫也，开者，不敛也。附子能入肾温下焦，故曰：宜以附子汤温其脏。原方失注，想不过《伤寒论》中，附子合参、苓、术、芍之附子汤耳。

【尤在泾】脉弦发热，有似表邪，而乃身不痛而腹反痛，背不恶寒而腹反恶寒，甚至少腹阵阵作冷，若或扇之者然，所以然者，子脏开不能合，而风冷之气乘之也。夫脏开风入，其阴内胜，则其脉弦为阴气，而发热且为格阳矣。胎胀者，胎热则消，寒则胀也。附子汤方未见，然温里散寒之意，概可推矣。

（四）师曰：妇人有漏下者，有半产后因续下血都不绝者，有妊娠下血者，假令妊娠腹中痛，为胞阻，胶艾汤主之。

［芎归胶艾汤］方　一方加干姜一两。胡洽治治妇人胞动无干姜。

芎䓖　阿胶　甘草各二两　艾叶　当归各三两　芍药四两　干地黄六两

上七味，以水五升，清酒三升，合煮，取三升，去滓，内胶令消尽，温服一升，日三服。不差更作。

【赵以德】经水与结胎，皆冲任也。冲任乃肾用事者也。肾属坎，坎者时与离会，则血满经水行，犹月之禀日光为盈亏也。精有所施，心神内应，血即是从，故丁壬合而坎离交，二气凝结，变化呸胎矣。然持守其阴阳交合，长养成胎者，皆坤土资之也。阴阳抱负则坤土堤防，故不漏。若宿有瘀浊客于冲任，则阴自结而不得与阳交合，故有半产漏下不绝也。若妊娠胞阻者，为阳精内成胎，阴血外养胞，胞以养其胎，今阴血自结，与胎阻隔，不与阳和，独阴在内，作腹中痛、下血，皆是阴阳失于抱负，坤土失其堤防，用此方皆治之。芎、归辛温，宣通其阳血；芍药味酸寒，宣通其阴血；阿胶之甘温，而牛皮乃土蓄之属金者①。《内经》曰：肺外合皮毛。皮毛生于肾水。东垣谓其入于手太阴、足少阴、厥阴。尝思坤土在身气化成形，金石草木之药，终不如血肉之质与其同类者以养之。此方用阿胶安胎补血，塞其漏泄宜矣；甘草和阴阳，通血脉，缓中解急；艾叶其气内入，开利阴血之结而通于阳；地黄犹是补肾血之

---

① 而牛皮乃土蓄之属金者：《二注》无此十字。

妇人妊娠病脉证并治第二十

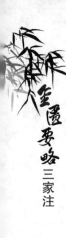

君药也。调经止崩，安胎养血，妙理无出此方。然加减又必从宜。若脉迟缓，阴胜于阳，则加干姜、官桂；若数大，则宜加黄芩。

【徐忠可】此段概言妇人下血，宜以胶艾汤温补其血。而妊娠亦其一，但致病有不同。无端漏下者，此平日血虚而加客邪；半产后，续下血不绝，此因失血血虚，而正气难复；若妊娠下血，如前之因癥者，固有之，而兼腹中痛，则是因胞阻，阻者，阻其欲行之血，而气不相顺，非癥瘤害也，故同以胶艾汤主之。盖芎、归、地、芍，此四物汤也，养阴补血，莫出其右。血妄行必挟风，而为痰浊，胶以驴皮为主，能去风以济水，煎成能澄浊，艾性温而善行，能导血归经，甘草以和之，使四物不偏于阴，三味之力也，而运用之巧，实在胶艾。

【尤在泾】妇人经水淋沥，及胎产前后下血不止者，皆冲任脉虚，而阴气不能守也。是惟胶艾汤为能补而固之，中有芎、归，能于血中行气，艾叶利阴气，止痛安胎，故亦治妊娠胞阻。胞阻者，胞脉阻滞，血少而气不行也。

（五）妇人怀娠，腹中疞痛，当归芍药散主之

［当归芍药散］方

当归三两　芍药一斤　茯苓四两　白术四两　泽泻半斤　芎䓖半斤
一作三两

上六味，杵为散，取方寸匕，酒和，日三服。

【赵以德】此与胞阻痛者不同，因脾土为木邪所克，谷气不举，浊淫下流，以塞搏阴血而痛也。用芍药多他药数倍以泻肝木，利阴塞，以与芎、归补血止痛；又佐茯苓渗湿以降于小便也；白术益脾燥湿；茯、泽行其所积，从小便出。盖内外六淫皆能伤胎成痛，不但湿而已也。

【徐忠可】疞痛者，绵绵而痛，不若寒疝之绞痛，血气之刺痛也。乃正气不足，使阴得乘阳，而水气胜土，脾郁不伸，郁而求伸，土气不调，则痛绵绵矣。故以归芍养血，苓术扶脾，泽泻泻其

有余之旧水，芎劳畅其欲遂之血气。不用黄芩，疠痛因虚，则稍挟寒也。然不用热药，原非大寒，正气充，则微寒自去耳。

【尤在泾】疠，《说文》音绞，腹中急也。乃血不足，而水反侵之也。血不足而水侵，则胎失其所养，而反得其所害矣，腹中能无疠痛乎？芎、归、芍药，益血之虚；苓、术、泽泻，除水之气。赵氏曰：此因脾土为木邪所客，谷气不举，湿气下流，搏于阴血而痛，故用芍药多他药数倍，以泻肝木。亦通。

（六）妊娠呕吐不止，干姜人参半夏丸主之。

［干姜人参半夏丸］方

干姜　人参各一两　半夏二两

上三味，末之，以生姜汁和丸如梧子大。饮服十丸，日三服。

【赵以德】此即后世所谓恶阻病也。先因脾胃虚弱，津液留滞，蓄为痰饮；至妊二月之后，胚化为胎，浊气上冲，中焦不胜其逆，痰饮遂涌，呕吐出不①已，中寒乃起。故用干姜止寒，人参补虚，半夏、生姜治痰散逆也。

【徐忠可】诸呕吐酸，皆属于火。此言胃气不清，暂作呕吐者也。若妊娠呕吐不止，则因寒而吐，上出为呕，不止则虚矣。故以半夏治呕，干姜治寒，人参补虚，而以生姜汁协半夏，以下其所逆之饮。

【尤在泾】此益虚温胃之法，为妊娠中虚而有寒饮者设也。夫阳明之脉，顺而下行者也。有寒则逆，有热亦逆，逆则饮必从之，而妊娠之体，精凝血聚，每多蕴而成热者矣。按：《外台》方，青竹茹、橘皮、半夏各五两，生姜、茯苓各四两，麦冬、人参各三两，为治胃热气逆呕吐之法，可补仲景之未备也。

---

① 出不：《二注》作"而"。

妇人妊娠病脉证并治第二十

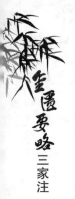

（七）妊娠小便难，饮食如故，当归贝母苦参丸主之。

［当归贝母苦参丸］方　　男子加滑石半两。

当归　贝母　苦参各四两

上三味，末之，炼蜜丸如小豆大。饮服三丸，加至十丸。

【赵以德】小便难者，膀胱热郁，气结成燥，病在下焦，不在中焦，所以饮食如故。用当归和血润燥；《本草》：贝母治热淋。以仲景陷胸汤观之，乃治肺金燥郁之剂，肺是肾水之母，水之燥郁，由母气不化也。贝母非治热，郁解则热散，非淡渗而能利水也，其结通则水行。苦参长于治热利窍逐水，佐贝母入行膀胱，以除热结也。

【徐忠可】从来小便难，伤寒热邪传里则有之，必先见表证；或化原郁热者有之，上必见渴；中气不化者有之，饮食必不调；中气下陷者有之，必先见脾胃证；下焦郁热有之，必不渴而饮食如故。今妊娠饮食如故，然小便难，必因便溺时得风冷，郁于下焦而为热，致耗膀胱之水，故以当归贝母苦参丸主之。苦参能入阴治大风，开结气，除伏热，故以为君。当归辛温，能入阴利气，善治卫带之病，故以为臣。其证虽不由肺，然膀胱者，气化之门，下窍难，则上必不利，故以贝母开肺气之郁为佐，全不用利水药，病不因水郁也。

【尤在泾】小便难而饮食如故，则病不由中焦出，而又无腹满身重等证，则更非水气不行，知其血虚热郁，而津液涩少也。《本草》：当归补女子诸不足，苦参入阴利窍除伏热，贝母能疗郁结，兼清水液之源也。

（八）妊娠有水气，身重，小便不利，洒淅恶寒，起即头眩，葵子茯苓散主之。

［葵子茯苓散］方

葵子一斤　茯苓三两

上二味，杵为散。饮服方寸匕，日三服，小便利则愈。

328

【徐忠可】有水气者，虽未大肿胀，经脉中之水道，已不利，而卫气挟水，不能调畅如平人也。水道不利，则周身之气为水滞，故重。水以通调而顺行，逆则小便不利矣。洒淅恶寒，卫气不行也。起即头眩，内有水气，不动则微阳尚留于目而视明，起则厥阳之火逆阴气而上蒙，则所见皆玄，故头眩。药用葵子、茯苓者，葵滑其窍，而苓利其水也，下窍利则上自不壅，况葵子淡滑属阳，亦能通上之经络气脉乎。然葵能滑胎而不忌，有病则病当之也。又肝主疏泄，葵子尤能通肝经之滞，使疏泄不失其职，故便无不利，而他如乳闭、乳肿，奏功尤速也。

【尤在泾】妊娠小便不利，与上条同，而身重恶寒头眩，则全是水气为病，视虚热液少者，霄壤悬殊矣。葵子、茯苓滑窍行水，水气既行，不淫肌体，身不重矣；不侵卫阳，不恶寒矣；不犯清道，不头眩矣。《经》曰：有者求之，无者求之。盛虚之变，不可不审也。

（九）妇人妊娠，宜常服当归散主之。
［当归散］方
当归　黄芩　芍药　芎䓖各一斤　白术半斤
上五味，杵为散。酒饮服方寸匕，日再服。妊娠常服，即易产，胎无苦疾。产后百病悉主之。

【赵以德】《内经》：阴搏阳别，谓之有子。尺脉搏击者，由子宫之气血相搏而形于脉。精留血裹，阴阳组合也。动搏则变化，而变化生于动；若静而不动，则不生不化。是以妊娠之血不可以静，静则凝，凝则泣，泣则亏少而虚，皆不得与化胎之火相合。要其胎孕生化，必脉动搏。故调之者，先和阴阳，利其气血，常服养胎之药，非惟安胎易产，且免产后诸病。芎、归、芍药之安胎补血，如上条之所云。白术之用有三：一者益胃，致胃气以养胎；二

329

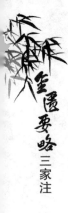

者胎系于肾，肾恶湿①，能燥湿而生津；三者可②致中焦所之新血，去腰脐间之陈瘀；至若胎外之血，因寒湿滞者，皆解之。黄芩减壮火而反于少火，则可以生气于脾土。湿热未伤及，开血之瘀闭，故为常服之剂。然当以脉之迟数虚实加减之，有病可服，否则不必也。药者但宜攻邪扶正，不比米谷。性味偏而不正，不可久服。《内经》曰：味之所入，各归所喜。攻③气增而久，夭之由也。

【徐忠可】宜常服者，虽无病亦宜服之也。盖生物者土也，而土之所以生物者，湿也，血为湿化，胎尤赖之。故以当归养血，芍药敛阴；肝主血，而以芎䓖通肝气；脾统血，而以白术健脾土。其用黄芩者，安胎之法，唯以凉血利气为主，故凡砂仁、枳壳、苏梗，皆为安胎善物，不知气尤主于肺，黄芩能清肺，而利气之源，白术佐之，则湿无热而不滞，故白术佐黄芩，有安胎之能，是立方之意，以黄芩为主也。胎产之难，皆由热郁而燥，机关不利，养血健脾，君以黄芩，自无燥热之患。故曰常服易产，胎无疾苦，并主产后百病也。

【尤在泾】妊娠之后，最虑湿热伤动胎气。故于芎、归、芍药养血之中，用白术除湿，黄芩除热，丹溪称黄芩、白术为安胎之圣药，夫芩、术非能安胎者，去其湿热而胎自安耳。

（十）妊娠养胎，白术散主之。

[白术散] 方 见《外台》。

白术　芎䓖　蜀椒三分，去汗　　牡蛎四分④

上四味，杵为散，酒服一钱匕，日三服、夜一服。但苦痛，加芍药；心下毒痛，倍加芎䓖；心烦吐痛，不能食饮，加细辛一两，半夏大者二十枚。服之后，更以醋浆水服之。若呕，以

---

① 湿：《二注》作"燥"。

② 可：《二注》作"皆"，康本作"能"。

③ 攻：疑系"故"之误字。

④ 四分：《金匮》作"二分"。

330

醋浆水服之；复不解者，小麦汁服之。已后渴者，大麦粥服之。病虽愈，服之勿置。

【赵以德】四味《本草》皆谓能去恶血，而此养胎，何也？盖血聚而后成胎，少遇邪则所聚之血将宿而不运，反类瘀恶。必生新开陈，然后胎可养也。养胎不惟在血，而胎系于肾，养之又在于胃，所以补其肾，调其胃；补肾固其精也，调胃和其中也。用术调胃；蜀椒开痹，痹开则阳精至；牡蛎治崩，崩止则阴精固；川芎下入血海，运动胎血[②]，破旧生新。或阴血不利，肝木为害，在内抑屈而痛者，泻以芍药之酸通其阴；设冲遇而痛者，则散以芎䓖之辛温，宣通其阳。或挟瘀恶之气，上逆于胃而胃吐，烦不能食者，用细辛温中去痰下气，半夏治心下急痛，和胃进食，止呕逆。若呕而不止者，由肝木不务德，舍己而妄动，用小麦饮养其本气以安之，又且平胃下气止烦，一举两得。大麦主消渴，益气调中，故中气不足而渴者用之。

【徐忠可】胎之为物，土以载之，血以养之，故以白术培土，芎䓖利肝，胎恶阴气上逆，故取椒性纯阳，以阴为归者，使其摄上焦气分之热而下达，亦除腹中偶感之寒而使平；然入阴不能养阴，故以牡蛎，气化纯雄性阴之物，使散阴分凝结之热气，而和其阴阳。予治迪可弟妇，未孕，即痰嗽见血，既孕而不减人瘦，予以此方治之，因其腹痛加芍药，两大剂而痰少嗽止，人爽胎安。若心下毒痛，则是肝气之郁未畅，故倍芎䓖；至心烦吐痛，不能食饮，则不独肝郁，是有客寒逆甚而吐且痛，火壅在上则为烦矣。故加细辛去寒，半夏止逆，用醋汤，以和血而安其下也。不愈，用小麦汁养心液，而安其上也。又不愈，用大麦粥和其中也。病随愈，服之勿置，药性和平不偏，故曰养胎，白术散不用血药，调其气而血自和也。

【尤在泾】妊娠伤胎，有因湿热者，亦有因湿寒者，随人脏气

---

② 血：《二注》作"气"。

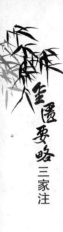

之阴阳而各异也。当归散，正治湿热之剂，白术散，白术、牡蛎燥湿，川芎温血，蜀椒去寒，则正治湿寒之剂也。仲景并列于此，其所以诏示后人者深矣。

（十一）妇人伤胎，怀身，腹满不得小便，从腰以下重，如有水气状。怀身七月，太阴当养不养，此心气实，当刺泻劳宫及关元，小便微利则愈。见《玉函》。

【赵以德】《内经》：诸腹胀大，皆属于热；诸湿肿满，皆属于脾。三焦病者，腹满不得小便，溢则为水。心，上焦也，而不下行于肾；肾，下焦也，不得上和于心；脾，中焦也。心之热独炎于上，肾不得和，则太阴上下不交，谷气无所输，不得养其胎而成闭塞，上关不通，则湿热并而为腹满，下关不利，则腰以下如水状。刺劳宫，心气行矣；刺关元，肾气化矣。手足少阴交，则小便利矣；便利则中焦之满、下焦之重皆愈矣。

【徐忠可】伤胎者，胎气失养，实有所伤，而病流下焦，非偶感之客邪，在中上焦比矣。怀身固宜腹大，然大者自大，软者自软，因伤而腹满，则微有不同耳。不得小便，心火不下降也，因而从腰以下，气滞则重也。如有水气状，非水气也，然腹满、小便不利、腰以下重，皆水病中所有，何以别之？若脉沉、按之不起，洒淅头眩，则为真水矣。今皆不然，乃七月，手太阴当养胎，因心气有邪，则火盛烁金，金不得安其清肃，而气不化，则小便不利。上焦气馁，则下焦气滞，故重。总由心火上烁而不下降，故刺劳宫，心之穴也，并刺关元，利其所交之肾，则气不复再实矣。小便微利，则心火自降，而肺得其平，胎不失养，故愈。论曰：按仲景《妊娠篇》凡十方，而丸散居七，汤居三。盖汤者，荡也，妊娠当以安胎为主，则攻补皆不宜骤，故缓以图之耳。若药品无大寒热，亦不取泥膈之药，盖安胎以养阴调气为急也。

【尤在泾】伤胎，胎伤而病也。腹满不得小便，从腰以下重，如有水气，而实非水也。所以然者，心气实故也。心，君火也，为肺所畏，而妊娠七月，肺当养胎，心气实则肺不敢降，而胎失其养，所谓太阴当养不养也。夫肺主气化者也，肺不养胎，则胞中之气化阻，而水乃不行矣。腹满便难身重，职是故也。是不可治其肺，当刺劳宫以泻心气，刺关元以行水气，使小便微利，则心气降，心降而肺自行矣。劳宫，心之穴。关元，肾之穴。

妇人产后病脉证治第二十一

论一首　脉证六条　方八首

（一）问曰：新产妇人有三病，一者病痉，二者病郁冒，三者大便难，何谓也？师曰：新产血虚，多汗出，喜中风，故令病痉；亡血复汗，寒多，故令郁冒；亡津液，胃燥，故大便难。

【徐忠可】产妇与人同，杂病原无定，但从产上得之，则以三病为言，正言其病虽三，因则一也。一病痉，痉者，身热恶寒，足寒面赤，卒口噤，背反张也。《脉经》曰：痉家其脉伏坚，直上下。二者病郁冒，郁冒者，抑郁而昏冒也。三者大便难，难者，出之坚而非闭也。人不同而病同，故疑而问，不知新产血虚，血虚因多汗，而邪乘虚入，乃喜中风，喜者，易也，风入于血虚之体，无真气以御之，则风为主而痉，如枯木得风燥而翘矣。亡血复汗，则真气既耗，内寒自生，故曰寒多，寒留于阴阳两虚之体，则阴火郁而上冒，若或蒙之矣。元阴既虚，清阳蒙绝，故郁冒。血与汗，皆津液所生，血虚汗出，津液既亡，燥邪旋发，燥则热，热则干，干则大便难于出矣。

【尤在泾】痉，筋病也。血虚汗出，筋脉失养，风入而益其劲也。郁冒，神病也。亡阴血虚，阳气遂厥，而寒复郁之，则头眩而目瞀也。大便难者，液病也。胃藏津液而渗灌诸阳，亡津液胃燥，则大肠失其润而便难也。三者不同，其为亡血伤津则一，故皆为产

333

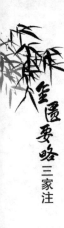

后所有之病。

（二）产妇郁冒，其脉微弱，呕不能食，大便反坚，但头汗出。所以然者，血虚而厥，厥而必冒；冒家欲解，必大汗出。以血虚下厥，孤阳上出，故头汗出。所以产妇喜汗出者，亡阴血虚，阳气独盛，故当汗出，阴阳乃复。大便坚，呕不能食，小柴胡汤主之。方见呕吐中。

【徐忠可】此下言新产之病虽三，痉病尚少，唯郁冒与大便坚，每相兼而具，且详其病因与治法也。谓产妇郁冒，虚多而邪少，故其脉微弱，中气虚也；中虚则阴火为逆而呕，且不能食，然不能食，似乎胃弱易泄，而不知亡津胃燥，故大便反坚；内虚燥而身之阴阳不和，故身无汗，但头汗出数证，乃郁冒中兼有之证也。因复详病因，谓所以冒者何？血虚则阴不能维阳而下厥，厥者，尽也，寒也，下寒，则上郁如冒。冒家欲解，必大汗出，见当听其自汗，非汗下所宜也。其所以头汗者何？既血虚下厥，则下之阴气尽，而阳为孤阳，阳孤则上出而头汗矣。然既头汗，仍喜其汗出而解者何？盖阴不亡，则血未大虚，唯产妇之血，至过多而亡阴，则阳为孤阳，自阴较之，阳为独盛，所以喜其汗，损阳而就阴，则阴阳平，故曰乃复。然大便坚非热多，乃虚燥也，呕非寒，乃胆气逆也，不能食，非实邪，乃胃有虚热则不能食也，故以柴胡、参、甘、芩、半、姜、枣和之。

【尤在泾】郁冒虽有客邪，而其本则为里虚，故其脉微弱也，呕不能食，大便反坚，但头汗出，津气上行而不下逮之象，所以然者，亡阴血虚，孤阳上厥，而津气从之也。厥者必冒，冒家欲解，必大汗出者，阴阳乍离，故厥而冒，及阴阳复通，汗乃大出而解也。产妇新虚，不宜多汗，而此反喜汗出者，血去阴虚，阳受邪气而独盛，汗出则邪去，阳弱而后与阴相和，所谓损阳而就阴是也。小柴胡主之者，以邪气不可不散，而正虚不可罔顾，惟此法为能解散客邪，而和利阴阳耳。

334

（三）**病解能食，七八日更发热者，此为胃实，大承气汤主之。**见痉病中。

【徐忠可】此段言大虚之后有实证，即当以实治。故谓病解能食，则经络脏腑之气俱平，无产后本病可疑。至七八日，更发热不恶寒，又无表证可疑，明是食复之象，故曰胃实。大承气峻逐之，恐因循致虚也，属词比事，新产郁冒，大虚之后，药不嫌峻如此，况他病乎。

【尤在泾】病解能食，谓郁冒解而能受食也。至七八日更发热，此其病不在表而在里，不属虚而属实矣，是宜大承气以下里实。

（四）**产后腹中疞痛，当归生姜羊肉汤主之；并治腹中寒疝，虚劳不足。**

［当归生姜羊肉汤］方　　见寒疝中。

【徐忠可】疞痛者，缓缓痛也，概属客寒相阻，故以当归通血分之滞，生姜行气分之寒，然胎前责实，故当归芍药散内，加茯苓、泽泻泻其水湿。此之产后，大概责虚，故君之以羊肉，所谓形不足者，补之以味也。盖羊肉补气，疞痛属气弱，故宜之。此方攻补兼施，故并治寒疝、虚损。

【尤在泾】产后腹中疞痛，与妊娠腹中疞痛不同，彼为血虚而湿扰于内，此为血虚而寒动于中也。当归、生姜温血散寒。孙思邈云：羊肉止痛利产妇。

（五）**产后腹痛，烦满不得卧，枳实芍药散主之。**

［枳实芍药散］方

枳实烧令黑，勿太过　　芍药等分

上二味，杵为散，服方寸匕，日三服，并主痈脓，以麦粥下之。

335

妇人产后病脉证治第二十一

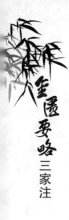

【赵以德】仲景凡治腹痛，多用芍药，何也？以其能治气血积聚，宣行腑脏，通则痛止也。阴气之散乱成痛，用此收之也。以其能治血痹之痛也，以其能缓中而止急痛也。《本草》谓主邪气腹痛，故多用之。盖五气之邪，莫如厥阴肝木之性急暴，一有不平，则曲直作痛；又，肝为藏血之海，瘀积则海不清，而肝木之气塞矣。东方震，木出于纯阴，则能振起发生，若出于散乱之阴，则肝木之气狂矣，木强直。更值邪气，则肝木与之搏击矣。由此三者而言，芍药所治，皆肝木也。虽曰治之而亦补之，木之味酸，芍药亦酸，故云补也。枳实炒黑，入血破瘀；麦粥补血脉也。

【徐忠可】痛概由气阻，腹痛则脾虚气弱而阻也。脾虚而正气不敛则满，气阻而壅火在上则烦，壅极而阳明逆，不得从其道，则不得卧。故以枳实通气，所谓通则不痛也；芍药补脾，敛气以消满也；气顺不痛，则不烦而卧矣。然通气敛血，则气血自调，故又主痈脓。以麦粥下之，和肝气以养心脾也。小麦为肝家之谷。

【尤在泾】产后腹痛，而至烦满不得卧。知血郁而成热，且下病而碍上也，与虚寒疠痛不同矣。枳实烧令黑，能入血行滞，同芍药为和血止痛之剂也。

（六）师曰：产妇腹痛，法当以枳实芍药散，假令不愈者，此为腹中有干血着脐下，宜下瘀血汤主之。亦主经水不利。

［下瘀血汤］方

大黄三两　桃仁二十枚　䗪虫二十枚，熬，去足

上三味，末之，炼蜜和为四丸，以酒一升，煎一丸，取八合，顿服之，瘀血下如豚肝。

【赵以德】血之干燥凝著者，非润燥荡涤不能去也。芍药枳实不能治，须用大黄荡逐之，桃仁润燥缓中破结，䗪虫下血，用蜜补不足，止痛和药，缓大黄之急，尤为润也。与抵当同类，但少缓尔。

【徐忠可】此言产妇腹痛，果是脾虚气阻，枳实芍药散逐恶气、

敛正气，决无不愈。有不愈，即不可责虚，必是有瘀血。然产后之血，不能瘀于上，故曰脐下。既有瘀血，即当专攻血，不得复狃"虚寒"二字，掣肘其药力。故直以大黄、桃仁、䗪虫峻攻之，谓病去即是补耳。唯专去瘀血，故亦主经水不利，既曰新血，又曰如豚肝，骤结之血也。

【尤在泾】腹痛服枳实芍药而不愈者，以有瘀在脐下，着而不去，是非攻坚破积之剂，不能除矣。大黄、桃仁、䗪虫，下血之力颇猛，用蜜丸者，缓其性不使骤发，恐伤上二焦也。酒煎顿服者，补下治下制以急，且去疾惟恐不尽也。

（七）产后七八日，无太阳证，少腹坚痛，此恶露不尽；不大便，烦躁发热，切脉微实，再倍发热，日晡时烦躁者，不食，食则谵语，至夜即愈，宜大承气汤主之。热在里，结在膀胱也。见痉病中。

【赵以德】太阳为表，膀胱为里。七八日，表证入里，故曰无太阳证。恶露已为病气所郁，不能尽去，邪因入里，与恶露相搏，结在膀胱，而小腹坚痛；下焦热极，故不大便，烦躁发热，更切其脉微实，再倍发热，日晡时烦躁。此邪又攻于胃，胃热则不食，食入则谷气之热更助，两热相并，故谵语，至夜愈。此产后血虚，邪易入血室，入血室则夜如见鬼状，言此以明其不在血室，而在膀胱与胃，故用大承气汤。

【徐忠可】此条言产后恶露不尽，有血瘀而病，实不在血，因腹内有热，致血结膀胱，其辨尤在"至夜即愈"四字。谓产后七八日，即本虚稍可矣，无太阳证，则非头痛、发热、恶寒之表证矣。乃少腹坚痛，非恶露不尽而何，然而不大便，则为肠胃中燥热；烦躁发热，则为实热上攻；脉微实，则又非虚比；更倍发热，日晡烦躁，则为脾胃郁热证；更食则谵语，胃热尤确。诸皆热结肠胃之证，而非恶露不尽本证也。况至夜即愈，病果在阴，则宜夜重，而夜反愈，岂非实热内结乎。故以大承气主之，意在通其热结，以承

337

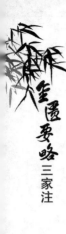

接其元气，则恶露自行。不必如前之单下瘀血，恐单去血而热不除，则并血亦未必能去也。故复总言之曰：热在里。即《伤寒论》表里之里，谓当攻里也。曰结在膀胱，是言血偶因热而结，非血自结之病，故不当攻血也。

【尤在泾】无太阳证者，无头痛恶寒之表证也。产后七八日，少腹坚痛，恶露不尽，但宜行血去瘀而已。然不大便、烦躁、发热、脉实，则胃之实也。日晡为阳明旺时，而烦躁甚于他时，又胃热之验也。食气入胃，长气于阳，食入而助胃之热则谵语，至夜阳明气衰而谵语愈，又胃热之验也。故曰热在里，结在膀胱。里即阳明，膀胱即少腹。盖谓不独血结于下，而亦热聚于中也。若但治其血而遗其胃，则血虽去而热不除，即血亦未必能去，而大承气汤中，大黄、枳实均为血药，仲景取之者，盖将一举而两得之欤。

（八）产后风，续之数十日不解，头微痛，恶寒，时时有热，心下闷，干呕，汗出，虽久，阳旦证续在耳，可与阳旦汤。即桂枝汤加黄芩。即桂枝汤。方见下利中。

【赵以德】伤寒病，太阳证，头痛发热，汗出恶风者，桂枝汤主之。又，太阳病，八九日不解者，表证仍在，当发其汗。此治伤寒法。凡产后感于风寒诸证，皆不越其规矩，举此条与上文承气，为表里之例耳。东垣治劳役饮食所伤挟外感者，亦名两感，必顾胃气。《大全良方》谓：新产去血，津液枯竭，如有时气之类，当发其汗，决不可用麻黄。取汗无取过多。《活人书》：妇人诸病，皆用四物，与所见证，如阳旦之类，各随所感而消息之。

【徐忠可】此段言产后中风，淹延不愈，而表里杂见者，仍当去其风也。谓中风之轻者，数十日不解，似乎不可责表，然头疼、恶寒、汗出、时有热，皆表证也。心下闷、干呕，太阳之邪欲内入，而内不受，考《伤寒论》有阳旦汤，乃桂枝汤加黄芩，以治太阳中风，而挟热者。今久风而热不已，则阳旦证仍在，阳旦汤何不可与，而因循以致误也。

【尤在泾】产后中风，至数十日之久，而头疼寒热等证不解，是未可卜度其虚，而不与解之散之也。阳旦汤治伤寒太阳中风挟热者，此风久而热续在者，亦宜以此治之。夫审证用药，不拘日数，表里既分，汗下斯判。上条里热成实，虽产后七八日，与大承气而不伤于峻，此条表邪不解，虽数十日之久，与阳旦汤而不虑其散，非通于权变者，未足以语此也。

（九）产后中风，发热，面正赤，喘而头痛，竹叶汤主之。

[竹叶汤]方

竹叶一把　葛根三两　防风一两　桔梗桂枝　人参　甘草各一两
附子一枚,炮　大枣十五枚　生姜五两

上十味，以水一斗，煮取二升半，分温三服，温覆使汗出。颈项强，用大附子一枚，破之如豆大，该是"入"字。煎药扬去沫。呕者，加半夏半升，洗。

【赵以德】此证太阳上行至头表，阳明脉过膈上循于面，二经合病，故如是。竹叶汤亦桂枝汤变化者。仲景凡治二经合病，多加葛根，为阳明解肌药也；防风佐桂[①]，主二经之风；竹叶主气上喘；桔梗佐竹叶利之；人参亦治喘；甘草和中；生姜、大枣行谷气，发荣卫，谷气行，荣卫和，则上下交济而汗出解矣。附子恐是后所加，治头项强耳。颈项强，邪在太阳，禁固其筋脉，不得屈伸，故用附子温经散寒湿，以佐葛根。若邪在胸中而呕，加半夏治之。

【徐忠可】中风发热头痛，表邪也。然面正赤，此非小可淡红，所谓面若妆朱，乃真阳上浮也。加之以喘，气高不下也。明是产后大虚，元阳不能自固，而又杂以表邪，自宜攻补兼施。故以桂、甘、防、葛、桔梗、姜、枣，清其在上之邪，竹叶清其胆腑之热，而以参、附培元气，返其欲脱之阳。然以竹叶名汤，要知本寒标热，胆居中道，清其交接之缘，则标本俱安，竹叶实为功之首耳。

_____

① 桂：康本作"桂枝"二字。

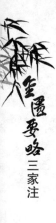

颈项强，则下虚尤甚，故加大附。呕则逆而有水，故加半夏。

　　【尤在泾】此产后表有邪而里适虚之证，若攻其表，则气浮易脱；若补其里，则表多不服。竹叶汤，用竹叶、葛根、桂枝、防风、桔梗解外之风热；人参、附子固里之脱；甘草、姜、枣以调阴阳之气，而使其平，乃表里兼济之法。凡风热外淫，而里气不固者，宜于此取则焉。

　　（十）妇人乳，中虚，烦乱，呕逆，安中益气，竹皮大丸主之。

　　[竹皮大丸] 方

　　生竹茹二分　　石膏二分　　桂枝一分　　甘草七分　　白薇一分

　　上五味，末之，枣肉和丸弹子大。以饮服一丸，日三夜二服。有热者，倍白薇；烦喘者，加柏实一分。

　　【赵以德】妇人以阴血上为乳汁，必藉谷气精微以成之。然乳房居胃上，阳明经脉之所过，乳汁去多，则阴血乏而胃中益虚；阴乏则火烧而神昏乱，胃虚则呕逆。用甘草泻心火，安中益气；石膏、白薇治热疗烦乱；竹皮主呕逆；桂枝利荣气，通血脉，又宣导诸药，使无扞格之患；柏实，《本草》主恍惚虚烦，安五脏，益气。烦喘者，为心中虚火动肺，故以柏实两安之。

　　【徐忠可】乳者，乳子之妇也。肝气原不足，中虚者，中气大虚也。脾土复困弱，于是火上壅则烦，气上越则呕，烦而乱，则烦之甚也，呕而逆，则呕之甚也。病本全由中虚，然而药止用竹茹、桂、甘、石膏、白薇者，盖中虚而至于呕为烦，则胆腑受邪，烦呕为主病。故以竹茹之除烦止呕者为君，胸中阳气不用，故以桂甘扶阳，而化其逆气者为臣，以石膏凉上焦气分之虚热为佐，以白薇去表间之浮热为使，要知烦乱呕逆，而无腹痛下利等证，虽虚无寒可疑也。妙在加桂于凉剂中，尤妙在生甘草独多，意谓散蕴蓄之邪，复清阳之气，中即自安，气即自益，故无一补剂，而反注其立汤之本意，曰安中益气，竹皮大丸，神哉！喘加柏实，柏每西向，得西方之气最深，故能益金，润肝木而宁心，则肺不受烁，喘自平也。好古谓肝家气分药，盖柏为阴木，能益肝阴，而辑其横溢之气，润肝之功多也。有热倍白薇，盖薇能去浮热，故《小品》于桂枝加龙骨牡蛎汤云：汗多热浮者，去桂，加白薇、附子各三分，名曰二加龙骨汤，则薇之能去浮热可知也。

【尤在泾】妇人乳中虚，烦乱呕逆者，乳子之时，气虚火胜，内乱而上逆也。竹茹、石膏甘寒清胃，桂枝、甘草辛甘化气，白薇性寒入阳明，治狂惑邪气，故曰安中益气。

（十一）产后下利虚极，白头翁加甘草阿胶汤主之。

［白头翁加甘草阿胶汤］方

白头翁　甘草　阿胶各二两　秦皮　黄连　柏皮各三两
上六味，以水七升，煮取二升半，内胶令消尽，分温三服。

【赵以德】《伤寒》厥阴证热利下重者，白头翁汤四味尽苦寒，寒以治热，苦以坚肠胃。此产后气血两虚，因加阿胶补气血而止利；甘草缓中通血脉。然下利，血滞也，夫人之血行则利自止，甘草尤为要药，此方岂独治产后哉。

【徐忠可】仲景治热利下重，取白头翁汤。盖白头翁纯苦能坚肾，故为驱下焦风热结气君药。臣以黄连，清心火也；秦皮清肝热也；柏皮清肾热也。四味皆苦寒，故热痢下重者宜之。若产后下痢，其湿热应与人同，而白头翁汤在所宜矣。假令虚极，不可无补，但非他味参术所宜，恶其壅而燥也，亦非苓泽淡渗可治，恐伤液也。唯甘草之甘凉清中，即所以补中，阿胶之滋润去风，即所以和血。以此治病，即以此为大补。方知凡治痢者，湿热非苦寒不除，故类聚四味之苦寒不为过。若和血安中，只一味甘草及阿胶而有余，治痢好用参术者，政由未悉此理耳。

【尤在泾】伤寒热利下重者，白头翁汤主之，寒以胜热，苦以燥湿也。此亦热利下重，而当产后虚极，则加阿胶救阴，甘草补中生阳，且以缓连、柏之苦也。

妇人产后病脉证治第二十一

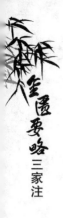

附方

《千金》［三物黄芩汤］治妇人在草蓐，自发露得风，四肢苦烦热，头痛者，与小柴胡汤；头不痛但烦者，此汤主之。不痛者，此汤主之。

黄芩一两　苦参二两　干地黄四两

上三味，以水六升，煮取二升，温服一升，多吐下虫。

【徐忠可】此言产妇有暂感微风，或在半表里，或在下焦，风湿合或生虫，皆能见四肢烦热证，但以头之痛不痛为别耳。故谓在草蓐，是未离产所也，自发露得风，是揭盖衣被，稍有不慎而暂感也。产后阴虚，四肢在亡血之后，阳气独盛，又得微风，则苦烦热。然表多，则上入而头痛，当以上焦为重，故主小柴胡和解。若从下受之，而湿热结于下，则必生虫而头不痛。故以黄芩清热为君，苦参去风杀虫为臣，而以地黄补其元阴为佐。曰多吐下虫，谓虫得苦参必不安，其上出下出，政未可知也。

【尤在泾】此产后血虚风入而成热之证。地黄生血，苦参、黄芩除热也。若头痛者，风未全变为热，故宜柴胡解之。

《千金》［内补当归建中汤］治妇人产后虚羸不足，腹中刺痛不止，吸吸少气，或苦少腹中急，摩痛引腰背，不能食饮。产后一月，日得服四五剂为善，令人强壮宜。

当归四两　桂枝三两　芍药六两　生姜三两　甘草二两　大枣十二枚

上六味，以水一斗，煮取三升，分温三服，一日令尽。若大虚，加饴糖六两，汤成内之，于火上暖令饴消。若去血过多，崩伤内衄不止，加地黄六两，阿胶二两，合八味，汤成内阿胶；若无当归，以芎䓖代之。若无生姜，以干姜代之。

【徐忠可】桂枝汤，为中风家和荣卫、调阴阳圣方。加饴糖为建中，已为邪盛正虚者，巧定一先本后标之法。今产后虚羸不足，先因阴虚，后并阳虚，补阴则寒凝，补阳则气壅。后天以中气为主，故治法亦出于建中，但加当归即偏于内，故曰内补当归建中汤。谓腹中刺痛不止，血少也，吸吸少气，阳弱也。故将桂枝、生姜、当归之辛温，以行其荣卫之气；甘草、白芍，以养其脾阴之血；而以饴糖、大枣，峻补中气，则元气自复，而羸者丰，痛者止也。然桂枝于阴阳内外，无所不通，尤当归善入阴，治带下之疾，故又主少腹急摩痛引腰背，不能饮食者，盖带下病去，而中气自强也。曰产后一月，日得服四、五剂为善，谓宜急于此调之，庶无后时之叹。然药味和平，可以治疾，可以调补，故又曰令人强壮宜。若云大虚，加饴糖，而不用人参，盖人参补元气，与中气不相安者有之。饴糖乃补中气，而听元气之自生，故因此一味而曰建中。正为产后先血虚，人参偏于气，未免使阳骤胜，骤胜则愈伤阴也。若去血过多，崩伤内衄，方加干地黄、阿胶，所伤偏于阴，故特多加阴药，非产后必宜用地黄、阿胶也。论曰：近来肾气丸、十全大补汤，俱用肉桂，盖杂温暖于滋阴药中，故无碍。至桂枝汤，因作伤寒首方，又因有春夏禁用桂枝之说，后人除有汗、发热、恶寒一证，他证即不用，甚至春夏，则更守禁不敢用矣。不知古人用桂枝，取其宣通气血，为诸药向导，即肾气丸，古亦用枝，其意不止于温下也。他如《金匮》论虚损十方，而七方用桂枝。胎前用桂枝汤安胎；又桂苓汤去癥；产后中风面赤，桂枝附子并用；产后乳子，烦乱呕逆，用竹皮大丸内加桂枝，治热烦，此于建中加当归，为内补。然则桂枝，岂非通用之药，若肉桂，则性热下达，非下焦虚寒者，不可用，而人反以为通用，宜其用之而多误矣。予自究心《金匮》以后，其用桂枝取效，变幻出奇，不可方物聊一拈出，以破时人之惑。

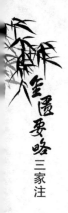

妇人杂病脉证并治第二十二

论一首　脉证合十四条　方十四首

（一）妇人中风七八日，续来寒热，发作有时，经水适断，此为热入血室。其血必结，故使如疟状；发作有时，小柴胡汤主之。方见呕吐中。

【赵以德】此下四条，皆出《伤寒论》中。成注：七八日，邪气入里之时，本无寒热，而续得寒热，经水适断者，为表邪乘虚入于血室，相搏而血结不行，经水所以断也。血气与邪分等，致寒热如疟而发作有时，与小柴胡汤，以解传经之邪。

【徐忠可】妇人热入血室有四。入血室必谵语，此则不谵语，而但如虐状者，谓伤寒男女皆有之，而妇人有独异者，故首曰妇人中风，即伤寒中所主桂枝汤之风证也。七八日则表邪已解矣，复有寒热，故曰续来，然不长热，故曰有时。问其经水，则已来而适断，明是余热未尽，乘虚入之，则余血必有结者，故寒热有时。然非太阳传入少阳之比，因结血之热，致有此病，故曰使如疟状，虽非传入少阳之比，其药仍用小柴胡者，盖血室之气，肝主之，肝与胆为表里，胆因肝受邪，而病如疟，非他药所宜，故亦主和其半表里。谓上焦气和，而骤结之血将自行，若峻攻之，如抵当汤证，则亦犯少阳之禁也。

【尤在泾】中风七八日，寒热已止而续来，经水才行而适断者，知非风寒重感，乃热邪与血俱结于血室也。热与血结，攻其血则热亦去，然虽结而寒热如疟，则邪既留连于血室，而亦侵淫于经络。设攻其血，血虽去，邪必不尽，且恐血去而邪得乘虚尽入也。仲景单用小柴胡汤，不杂血药一味，意谓热邪解而乍结之血自行耳。

（二）妇人伤寒发热，经水适来，昼日明了，暮则谵语，如见鬼状者，此为热入血室。治之无犯胃气及上二焦，必自愈。

【赵以德】成注：伤寒发热者，寒已成热也，经水适来，则血室空虚，热乘虚入血室。若邪入胃，邪客于腑而争也；暮则谵语，如见鬼状，是邪不入腑，入于血室，与阴争也。阳盛谵语则宜下；此热入血室，不可与下药犯其胃气。热入血室，血结寒热者，与小柴胡汤，散邪发汗；热入血室，胸膈满如结胸状者，可刺期门穴；此虽入而无满结，故不可刺。必自愈者，以经行则热随血去，血下已，则邪热悉除而愈矣。发汗为犯上焦者，发汗则动卫气，卫气出上焦也；刺期门为犯中焦者，刺期门则动荣气，荣气出中焦也。

【徐忠可】此言热入血室，不必血结，而初即搏邪为患者。曰伤寒，即所谓无汗恶寒者也。曰发热，此病之初也。曰经水适来，来则经水初行之时也。邪盛经气亦盛，适相值，寒邪必伤荣，故邪与血搏，血属阴主夜，故昼则热，虽发而明了，暮则入阴分，邪挟阴气而为谵语，如见鬼状者，谵之甚也。此为热入血室者，言血室虽在内，而表邪实未尝犯胃及上二焦之内，故曰此者，只此而非表邪入里也。治法亦惟和表邪，而略兼清血室之热足矣。误以为客邪入内而攻之，则所伤实多，故曰：无犯胃气及上二焦，必自愈。必云者，内原无病可攻，故虽不治，而必愈也。

【尤在泾】伤寒发汗过多者，邪气离表则入阳明；经水适来者，邪气离表则入血室。盖虚则易入，亦惟虚者能受也。昼日明了，暮则谵语者，血为阴，暮亦为阴，阴邪遇阴乃发也。然热虽入而血不结，其邪必将自解，治之者但无犯胃气及上二焦阳气而已。仲景盖恐人误以发热为表邪未解，或以谵语为阳明胃实，而或攻之或汗之也。

（三）妇人中风，发热恶寒，经水适来，得之七八日，热除，脉迟，身凉和，胸胁满，如结胸状，谵语者，此为热入血室也。当刺期门，随其实而泻之。

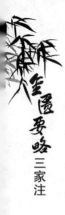

【赵以德】中风，发热恶寒，表病也。若经水不来，表邪传里，则入腑而不入血室也；经水适来，血室空虚，至七八日邪传里之时，更不入腑，乘虚而入于血室。热除脉迟身凉者，邪气内陷而表证罢也；胸胁下满如结胸状，谵语者，热入血室而里实；期门者，肝之募，肝主血，刺期门者，泻血室之热。审何经气实，更随其实而泻之。

【徐忠可】此言经与病值，不即为患，而病解后，反搏邪在胸胁作楚者。谓中风病，虽稍异于前之伤寒，然发热恶寒，经水适来，与前之邪盛经亦盛无二，后七八日，热除脉迟，身凉和，是经在病中，行而不碍也。却七八日后，反胸胁满，如结胸状，谵语，是入血室之热，不窜于经，而结于肝之腑，故脉之所过处为满，甚则如结胸状，阴火盛则谵语也。然满虽在胸胁，非少阳表邪，虽如结胸，非太阳表邪入里，虽谵语，非胃实，故曰此热入血室，亦见不可误攻胃及上二焦也。当刺期门，期门者，肝之分也，此肝实之病，泻其实则愈，故曰随其实而取之。

【尤在泾】热除脉迟身凉和而谵语者，病去表而入里也。血室者，冲任之脉，肝实主之。肝之脉布胁肋，上贯膈，其支者，复从肝别上膈，注于肺，血行室空，热邪独胜，则不特入于其宫，而亦得游其部，是以胸胁满如结胸状。许叔微云：邪气蓄血，并归肝经，聚于膻中，结于乳下，以手触之则痛，非汤剂可及，故当刺期门。期门，肝之募，随其实而取之者，随其结之微甚，刺而取之也。

（四）阳明病，下血谵语者，此为热入血室，但头汗出，当刺期门，随其实而泻之。濈然汗出者愈。

【赵以德】阳明病热入血室，迫血下行，使下血谵语。阳明法当①汗，以夺血者无汗，故但头汗出也。刺期门以散血室之热，随

---

① 当：《注解伤寒论》作"多"。

其实而泻之，以除阳明之邪热，散邪除热，荣卫得通，津液得复，濈然汗出而解。《明理论》：卫是血室，妇人则随经而入，男子由阳明而传也。

【徐忠可】此言阳明病，亦有热入血室者，但下血、头汗出不同耳。阳明病，即头痛、鼻干、不眠是也。假如转入阳明之腑，则必有汗、谵语等，为可下之证，何缘而动血，乃下血谵语，故知为热入血室。然阳明宜通身有汗，此血中有热而血耗，耗则下虚搏邪，身为燥阴所把，故无汗，唯头则阴不能入，而阳仍通，故汗。此病亦由肝实，不当责阳明，故亦刺期门，而曰随其实而泻之。濈然者，通身微微似汗也，汗则肝不强而阴阳平，故愈。论曰：热入血室，仲景专就妇人言之，以有血室而行经，妇人所独也。然男子两肾间，七节下，亦有血海穴，假令平日血弱之人感风寒，亦或能袭之，凡见有阳明证，而变下血谵语，中风已愈，而如疟，伤寒初起，而夜如见鬼，中风已愈，而胁满谵语，不当以此意通之乎。

【尤在泾】阳明之热，从气而之血，袭入胞宫，即下血而谵语。盖冲任之脉，并阳明之经，不必乘经水之来，而后热得入之，故彼为血去而热入，此为热入而血下也。但头汗出者，阳通而闭在阴也。此虽阳明之热，而传入血室，则仍属肝家，故亦当刺期门以泻其实。刺已，周身濈然汗出，则阴之闭者亦通，故愈。

（五）妇人咽中如有炙脔，半夏厚朴汤主之。

［半夏厚朴汤］方《千金》作胸满，心下坚，咽中帖帖如有炙肉，吐之不出，吞之不下。

半夏一升 厚朴三两 茯苓四两 生姜五两 干苏叶二两

上五味，以水七升，煮取四升，分温四服。日三服、夜一服。

【赵以德】上焦，阳也。卫气所治，贵通利而恶闭郁，郁则津液不行而积为涎；胆以咽为使，胆主决断，气属相火，遇七情至而不决，则火亦郁而不发，不发则焰不达，不达则气如烟，与痰涎结

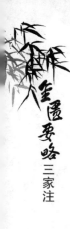

聚胸中，故若炙脔。《千金》之证虽异，然亦以此而致也。用半夏等药散郁化痰而已。

【徐忠可】此条即后所谓寒伤经络，凝坚在上也。炙脔，譬如干肉也，《千金》所谓咽中帖帖，如有炙肉，吐之不出，吞之不下，状如有炙脔。数语甚明切。此病不因肠胃，故不碍饮食二便，不因表邪，故无骨痛寒热。乃气为积寒所伤，不与血和，血中之气溢，而浮于咽中，得水湿之气，而凝结难移。妇人血分受寒，多积冷结气，最易得此病，而男子间有之。药用半夏厚朴汤，乃二陈汤去陈皮、甘草，加厚朴、紫苏、生姜也。半夏降逆气，厚朴兼散结，故主之。姜、苓宣至高之滞，而下其湿；苏叶味辛气香，色紫性温，能入阴和血，而兼归气于血，故诸失血，以赤小豆和丸服，能使血不妄行，夏天暑伤心阴，能下暑郁，而炙脔者用之，则气与血和，不复上浮也。吐血症，气不与血和而妄出，或上气，亦宜用之。论曰：余治王小乙，咽中每噎塞，嗽不出，余以半夏厚朴汤，投之即愈。后每复发，细问之，云夜中灯下，每见晕如团五色，背脊内间酸，其人又壮盛，知下初因受寒，阴气不足，而肝反郁热，甚则结寒微动，挟肾气上冲，咽喉塞噎也。即于此方，加大剂枸杞、菊花、丹皮、肉桂，晕乃渐除，而咽中亦愈。故曰男子间有之，信不诬也。

【尤在泾】此凝痰结气，阻塞咽嗌之间，《千金》所谓咽中帖帖，如有炙肉，吞不下，吐不出者是也。半夏、厚朴、生姜辛以散结、苦以降逆，茯苓佐半夏利痰气，紫苏芳香，入肺以宣其气也。

（六）妇人脏躁，喜悲伤，欲哭，象如神灵所作，数欠伸，甘麦大枣汤主之。

［甘草小麦大枣汤］方

甘草三两　小麦一升　大枣十枚

上三味，以水六升，煮取三升，温分三服。亦补脾气。

【赵以德】《内经》以肺之声为哭。又曰：并于肺则悲。《灵枢》曰：悲哀动中则伤魂。此证因肝虚肺并，伤其魂而然也。盖肝，阳脏也；肺，阴脏也。阳舒而阴惨，肝木发生之气不胜肃杀之邪并之，屈而不伸，生化之火被抑，扰乱于下，故发为脏躁，变为悲哭，所藏之魂，不得并神出入，遂致妄乱，像如神灵，木气被抑而不前，筋骨拘束而不舒，故数作欠伸。然治相并之邪，必安之、和之，用小麦养肝气止燥；甘草、大枣之甘，以缓肝气之苦急，燥止急缓，则脏安而悲哭愈。然又曰亦补脾气者，乃肝病先实脾，不惟畏其传，且脾实而肺得母气以安，庶不离位过中而复下并矣。

【徐忠可】此条即后所谓或有忧惨，悲伤多嗔也。脏，五脏也。燥，谓妇人血室，先受积冷，而郁久为热，则脏为之燥。《灵枢》曰：一阴主关，关之阖折，则肝气绝而喜悲。则知燥气乘肝，为悲伤欲哭，像如神灵所作，病从血来，故见阴象也。《千金》论脏虚脏燥，俱概指阴分言，总是阴分燥，则乘肺乘肝，皆能作悲。《济阴纲目》单指脉，未是，更将此条专入治前，尤非。《灵枢》曰：胃病善伸，数欠，颜黑。则知燥气侵胃为欠伸。然使肝气津润，君火不亢，则脏阴之燥，不敢乘肝侵胃，今令悲伤欠伸，其肝阴之热可知，心分之热亦可知，故以甘麦大枣汤主之。谓小麦能和肝阴之客热，而养心液，且有消烦利溲止汗之功，故以为君；麦为肝家之谷，故亦能滋肝。甘草泻心火而和胃，故以为臣；大枣调胃，而利其上壅之燥，故以为佐；盖病本于血，心为血主，肝之子也，心火泻而土气和，则胃气下达，肺脏润，肝气调，燥止而病自除也。补脾气者，火为土之母，心得所养，则火能生土也。

【尤在泾】脏燥，沈氏所谓子宫血虚，受风化热者是也。血虚脏燥，则内火扰而神不宁，悲伤欲哭，有如神灵，而实为虚病。前《五脏风寒积聚篇》所谓邪哭使魂魄不安者，血气少而属于心也。数欠伸者，《经》云：肾为欠、为嚏。又肾病者，善伸、数欠、颜黑。盖五志生火，动必关心，脏阴既伤，穷必及肾也。小麦为肝之谷，而善养心气；甘草、大枣甘润生阴，所以滋脏气而止其燥也。

（七）妇人吐涎沫，医反下之，心下即痞，当先治其吐涎

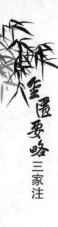

沫，小青龙汤主之。涎沫止，乃治痞，泻心汤主之。

　[小青龙汤] 方 见肺痈中。

　[泻心汤] 方 见惊悸中。

　【赵以德】《伤寒论》：表不解，心下有水气者，用小青龙汤解表散水也。又曰：表未解，医反下之，阳邪内陷，实则结胸，虚则心下痞。由此观之，吐涎沫者，盖由水气之为病，因反下之为痞；吐涎沫仍在，故先以小青龙治涎沫，然后以泻心汤除心下之热痞也。

　【徐忠可】此条即后所谓凝坚在上，呕吐涎唾也。妇人下焦素有积冷，而凝于上之内为饮，又得客寒，故吐涎沫，是积寒为本，而客邪为标也。然邪高在肺，宜从伤寒心下有水气者论治。但彼无积寒，故干呕，此有凝寒，故有涎沫耳。医者下之，是胃未受邪，而诛责无过，故曰反。药伤其胃，客气动膈，故心下即痞。究竟下虽作痞，而上之客寒水气未服，当先治其本，故主小青龙，则水气与客寒俱去，而涎沫止。思客寒吐涎沫，男子亦有之，但妇人则当防其积寒上凝耳。然药用小青龙，病在标，则舍本治标也，内有干姜、细辛，于水寒亦相宜也。痞不过误下之阴邪，客于心下，故以大黄、芩、连，峻泻心下痞郁之邪，可一服而愈也。

　【尤在泾】吐涎沫，上焦有寒也，不与温散而反下之，则寒内入而成痞，如伤寒下早例也。然虽痞而犹吐涎沫，则上寒未已，不可治痞，当先治其上寒，而后治其中痞，亦如伤寒例，表解乃可攻痞也。

　（八）妇人之病，因虚、积冷、结气，为诸经水断绝，至有历年，血寒积结，胞门寒伤，经络凝坚。在上呕吐涎唾，久成肺痈，形体损分。在中盘结，绕脐寒疝，或两胁疼痛，与脏相连；或结热中，痛在关元，脉数无疮，肌若鱼鳞，时著男子，非止妇身。在下未多，经候不匀，令阴掣痛，少腹恶寒；或引腰脊，下根气街，气冲急痛，膝胫疼烦；奄忽眩冒，状如厥癫，或有忧惨，悲伤多嗔。此皆带下，非有鬼神。久则羸瘦，脉虚多寒。三十六病，千变万端；审脉阴阳，虚实紧弦；行其针药，治危得安；其虽同病，脉各异源。子当辨记，勿谓不然。

【赵以德】阴阳之运动，有上下、有中外、有归宿、有倡顺，得其道则变化万象，各司其用。若乖其宜，则随所适而为病。然二者之要，则以阳为主，由阳主动，用以施化者也；而阴者惟虚其体，以受之生育而已。若夫邪气在阴，则凝结坚实，实则阳不得入而施化，致生诸病也，其病不可穷已。仲景叙是数证，冷积下焦，以见变易无穷也。所谓经水断绝，胞门寒伤，令阴掣痛，少腹恶寒，或引腰脊，下根气街，气冲急痛，膝胫疼烦，皆由阴结下焦，阳不得入，随所著冲任之脉而为病也；呕吐涎沫，久成肺痈者，必阴结在少阴经，其经上连于肺，水因溢上为涎沫，久迫上焦之阳，蓄以成肺痈也；绕脐寒疝，或两胁疼痛，与脏相连者，脐在人身正中面，四脏应之，其四脏则应于上下左右，盖是生气所出之原，五脏皆于此受之。今为冷邪凝结，生发之气绝少，正邪相击，而作寒疝；脐间冷结，连及两胁少阳发生之分，并为疼痛，故曰与脏相连也；或结热中，病在关元者，乃小肠火之募也，足三阴任脉之所会，足三阴任脉尽为积冷，于小肠火气不折，为郁热在中，冷热相搏，故痛在关元；脉数无疮，肌若鱼鳞者，阴不化血，无以输化生肌，滋润于外，徒是孤阳行脉，燥消皮毛耳；奄然眩冒，状如厥癫者，冲、任、督、阴跷之脉冲突而逆，阳乱于上，所以如尸厥癫痫；或忧惨悲伤，倘多嗔者，此在下肾肝脏阴结，而阳不得入，精泄不固，下泄为带，魂不舒、志不宁故耳，非鬼神使之也。阴由冷积，荣血内结，不与卫和，内外成病，求之于阴阳交变之道，不可一言而尽。仲景叙其证，复叙为三十六病，千变万端，同脉异证，恐后人胶柱鼓瑟，而不求于阴阳变易之道也。

【徐忠可】此段叙妇人诸病之由，所以异于男子，全从经起，舍此则与男子等也。及其变为各病，因禀之强弱，时之虚实，上下寒热之偏胜，而见证不同。其治之，或从标，或从本，即前后所述

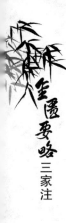

诸病可推，此则言其大概也。妇人之病，至胞门数句，为一篇纲领，因虚、积冷、结气六字，尤为纲中之纲。谓人不虚，则邪不能乘之，因虚，故偶感之冷，不化而积，气热则行，冷则凝，冷气凝滞，久则结，结者不散也。血遇冷气而不行，则经水断绝，然有微甚上下不同，故曰：诸。至有历年血寒者，气冷则血寒也，胞门即子宫所通阴中之门也，为经水孔道，冷则瘀积，而碍其月水之来矣。寒伤经络，至损分数句为一段。谓冷积关元，始时尚微，阳衰之后，荣卫相干，结寒气注；经络受伤，相缘上入，而凝坚在上，客邪并之，呕吐涎唾；久则气壅而上焦热，热则肺伤而痛，初时止气受寒结，至此渐及形体，故曰形体损分，此为病之变而在上者也。在中四句为一段。谓上焦之元气或盛，而无客邪并之，则寒邪不能上侵，盘结在中。脐主中焦，故绕脐寒疝，寒疝，寒痛也。然两胁者，肝所主，肝之经为厥阴，起于下，治于胁，故每与脏相连，而痛者有之，不必尽然或有也。或结热中，至女身数句为一段。谓人之禀赋不同，中气弱者，为寒所侵而疝矣。若其人中气素热，下邪并之，即为热中病，而关元之寒，客热不能消之，故痛仍在。然胃热故脉数，不由荣分之热，故无疮。虽无疮而客热所至，荣气作燥，故肌若鱼鳞，鱼鳞者，肌粗不滑之状也。时着男子，非止女身，谓冷气收敛，不能及人，热中则气热，男女交合，感其热，而男子亦然，非止女身肌粗矣。此上两段，言病之变，而在中，本为寒，或为热者也。在下四句为一段。谓关元已下，寒冷或多，则冷低而经不全妨，但期候不调匀，冷近于阴，故阴痛掣，抽痛也，于是少腹阳气少，则恶寒矣。此言病之变，而在下者也。或引腰脊四句为一段。谓病侵下之经络，则骨节之间，上下无定，自腰脊、气冲膝胫，无往不疼者有之，此言病之于骨节者也。奄忽四句为一段。谓邪入既深，神气受之，则阴火炽，而元首之阳衰，为眩为冒；阳气亏而神明无主，为厥为癫；脏气既燥，稍或有忧惨相感，则悲伤多嗔。此言病之变于神气间者也。然厥癫悲伤，似乎有鬼神者，不知前此皆带脉已下为病，而非鬼神，带下者，犹言带之下，非如今人所谓白带也。其病之初发，各因形体之寒热为寒热，

352

久则元气耗，而肌肉削，故羸瘦；久则经脉虚而阳气少，故多寒；三十六病者，十二癥、九痛、七害、五伤、三痼也，详首卷。审脉阴阳，虚实紧弦二句，此总结全篇之治法，谓变虽万端，总不出乎阴阳虚实，而独以紧弦为言者，盖经阻之始，大概属寒，故气结则为弦，寒甚则为紧耳。示人以二脉为主，而参之兼脉也。针药者，各有相宜也，然病形虽同，脉有各异，所异之部，即为病源，故脉各异源。此段为妇科辨证论治之最要语，故令辨记，且戒之耳。

【尤在泾】此言妇人之病，其因约有三端：曰虚，曰冷，曰结气。盖血脉贵充悦，而地道喜温和，生气欲条达也。否则血寒经绝，胞门闭而经络阻矣。而其变证，则有在上在中在下之异。在上者，肺胃受之，为呕吐涎唾，为肺痈，为形体消损，病自下而至上，从炎上之化也。在中者，肝脾受之，或寒疝绕脐，或胁痛连脏，此病为阴；或结热中，痛在关元；或脉数肌干，甚则并着男子，此病为热中，为阴阳之交，故或从寒化，或从热化也。在下者，肾脏受之，为经脱不匀，为阴中掣痛，少腹恶寒，或上引腰脊，下根气街，及膝胫疼痛，肾脏为阴之部，而冲脉与少阴之大络，并起于肾故也。甚则奄忽眩冒，状如厥癫，所谓阴病者，下行极而上也，或有忧惨悲嗔，状如鬼神者，病在阴，则多怒及悲愁不乐也，而总之曰此皆带下。带下者，带脉之下，古人列经脉为病。凡三十六种，皆谓之带下病，非今人所谓赤白带下也。至其阴阳虚实之机，针药安危之故，苟非医者辨之有素，乌能施之而无误耶？三十六病者，十二癥、九痛、七害、五伤、三痼也。

（九）问曰：妇人年五十所，病下利数十日不止，暮即发热，少腹里急，腹满，手掌烦热，唇口干燥，何也？师曰：此病属带下。何以故？曾经半产，瘀血在少腹不去。何以知之？其证唇口干燥，故知之。当以温经汤主之。

　　［温经汤］方

吴茱萸三两　　当归　芎劳各二两　　芍药　　人参　　桂枝　　阿胶
牡丹皮去心　　生姜　甘草各二两　　半夏半升　麦门冬一升，去心

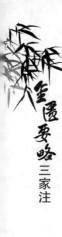

上十二味，以水一斗，煮取三升，分温三服。亦主妇人少腹寒，久不受胎；兼取崩中去血，或月水来过多，及至期不来。

【赵以德】下利不止，答属带下，何也？妇人二七天癸至，任脉通，太冲脉盛，月事以时下；七七太冲脉衰，天癸竭，地道不通，经水遂止。今年五十，经绝，胞门闭塞，冲任脉不复输泄之时，所积瘀血，自胞门化为带下；无所从出，大便属阴，故就大便而下利矣。考《大全良方》集是方：出《千金》，治女人曾经小产，或带下，三十六病。以或字分为二。《金匮》以带下属半产瘀血，岂带下三十六病，无湿热之实邪，而尽属于瘀血虚寒哉？盖为带脉居身形之半，凡十二经络，并奇经八脉，各挟寒热之邪，过而伤之，动其冲任，则气血为之不化，心肾为之不交，变成赤白漏下。治之必察感何邪？何经受害？为虚为发何状？脉见何象？令在寒暑？随宜以起？以权变治之可也。岂概云三十六病尽切是方乎？终不若仲景之有原委，而可为后世法也。盖小产是胞脉已虚，不能生新推陈，致血瘀积在下；而生发之气起于下焦，固脏之政，亦司下焦，下焦瘀积在下而既结于阴，则上焦之阳不入矣，遂成少腹里急，腹满；四脏失政，则五液时下；其阳至暮当行于阴，而不得入，独浮于上，为发热，为掌上热，为唇口干燥，故必开痹破阴结，引阳行下，皆吴茱萸主之，益新推陈；又，芎、归为臣，丹皮佐之。然推陈药固多，独用丹皮者，易老谓其能治神志不足；血积胞中，心肾不交，非直达其处者，不能通其神志之气。用半夏以解寒热之结；阿胶、人参补气血之不足；麦冬助丹皮引心气入阴，又治客热唇口干燥；桂枝、生姜发达生化之气；甘草益元气，和诸药。妇人小腹寒不受胎者，崩中去血，皆因虚寒结阴而阳不得入耳，尽可治之。设有脉沉数而阳乘阴者，亦为带下不成孕，崩中去血等证，又乌可用是治之？必须脉辨也。

【徐忠可】此段言历年血寒积结胞门而甚焉者也。故就妇人之年暮，经水断绝者而亦必据证断之，以立法也。谓妇人年五十，其天癸已绝，应不从经血起见矣。然而病证下利，数十日不止，知非偶感矣。暮即发热，病属阴矣。少腹里急，明乎病属下焦矣。因而腹满，是虽脾病，而根于下焦矣。手掌烦热，掌属心，心主血，血郁则热烦也。唇口必得脾家荣气而津润，荣气郁，则阴火从之，故干燥非渴也，渴则为胸中热，胸无热，而但阴分有郁火，故不渴而干燥也。然皆非相因的对之证，故疑而问。仲景乃略其下利发热腹满，而断之为带下，且决其曾经半产，瘀血在少腹不去。谓下利而发热，阴虚者有之；因而少腹里急，下多亡阴者有之；腹满，脾虚者有之；手掌烦热，阴虚者亦有之；若唇口，乃荣气所主，下利之病不应见此。然而有是证，又合之少腹里急，手掌烦热，明是血瘀而火郁，所以心得之而掌热，脾得之唇口燥，故曰：其证唇口干燥，故知之。药用温经汤者，其证因半产之虚，而积冷气结，血乃瘀而不去，故以归、芍、芎调血；吴茱、桂枝以温其血分之气而行其瘀；肺为气主，麦冬、阿胶以补其本；土以统血，参、甘以补其虚；丹皮以去标热丹皮亦能行血，然下利已久，脾气有伤，故以姜、半正脾气。名曰温经汤，治其本也。唯温经，故凡血分虚寒而不调者，皆主之。

【尤在泾】妇人年五十所，天癸已断而病下利，似非因经所致矣。不知少腹旧有积血，欲行而未得遽行，欲止而不能竟止，于是下利窘急，至数十日不止。暮即发热者，血结在阴，阳气至暮，不得入于阴，而反浮于外也。少腹里急腹满者，血积不行，亦阴寒在下也。手掌烦热，病在阴，掌亦阴也。唇口干燥，血内瘀者，不外荣也。此为瘀血作利，不必治利，但去其瘀而利自止。吴茱黄、桂枝、丹皮入血散寒而行其瘀，芎、归、芍药、麦冬、阿胶以生新血，人参、甘草、姜、夏以正脾气，盖瘀久者营必衰，下多者脾必伤也。

（十）带下，经水不利，少腹满痛，经一月再见者，土瓜根散主之。

［土瓜根散］方阴㿉肿亦主之。

土瓜根　芍药　桂枝　䗪虫各三分

妇人杂病脉证并治第二十二

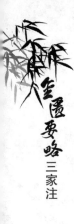

上四味，杵为散，酒服方寸匕，日三服。

【赵以德】此亦因瘀血而病者。经水即不利，一月再见之不同，皆冲任瘀血之病。土瓜根者，能通月水，消瘀血，生津液，津生则化血也；芍药主邪气腹痛，除血痹，开阴塞；桂枝通血脉，引阳气；䗪虫破血积，以酒行之。非独血积冲任者有是证，肝藏血，主化生之气，与冲任同病，而脉循阴器，任督脉亦结阴下，故皆用是汤治之。癫肿非惟男子之睾丸，妇人之阴户亦有之，多在产时瘀血，流入作痛，下坠出户也。

【徐忠可】带下，即前所谓此皆带下，非专指赤白带也。盖古人列妇人因经致病，凡三十六种，皆谓之带下病，故此节冠以带下二字，后不复重出耳。不利者，不能如期也。因寒而瘀，故少腹满痛。然既有瘀而不利，则前经行未畅者，不及待后月正期，乃一月而再见也。药主土瓜根散者，土瓜即草部王瓜也，性苦寒，善驱热行瘀，䗪虫兼活血，芍药敛阴中正气，桂枝行经络之滞，而积冷自散，因有瘀滞，故以土瓜为主，必合桂枝，所谓寒因热用也。此比去瘀血汤，乃渐化之也，得力在桂枝。

【尤在泾】妇人经脉流畅，应期而至，血满则下，血尽复生，如月盈则亏，月晦复朏也。惟其不利，则蓄泄失常，似通非通，欲止不止，经一月而再见矣。少腹满痛，不利之验也。土瓜根主内痹瘀血月闭，䗪虫蠕动逐血，桂枝、芍药行营气而正经脉也。

（十一）寸口脉弦而大，弦则为减，大则为芤，减则为寒，芤则为虚，寒虚相搏，此名曰革。妇人则半产漏下，旋覆花汤主之。方见十一卷。

［旋覆花汤］方

旋覆花三两　葱十四茎　新绛少许

上三味，以水三升，煮取一升，顿服之。

【赵以德】本文之注见前。方药，《本草》谓旋覆花主结气，胁下满，通血脉，去脏家热；葱管亦主寒热，安胎，除肝邪，且更能主血；新绛疑是绯帛也，凡糸帛皆理血，血色红，用绛尤切于活血。肝为藏血，主生化，故冲任之脉成月事及胞胎者，皆统属之。三味入肝理血，除邪散结，岂非以气阳也。血，阴也。气少则无阳，无阳则寒，血虚则无阴，无阴则热，两虚相搏，以害其肝之生化欤？所以用是汤先解其结聚之邪也，而温补其虚寒者，必另有法矣。

【徐忠可】此段言弦大之脉，并见于寸口，是病气上浮，见于阳部，乃正气亏而病气胜也，故脉先见弦。弦则卫气结，又见大，大则虚而不能敛，故释之曰：弦则为减。谓正气已减，然正气何缘而减，以寒邪乘之，乃气结而减也，故曰：减则为寒。又释之曰：大则为芤。谓有边无中，芤如按葱也，然脉何缘而中空，以元虚不实，乃中弱而空也，故曰：芤则为虚。虚寒相搏，病始于下，而脉见寸口阳部，是外实内虚如鼓，故名曰革。妇人妊娠及行经，必阴阳相维而后无病，今阳浮阴弱，不能养胎，故半产或下血而为漏下，此因虚而寒气结也，结则气不摄血而漏下矣。故以旋覆开结气，而通其虚中之滞，加葱行其气也，加绛少许，即新染绛色绢也，以此为血分引经耳。论曰：半产漏下，血虚可知，不用补血药者，盖虚而兼寒，是有邪矣。故以开结为主，结开而漏止，其血自生，不必补也。若有邪而补，则邪盛而漏愈甚，未得益，先得损矣。

【尤在泾】本文已见《虚劳篇》中。此去男子亡血失精句，而益之曰旋覆花汤主之，盖专为妇人立法也。详《本草》旋覆花治结气，去五脏间寒热，通血脉；葱主寒热，除肝邪；绛帛入肝理血，殊与虚寒之旨不合。然而肝以阴脏而舍少阳之气，以生化为事，以流行为用，是以虚不可补；解其郁聚，即所以补；寒不可温，行其血气，即所以温；固不可专补其血，以伤其气；亦非必先散结聚，而后温补，如赵氏、魏氏之说也。

（十二）妇人陷经，漏下黑不解，胶姜汤主之。臣亿等校诸本无

357

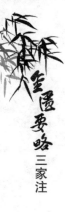

胶姜汤方，想是妊娠中胶艾汤。方缺。

【赵以德】气倡而血从，则百脉流动以候其天癸，苟有邪以阻之，则血不从其气而自陷于血海；血海者，肾主之。肾，寒水也，色黑，是以漏下黑矣。犹《内经》所云结阴下血也。方虽不全见，胶、艾二物亦足治之。艾火，皮肤灸之尚能内入，况服之而不自阳引入于阴乎？姜以散其阴，开通腠理，致津液行气也。

【徐忠可】妇人之经，虽从下出，实由心胃之气主之，故升降有期。今曰漏下，是无期也，所漏者黑，是下有因寒而滞之物，故曰陷经，陷者有降无升，久则为黑色。故以胶艾汤主之，乃四物加甘、胶、艾，四物通调肝血，加甘、胶峻补之，病本于寒，故以艾温而行之也。论曰：丹溪谓妇人之经，淡为有水，紫为热，黑为热极，故兼水化，假令其人，素从热病来者容有之，然而仲景之言，道其常也。

【尤在泾】陷经，下而不止之谓，黑则因寒而色瘀也。胶姜汤方未见，然补虚温里止漏，阿胶、干姜二物已足。林亿云：恐是胶艾汤。按：《千金》胶艾汤有干姜，似可取用。

（十三）妇人少腹满，如敦状，小便微难而不渴，生恐是"经"字。后者，此为水与血俱结在血室也。大黄甘遂汤主之。

［大黄甘遂汤］方

大黄四两　　甘遂二两　　阿胶二两

上三味，以水三升，煮取一升，顿服之，其血当下。

【赵以德】《内经》谓：水入经，其血乃成。则血由水化。今乃言血与水并何哉？尝思水有清浊，清则入经化血，浊则为溺、为唾。苟因气之浊乱者入之，则不能化血，而为血害；其清者，初虽为水而色白，至于坎离之变，从火化而变赤，如月之禀日光为盈亏，与阳随动，流转上下，行诸经脉，与水性异矣。水性惟能润下，苟下流不通，必注于泽，所以水失其道，入于肌表者，作身

358

肿；止于筋骨者，作肢节肿；此入于血室，故作少腹如敦状。然血室虽与膀胱异道，膀胱是行水之腑，水蓄血室，气有相感也，故膀胱之气亦不化，而小便微难矣。若小便自如而少腹如敦者，则不谓之水并，当是他邪血积可知矣。用甘遂取其直达水停之处，大黄荡瘀血，阿胶引为血室向导，且补其不足也。

【徐忠可】少腹满，前之小腹满也。如敦状，如人敦而不起，则气从后注，今溺满在前，而血瘀在后，故曰：如敦状。小便微难，是溺亦微有病而不甚也。不渴，知非上焦之气热不化，更在生病后，则知余邪未清，故使血室不净，血室在膀胱之后，病在彼，故气如后注而敦者然，明是溺与血俱病，故曰：此为水与血俱结在血室。大黄以逐其瘀血，甘遂以去其停水，古人治有形之病，以急去为主，故用药不嫌峻耳。若阿胶，则养正而不滞，故加之，且以驱血中伏风也。

【尤在泾】敦音对。按：《周礼注》槃以盛血，敦以盛食，盖古器也。少腹满如敦状者，言少腹有形高起，如敦之状，与《内经》胁下大如覆杯之文略同。小便难，病不独在血矣。不渴，知非上焦气热不化。生后即产后，产后得此，乃是水血并结，而病属下焦也。故以大黄下血，甘遂逐水，加阿胶者，所以去瘀浊而兼安养也。

（十四）妇人经水不利下，抵当汤主之。亦治男子膀胱满急有瘀血者。

［抵当汤］方

水蛭三十个，熬　　虻虫三十枚，熬，去翅足　　桃仁二十个，去皮尖　　大黄三两，酒浸

上四味，为末，以水五升，煮取三升，去滓，温服一升。

【赵以德】《伤寒论》：阳明证，其人喜忘者，必有蓄血，大便色黑，抵当汤主之。发热下之不解，六七日不大便者，有瘀血，亦宜是汤。伤寒有热，少腹满，应小便不利，今反利者，为有血也，

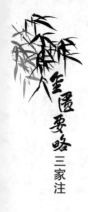

宜抵当丸。三者有病状而后立方，今止云经水不利下，岂遂血蓄不通而非虚损耶？此必有蓄血情状而出是方也。

【徐忠可】 不利下者，明知有血欲行，而不肯利下，既非若久闭不至，亦非若行而不畅。如一月再见者，是有形之物碍之。故以大黄、桃仁、水蛭、虻虫峻逐之。

【尤在泾】 经水不利下者，经脉闭塞而不下，比前条下而不利者有别矣。故彼兼和利，而此专攻逐也。然必审其脉证并实而后用之，不然，妇人经闭，多有血枯脉绝者矣。虽养冲任，犹恐不至，而可强责之哉。

（十五）妇人经水闭不利，脏坚癖不止，中有干血，下白物，矾石丸主之。

［矾石丸］方

矾石三分，烧　杏仁一分

上二味，末之，炼蜜和丸枣核大，内脏中，剧者再内之。

【赵以德】 子宫血积，不与气和，故新血不至，遂成干血，坚癖外连于户，津液不行，化为白物，是用矾石消坚癖，破干血；杏仁利气开闭，润脏之燥；蜜以佐之；内子户，药气可直达于子宫矣。设干血在冲任之海者，必服药以下之，内之不能去也。

【徐忠可】 此言闭则经阻不行矣。然其子脏寒郁，更坚癖而下不止，乃中有干血，故所下者，但白物而非血也。以矾石丸主之者，其经阻之由，虽在子脏，实大肠之湿热侵之，使子脏得热，而有干血，与着脐下之瘀血不同。故不用前之下瘀血汤，但以矾石却水去湿为君，杏仁利大肠之气为佐，而内之大肠，谓大肠之湿热去，而子脏之干血自行，则白物止而经不闭也。

【尤在泾】 脏坚癖不止者，子脏干血，坚凝成癖而不去也。干血不去，则新血不荣，而经闭不利矣。由是蓄泄不时，胞宫生湿，湿复生热，所积之血，转为湿热所腐，而成白物，时时自下，是宜先去其脏之湿热。矾石却水除热，合杏仁破结润干血也。

360

（十六）妇人六十二种风，及腹中血气刺痛，红蓝花酒主之。

［红蓝花酒］方　疑非仲景方。

红蓝花一两

上一味，以酒一大升，煎减半，顿服一半，未止再服。

【赵以德】注：疑非仲景方。《伤寒论》一部，以风寒二邪，必复言其传变，然后出方，乃云六十二种风尽以一药治之，宁无寒热、虚实、上下、表里之异？其非仲景法明矣。虽然，原其立方之旨，将谓妇人以血为主，一月一泻，然后和平，若风邪与血凝搏，或不输血海以阻其月事，或不流转经络以闭其荣卫，或内触脏腑以违其和，因随取止，遂有不一之病，所以治之惟有破血通经，用红花酒则血开气行而风亦散矣。

【徐忠可】六十二种风，此言凡妇人病挟风者，无不治之。其六十二之名，详考方书，皆不能悉。血气刺痛，是言因血虚，或腹中受风寒之邪，如经前后、胎前后、产前后皆是，以别于寒疝者而言，故以"血气"二字殊言之。痛而言刺，盖血气之痛，其状如刺，亦不同于寒疝也。红蓝花一味之力能概之者，色红与血同类，性味辛温而微苦，能入心肝冲任，而行血和血，血和则风自减也。得酒则力更大，故凡风证血证皆宜之。

【尤在泾】妇人经尽产后，风邪最易袭入腹中，与血气相搏而作刺痛。刺痛，痛如刺也。六十二种，未详。红蓝花苦辛温，活血止痛，得酒尤良，不更用风药者，血行而风自去耳。

（十七）妇人腹中诸疾痛，当归芍药散主之。

［当归芍药散］方　见前妊娠中。

【赵以德】此腹痛者，由中气脾土不能升，阴阳二气乖离，肝木乘克而作痛，故用是汤补中伐木，通行阴阳也。

【徐忠可】此言妇人之病，大概由血，故言诸疾痛，皆以术、

妇人杂病脉证并治第二十二

361

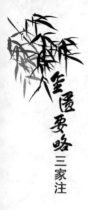

苓、泽、归、芍、芎主之，谓即有因寒者，亦不过稍为加减，非真以此方概腹中诸痛也。

【尤在泾】妇人以血为主，而血以中气为主。中气者，土气也。土燥不生物，土湿亦不生物。芎、归、芍药滋其血，苓、术、泽泻治其湿，燥湿得宜，而土能生物，疾痛并蠲矣。

（十八）妇人腹中痛，小建中汤主之。

［小建中汤］方　见前虚劳中。

【徐忠可】此言妇人之病，既概由血，则虚者多，从何补起，唯有建中之法为妙。谓后天以脾胃为本，胃和而饮食如常，则自能生血，而痛止也。小建中即桂枝汤加饴糖也，言外见当扶脾以统血，不当全恃四物之类耳。前产后附《千金》内补当归建中汤，正此意也。

【尤在泾】营不足则脉急，卫不足则里寒，虚寒里急，腹中则痛。是必以甘药补中缓急为主，而合辛以生阳，合酸以生阴，阴阳和而营卫行，何腹痛之有哉。

（十九）问曰：妇人病，饮食如故，烦热不得卧，而反倚息者，何也？师曰：此名转胞，不得溺也。以胞系了戾，故致此病，但利小便则愈，宜肾气丸主之。

［肾气丸］方

干地黄八两　薯蓣四两　山茱萸四两　泽泻三两　茯苓三两　牡丹皮三两　桂枝　附子炮，各一两

上八味，末之，炼蜜和丸梧子大，酒下十五丸，加至二十五丸，日再服。

【赵以德】此方在虚劳中，治腰痛，小便不利，小腹拘急。此亦用之何也？盖因肾虚用之，若饮而短气者，亦用此利小便，则可见其转胞之病，为胞居膀胱之室，因下焦气衰，惟内水湿在中，不

得气化而出，遂至鼓急，其胞因转动不止①，了戾其溺之宗，水既不出，经气遂逆，上冲于肺，肺所主之荣卫，不得入于阴，蓄积于上，故烦热不得卧而倚息也。用此补肾则气化，气化则水行，水行则逆者降而愈矣。然转胞之病，岂尽由下焦肾虚致耶？或中焦气虚土湿，下干害其胞，与上焦肺气壅塞，不化于下焦，或胎重压其胞，或忍溺入房，皆足成此病，必求所因以治之也。

【徐忠可】不见寒热，而饮食如故，则表里俱无邪矣。然烦热不得卧，而反倚息，病形颇急，故疑而问。不知下气上逆，膈受之，则内热而烦，阳明之气下行，逆则不得卧，逆则气高，高则气极，故反倚息，不能循呼吸之常，乃倚息而如喘也。其所以气逆之故，盖小便因气化而出，下有热滞不得出，久则气乱而胞转，转则愈不得溺，故曰以胞系了戾致此病，了戾者，其系扭转也。然既无表里，自当但利小便，则胞中之气，有药使之仍出故道，乃气直而系不得扭也。然不用八正等，而以肾气丸主之者，谓胞系了戾，初因气涩而溺满，满则气乱而转，气涩之由，则因热聚，热聚之由，因元虚。故以六味补其下元，导之使出，又以桂枝化其气，附子健其气行之势，所谓补正以逐邪也。若一味淡渗，则元气削而馁，馁则反不能出矣。

【尤在泾】饮食如故，病不由中焦也。了戾与缭戾同，胞系缭戾而不顺，则胞为之转，胞转则不得溺也。由是下气上逆而倚息，上气不能下通而烦热不得卧。治以肾气者，上焦之气肾主之，肾气得理，庶缭者顺，戾者平，而闭乃通耳。

（二十）妇人阴寒，温阴中坐药，蛇床子散主之。

［蛇床子散］方

蛇床子仁

上一味，末之，以白粉少许，和合相得，如枣大，绵裹内之，自然温。白粉，即米粉，藉之以和合也。

妇人杂病脉证并治第二十二

____

① 动不止：《二注》作"筋不正"。

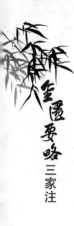

【赵以德】风寒入阴户，痹而成冷，故用蛇床以起其阴分之阳，阳强则痹开而温矣。

【徐忠可】坐，谓内入阴中，如生产，谓坐草之坐也。蛇床一味，末之，以白粉少许，和合相得，如枣大，绵裹内之，自然温。

【尤在泾】阴寒，阴中寒也，寒则生湿，蛇床子温以去寒，合白粉燥以除湿也。此病在阴中而不关脏腑，故但内药阴中自愈。

（二十一）少阴脉滑而数者，阴中即生疮。阴中蚀疮烂者，狼牙汤洗之。

［狼牙汤］方

狼牙三两

上一味，以水四升，煮取半升，以绵缠箸如茧，浸汤沥阴中，日四遍。

【赵以德】少阴脉滑，阴中血热也，湿热积阴户，生疮，甚则虫出蚀烂。狼牙味苦酸寒，主邪热气，杀虫，后人疮药多用之。

【徐忠可】少阴脉即左尺脉也。数为热，热尚有虚而假热者，滑则为实邪矣。邪热结于阴，故阴中即生疮，至于疮热内蚀，以致糜烂，则热势侵浸为甚矣。故以狼牙草汤洗之，狼牙苦能清热，辛能散邪，毒能杀虫也。

【尤在泾】脉滑者湿也，脉数者热也，湿热相合，而系在少阴，故阴中即生疮，甚则蚀烂不已。野狼牙味酸苦，除邪热气，疥瘙恶疮，去白虫，故取治是病。

（二十二）胃气下泄，阴吹而正喧，此谷气之实也，膏发煎导之。

［膏发煎］方　　见黄疸中。

【赵以德】阳明脉属于宗筋，会于气街。若阳明不能升发，谷气上行，变为浊邪，反泄下利，子宫受抑，气不上通，故从阴户作

364

声而吹出。猪脂补下焦，生血润腠理；乱发通关格，腠理开，关格通，则中下焦各得升降而气归故道已。

【徐忠可】下泄与下陷不同，下陷为虚，下泄者，气从阴门而泄出，故曰阴吹。吹者，气出而不能止也，然必有不宜结而结者，于是有不宜泄而泄，故曰正结，谓大便之气燥而闭也。此有热邪，因谷气不运而来，故曰：此谷气之实也。既有实邪，非升提药可愈，故须猪膏之滋阴，发煎之养血，补其阴而润其气，大肠之气润，而此通则彼塞矣。

【尤在泾】阴吹，阴中出声，如大便失气之状，连续不绝，故曰正喧。谷气实者，大便结而不通，是以阳明下行之气，不得从其故道，而乃别走旁窍也。猪膏发煎润导大便，便通，气自归矣。

[小儿疳虫蚀齿]方　　疑非仲景方。

雄黄　　葶苈

上二味，末之，取腊月猪脂熔，以槐枝绵裹头四五枚，点药烙之。

【徐忠可】是方疑有误，此篇为妇人杂方，而独附小儿一方，恐亦是母因小儿而病也。大约雄黄取其去风杀虫，肺为气主，壅湿为热，故以葶苈泄肺气，而拔其邪之源耳。

妇人杂病脉证并治第二十二